生物医用
石墨烯基材料

王 欣 编著

化学工业出版社

·北京·

内容简介

本征石墨烯是一类只有一层碳原子厚度的二维晶体材料，独特的结构赋予其优异的性能，通过改性，可获得水溶性和生物相容性，增强其与生物基体和药物的相互作用，进而发挥出抗菌、消炎和药物靶向作用。本书在作者多年科研成果基础上，着重介绍了石墨烯基抗菌材料、石墨烯基药物载体、石墨烯基组织工程支架、石墨烯基止血材料和石墨烯基造影材料的结构、制备与性能表征。

本书适宜从事新材料以及医学相关领域的技术人员参考。

图书在版编目（CIP）数据

生物医用石墨烯基材料 / 王欣编著. -- 北京 ：化学工业出版社，2025. 7. -- ISBN 978-7-122-47890-0

Ⅰ. R318.08

中国国家版本馆 CIP 数据核字第 2025K5N130 号

责任编辑：邢　涛　　　　　　文字编辑：王晓露
责任校对：赵懿桐　　　　　　装帧设计：关　飞

出版发行：化学工业出版社
　　　　　（北京市东城区青年湖南街 13 号　邮政编码 100011）
印　　装：北京云浩印刷有限责任公司
710mm×1000mm　1/16　印张 14½　字数 280 千字
2025 年 9 月北京第 1 版第 1 次印刷

购书咨询：010-64518888　　　　售后服务：010-64518899
网　　址：http://www.cip.com.cn
凡购买本书，如有缺损质量问题，本社销售中心负责调换。

定　　价：88.00 元　　　　　　版权所有　违者必究

前言

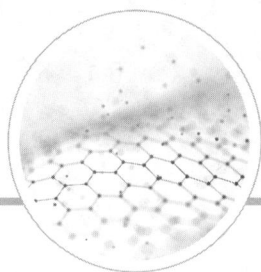

　　生物医学的快速发展催生了创新材料和精准治疗先进技术的不断开发。石墨烯（graphene）作为纳米粒子家族的一个新成员，自 2004 年问世，给纳米科学基础研究带来了深远影响，给众多应用领域带来了开创性的技术革新。目前，石墨烯基材料已经成为生物医学与纳米材料科技领域交叉的一个重要研究分支，受到世界各国越来越多的科学工作者的关注和研究。

　　本征石墨烯是一类只有一层碳原子厚度的二维晶体材料，独特的结构赋予其优异的光、电、热、力等性质；经化学修饰可改善水溶性，提高生物相容性，增强其与生物有机体组织、细胞、生物分子、药物分子相互作用的能力，具有多样化的生物学研究和应用价值，在生物成像、生物传感、组织工程、药物/基因递送和肿瘤治疗等生物医学和临床应用中获得广泛研究。石墨烯，尤其是其衍生物氧化石墨烯、还原氧化石墨烯，属于具有内在治疗作用的纳米粒子，拥有内禀的抗氧化、抗炎、抗菌等生物活性特点，对某些相关疾病呈现出预防和治疗功能。

　　本书旨在为广大读者提供一本具有科普性的、石墨烯及其衍生物的生物医学应用的专业书籍，也试图帮助从事该领域研究的人员准确把握石墨烯基生物医用材料的最近研究进展和重要成果，全书共六章。首先概括介绍石墨烯基材料基本物理化学性质和在生物医学领域的应用，其次分别阐述石墨烯基抗菌材料、石墨烯基药物载体材料、石墨烯基组织工程支架、石墨烯基止血材料、石墨烯基造影剂的基本内容、原理和研究现状，在每章的最后一节均对相关内容进行了总结与展望。

　　本书是作者在石墨烯基生物医用材料领域多年科研实践的积累，书稿顺利完成有赖于实验室已毕业研究生们的大力协助，在此一并表示特别感谢。书中总结和引用了大量国内外本领域的代表性和最新研究成果，尽可能全面准确地介绍石墨烯基生物医用材料的研究进展。鉴于个人翻译水平、学科专业知识的局限性，书中不足之处恳请同行专家和广大读者批评指正，以待后续修正。

编者

2025 年 3 月

目录

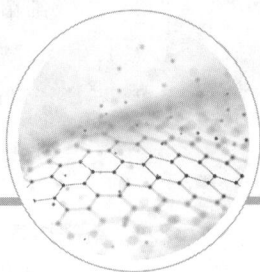

第1章　绪论　　　　　　　　　　　　　　　　　　　 / 001

1.1　石墨烯基材料　　　　　　　　　　　　　　　　 / 003
　　1.1.1　引言　　　　　　　　　　　　　　　　　 / 003
　　1.1.2　石墨烯基纳米材料的结构、形貌与理化性质　 / 003
　　1.1.3　石墨烯基纳米材料的制备方法　　　　　　 / 009
　　1.1.4　石墨烯基宏观结构材料　　　　　　　　　 / 011
1.2　生物医用材料概述　　　　　　　　　　　　　　 / 016
　　1.2.1　引言　　　　　　　　　　　　　　　　　 / 016
　　1.2.2　生物医用材料的基本概念　　　　　　　　 / 016
　　1.2.3　生物医用材料的分类　　　　　　　　　　 / 017
　　1.2.4　生物医用材料的发展趋势　　　　　　　　 / 018
1.3　石墨烯基纳米材料生物医学研究概述　　　　　　 / 025
　　1.3.1　引言　　　　　　　　　　　　　　　　　 / 025
　　1.3.2　生物成像　　　　　　　　　　　　　　　 / 026
　　1.3.3　3D生物打印　　　　　　　　　　　　　　 / 026
　　1.3.4　抗微生物活性　　　　　　　　　　　　　 / 028
　　1.3.5　生物传感器　　　　　　　　　　　　　　 / 028
　　1.3.6　药物递送和基因治疗　　　　　　　　　　 / 028
　　1.3.7　光热疗　　　　　　　　　　　　　　　　 / 029
　　1.3.8　组织工程　　　　　　　　　　　　　　　 / 029
1.4　结论与展望　　　　　　　　　　　　　　　　　 / 030
参考文献　　　　　　　　　　　　　　　　　　　　 / 030

第2章　石墨烯基抗菌材料　　　　　　　　　　　　　 / 043

2.1　概述　　　　　　　　　　　　　　　　　　　　 / 045

2.1.1　细菌的定义和耐药性　　　　　　　　　　　　　　　　　/ 045

2.1.2　生物材料的抗菌活性、机理及材料表面设计　　　　　/ 049

2.2　石墨烯基纳米材料的抗菌活性　　　　　　　　　　　　　/ 052

2.2.1　具有抗菌活性的石墨烯基纳米材料的结构与理化性质　/ 052

2.2.2　石墨烯基纳米材料的抗菌机理　　　　　　　　　　　　/ 054

2.3　石墨烯基复合抗菌材料　　　　　　　　　　　　　　　　/ 055

2.3.1　与无机纳米粒子复合　　　　　　　　　　　　　　　　/ 056

2.3.2　与有机聚合物复合　　　　　　　　　　　　　　　　　/ 057

2.3.3　与抗生素等药物分子和天然化合物复合　　　　　　　/ 059

2.4　医用石墨烯基抗菌材料的研究现状　　　　　　　　　　　/ 062

2.4.1　伤口敷料　　　　　　　　　　　　　　　　　　　　　/ 063

2.4.2　医疗器械抗感染涂层　　　　　　　　　　　　　　　　/ 068

2.4.3　其他医用抗菌防护品　　　　　　　　　　　　　　　　/ 070

2.5　结论与展望　　　　　　　　　　　　　　　　　　　　　/ 072

参考文献　　　　　　　　　　　　　　　　　　　　　　　　/ 073

第3章　石墨烯基药物载体材料　　　　　　　　　　　/ 085

3.1　概述　　　　　　　　　　　　　　　　　　　　　　　　/ 087

3.1.1　纳米药物载体的性质特点和功能　　　　　　　　　　　/ 087

3.1.2　无机纳米载体　　　　　　　　　　　　　　　　　　　/ 088

3.1.3　有机纳米载体　　　　　　　　　　　　　　　　　　　/ 090

3.1.4　有机-无机杂化纳米载体　　　　　　　　　　　　　　/ 092

3.1.5　生物纳米载体　　　　　　　　　　　　　　　　　　　/ 093

3.2　石墨烯基药物载体材料结构与药物释放机理　　　　　　　/ 093

3.2.1　氧化石墨烯基药物载体的结构与载药简介　　　　　　　/ 094

3.2.2　氧化石墨烯基载体的药物释放机理　　　　　　　　　　/ 096

3.3　石墨烯基药物载体的种类及制备　　　　　　　　　　　　/ 099

3.3.1　石墨烯基水剂　　　　　　　　　　　　　　　　　　　/ 099

3.3.2　石墨烯基膜剂　　　　　　　　　　　　　　　　　　　/ 101

3.3.3　石墨烯基凝胶药　　　　　　　　　　　　　　　　　　/ 105

3.3.4　石墨烯基片剂　　　　　　　　　　　　　　　　　　　/ 106

3.4　结论与展望　　　　　　　　　　　　　　　　　　　　　/ 108

参考文献　　　　　　　　　　　　　　　　　　　　　　　　/ 109

第4章　石墨烯基组织工程支架　　　　　　　　　　/ 117

4.1　概述　　　　　　　　　　　　　　　　　　　　/ 119
　　4.1.1　组织工程支架的功能和设计原则　　　　　　/ 120
　　4.1.2　传统组织工程支架材料　　　　　　　　　　/ 123
4.2　石墨烯基支架材料概述　　　　　　　　　　　　/ 131
　　4.2.1　石墨烯基涂层材料　　　　　　　　　　　　/ 131
　　4.2.2　石墨烯基水凝胶　　　　　　　　　　　　　/ 134
　　4.2.3　石墨烯基三维固态支架　　　　　　　　　　/ 137
4.3　石墨烯基组织工程支架的应用研究现状　　　　　/ 141
　　4.3.1　周围神经组织修复与再生　　　　　　　　　/ 142
　　4.3.2　骨组织修复与再生　　　　　　　　　　　　/ 146
　　4.3.3　皮肤组织修复与再生　　　　　　　　　　　/ 151
4.4　结论与展望　　　　　　　　　　　　　　　　　/ 153
参考文献　　　　　　　　　　　　　　　　　　　　/ 154

第5章　石墨烯基止血材料　　　　　　　　　　　　/ 165

5.1　概述　　　　　　　　　　　　　　　　　　　　/ 167
　　5.1.1　止血的定义和机制　　　　　　　　　　　　/ 167
　　5.1.2　传统止血材料　　　　　　　　　　　　　　/ 169
　　5.1.3　促创面愈合临时敷料　　　　　　　　　　　/ 171
5.2　石墨烯基材料止血的影响因素及止血机制　　　　/ 172
5.3　石墨烯基止血材料的形态与性能　　　　　　　　/ 174
5.4　石墨烯基促愈合材料　　　　　　　　　　　　　/ 179
5.5　结论与展望　　　　　　　　　　　　　　　　　/ 182
参考文献　　　　　　　　　　　　　　　　　　　　/ 184

第6章　石墨烯基磁性材料与造影剂　　　　　　　　/ 187

6.1　概述　　　　　　　　　　　　　　　　　　　　/ 189
　　6.1.1　医学成像技术　　　　　　　　　　　　　　/ 189
　　6.1.2　医学成像造影剂　　　　　　　　　　　　　/ 192
6.2　石墨烯基磁性材料　　　　　　　　　　　　　　/ 195
　　6.2.1　构建磁有序石墨烯　　　　　　　　　　　　/ 196

6.2.2 氧化石墨烯磁性材料 / 197

6.2.3 还原氧化石墨烯磁性材料 / 199

6.3 石墨烯基造影剂 / 200

6.3.1 PL 造影剂 / 200

6.3.2 PA 和 US 造影剂 / 203

6.3.3 CT 造影剂 / 206

6.3.4 MR 造影剂 / 207

6.3.5 NMR 造影剂 / 210

6.4 结论与展望 / 214

参考文献 / 216

第 1 章
绪 论

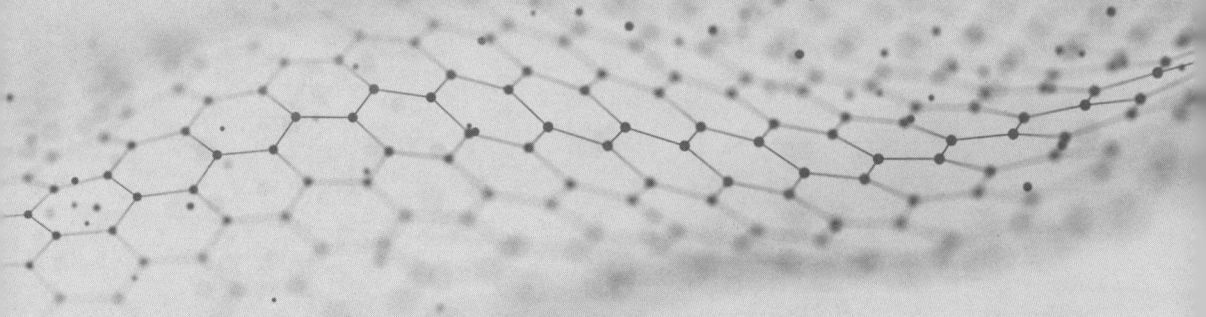

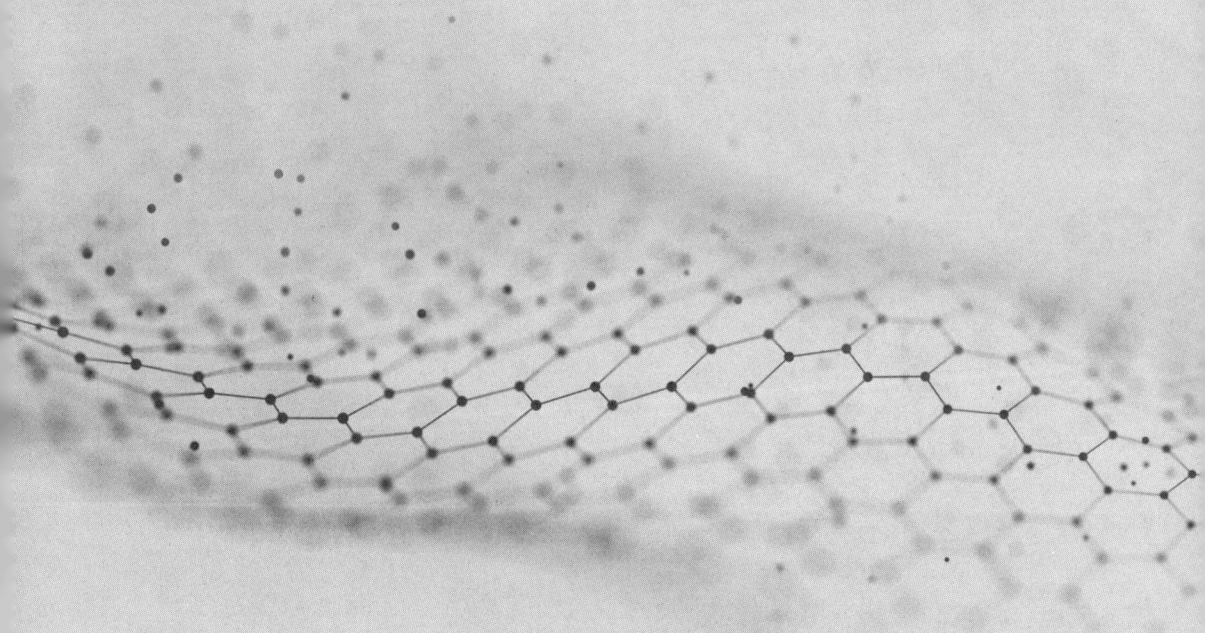

1.1 石墨烯基材料

1.1.1 引言

石墨烯这个只有一层碳原子厚度的二维晶体自 2004 年问世，就在全球迅速掀起了研究热潮[1]。它的两名开拓者——英国曼彻斯特大学教授 Andre Geim 和 Konstantin Novoselov，由于"对二维材料石墨烯的开拓性研究"，获得了 2010 年诺贝尔物理学奖。神奇的单层碳原子材料的成功剥离，不仅在科学上突破了长程有序结构"不可能"在孤立的二维晶体中稳定存在的理论预言，而且彰显了 Geim 教授的极大好奇心、超强的行动力和敏锐的批判性创新思维能力。自从被发现，这个前沿的碳纳米材料就一直不断地向人们展示其在诸多领域的应用潜力，其中包括生物医学领域。

时至今日，当我们提起石墨烯基纳米材料（graphene based nanomaterials，GBMs）时，它已不只是指本征单层完美晶体石墨烯，更涵盖其衍生物氧化石墨烯（graphene oxide，GO）和还原氧化石墨烯（reduced graphene oxide，rGO）[2-4]。GBMs 及石墨烯基复合材料呈现出与本征石墨烯不同的结构、性质与功能。本章将首先介绍石墨烯基纳米材料的结构形貌与物理化学性质，石墨烯基纳米材料的制备；随后介绍石墨烯基宏观材料的组装。为避免内容过于冗长，有关石墨烯基材料制备的详细工艺，尤其基于石墨烯基纳米材料组装的各种复合材料就不在此一一赘述了。关于上述方法的详细内容，感兴趣的读者可以直接查阅相关资料[5-10]。

1.1.2 石墨烯基纳米材料的结构、形貌与理化性质

位于元素周期表中第四主族的碳原子，具有特殊的电子构型，与碳及其他多种元素可形成不同的原子结构，如三维金刚石和六边形"蜂巢"式片层平行堆叠的石墨。石墨的能带结构中，sp^2 电子（2s、$2p_x$、$2p_y$）杂化轨道的碳原子在平面内形成共价 σ 键，面外未参与杂化的 $2p_z$ 轨道的价电子则与相邻原子的 $2p_z$ 轨道重叠形成离域的 π 能带。π 键的结合能远低于 σ 键，因此石墨片层易在外力作用下克服层间范德瓦尔斯力发生剪切运动。单层石墨片即通常所指的石墨烯，双层石墨烯特指由两层石墨片堆叠的结构，层间距约为 0.34 nm，少层石墨烯通常被认为是 10 层以内的石墨纳米片，多层石墨烯或厚度小于 1 μm 的石墨片则可称为石墨薄膜。石

墨烯具有很强的结构稳定性，在大气条件下能够稳定存在于载体表面。例如，在 SiO_2、Si_3N_4、Al_2O_3 等基底上，石墨烯呈现出"超平"形貌，光学显微镜下，石墨烯的层数及形貌尺寸可以通过颜色的差别得以快速甄别[11]。电子显微镜，如扫描电子显微镜（scanning electron microcope，SEM）是表征石墨烯晶粒形貌、尺寸和取向的常用方法；透射电子显微镜（transmission electron microscope，TEM）则可用于获得石墨烯的微观原子像、层数、晶格缺陷等结构信息；扫描探针显微镜［主要包括原子力显微镜（AFM）和扫描隧道显微镜（STM）］下，石墨烯的形貌、横纵向尺寸、晶格结构、边界类型等信息得以充分显现；波谱分析，例如紫外光谱、红外光谱、X射线光电子能谱（XPS）、拉曼（Raman）光谱等，也是用来检测分析石墨烯结构和成分等信息的有力方法。石墨烯的典型表征结果如图1.1所示。

本征石墨烯具有锥形能带结构，费米能级上下对称分布着导带与价带，并仅通过一个狄拉克点相接触，载流子在 π 能带中高速移动，可视为有效质量为0的相对论粒子，即狄拉克费米子。石墨烯独特的碳原子结构使其具有特殊的理化性质，如表1.1所示。单层石墨烯和双层石墨烯是零带隙的半导体。单轴应力拉伸是打开单层石墨烯能带的一种方法[29]，而通过对双层石墨烯施加一个垂直于原子平面的电场也能实现其从零带隙到半导体的转变，带隙打开的宽度与施加的电场强度有关[30]。纳米结构石墨烯如石墨烯纳米带则具有一定的能隙，能隙尺度不仅与纳米带的宽度成反比，而且与边缘碳原子的拓扑结构密切相关，锯齿型纳米带常表现出金属特性，扶手椅型可为金属、半导体或零带隙，可通过异类原子在碳纳米片边缘或面内修饰或掺杂等方式调控电学性质[31-36]。热性能方面，本征石墨烯晶体结构完整，热传递时，载热声子只发生相互散射，不存在与其他声子、晶格缺陷和杂质等相互作用的散射机制，因此单层石墨烯具有极高的导热能力，室温下在 SiO_2 基底上测得的石墨烯的热导率远高于铜的热导率[37,38]。光学性质方面，单层石墨烯的光吸收率很高，这是因为线性分布的狄拉克载流子使石墨烯拥有从可见光到太赫兹波的超高宽频吸收入射光的能力；此外，受狄拉克电子的超快动力学和泡利阻隔的影响，当入射光所产生的电场与碳原子的外层电子发生共振时，石墨烯内碳原子的电子云相对于原子核的位置将发生偏移，从而产生极化，导致石墨烯具有优异的非线性光学性质，极大拓宽了石墨烯光学性质的应用领域[39-54]。石墨烯的磁特性方面，本征单层石墨烯是一种抗磁材料，在外加磁场作用下，会形成一个与所加磁场方向相反的磁场；外磁场移除后，磁性也随之消失。近年来，越来越多的理论和实验研究表明，石墨烯中存在由缺陷、掺杂、吸附和边界/界面效应所产生的磁矩，尤其是纳米结构的石墨烯，在室温下可显示出固有的弱的自旋轨道和超精细耦合，在自旋电子学领域展现出巨大的应用潜力[55-67]。力学性质方面，石墨烯中 sp^2 杂化碳键是最强三重键合的化学键，高强的化学键赋予了石墨烯优异的拉伸、抗剪切

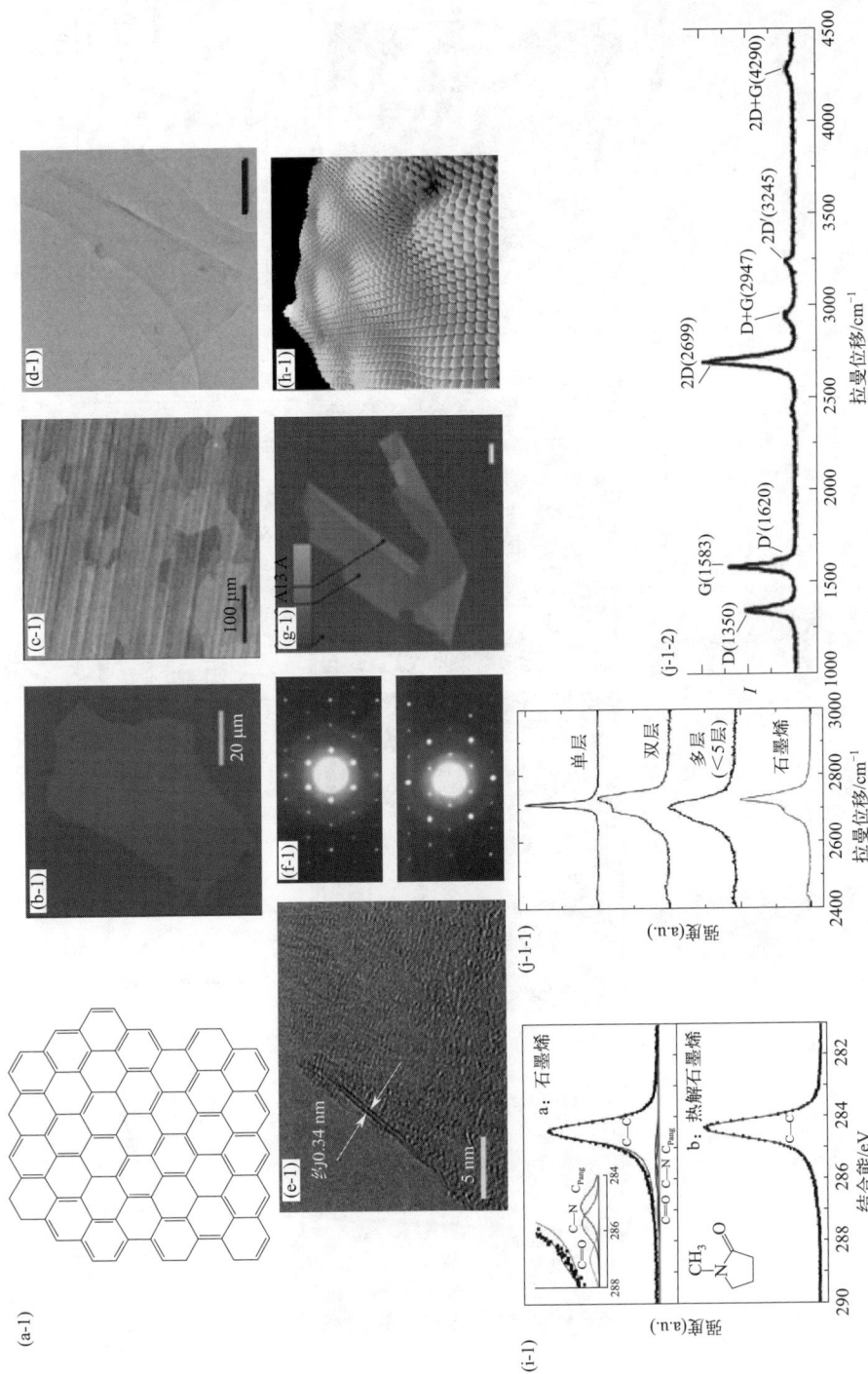

图 1.1　单层石墨烯纳米片

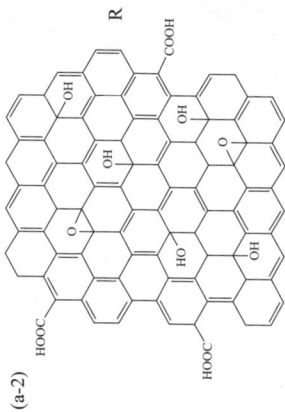

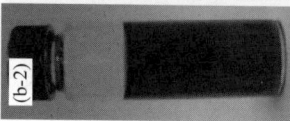

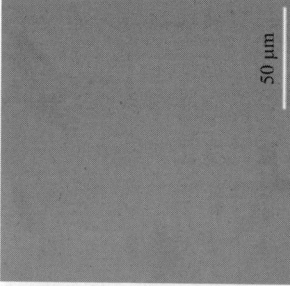

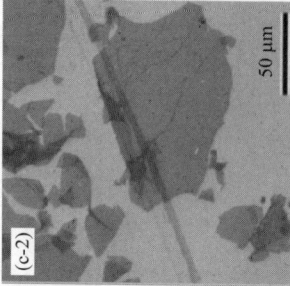

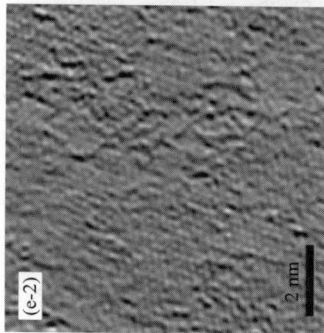

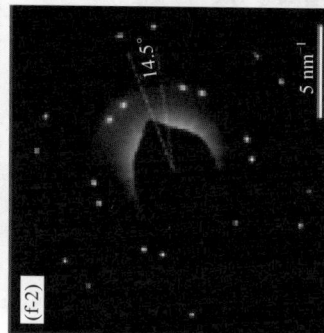

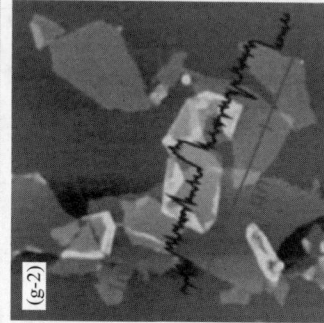

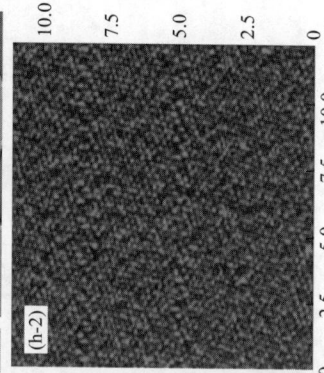

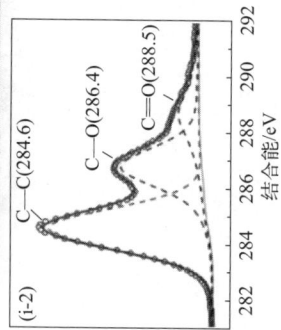

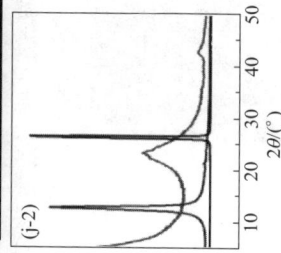

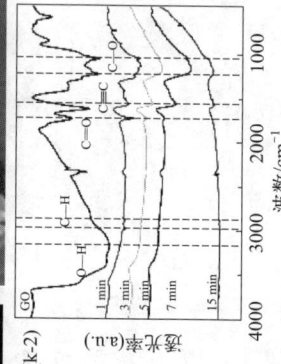

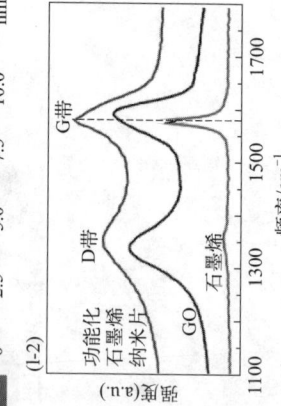

生物医用石墨烯基材料

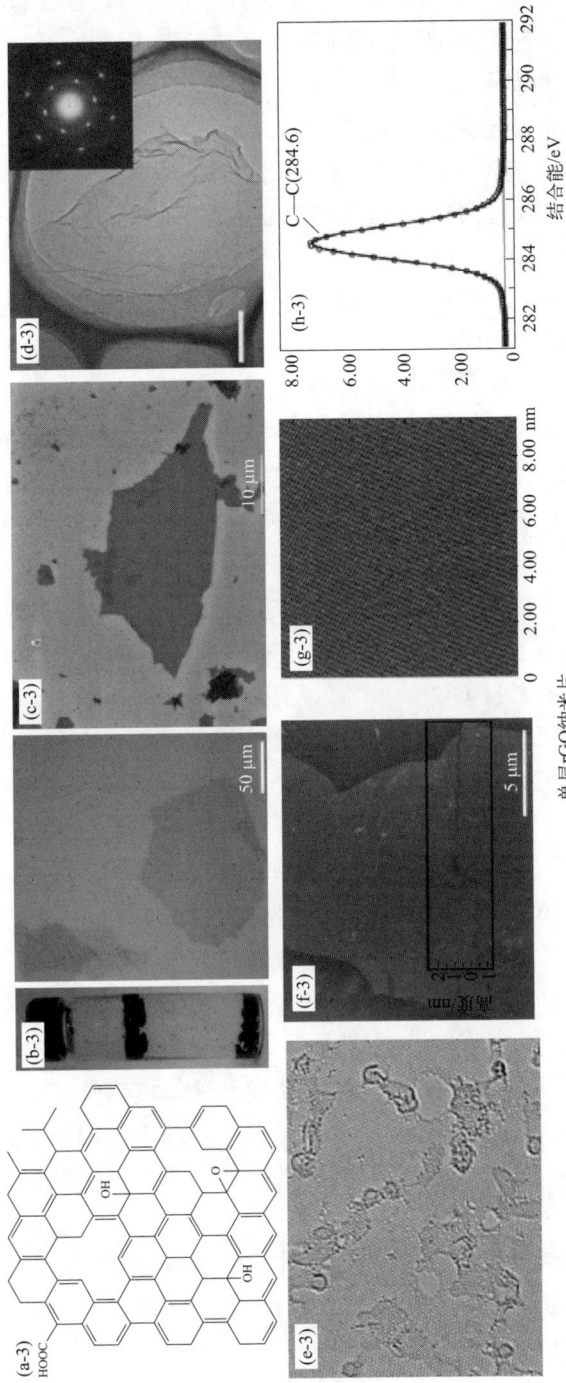

图 1.1　石墨烯基纳米材料的结构模型 [(a-1)、(a-2)、(a-3)][12] 及表征

单层石墨烯纳米片：(b-1) 光学照片（普通白光）[14]；(c-1) SEM 图片（SiO₂/Si 基底，约 3 nm）[1]；(d-1) TEM 图片（500 μm）[14]；(e-1) HRTEM（高分辨透射电镜）图片（双层）[15]；(f-1) 单层和双层石墨烯的电子衍射图案[14]；(g-1) AFM 图片（标尺 1 μm，多层）[16]；(h-1) STM 图片，原子分辨率，显示出蜂窝状结构[17]；(i-1) XPS 谱图[14]；(j-1-1) 不同层数石墨烯的 Raman 谱图（高波数，激发波长 532 nm）[14]；(j-1-2) 单层石墨烯的 Raman 全谱图（514.5 nm 波长）[18]。

单层 GO 纳米片：(b-2) GO 纳米片（水中）分散液光学图片[19] 和 GO 纳米片光学图片[20]；(c-2) SEM 图片[21]；(d-2) TEM 图片（单层及双层）[22]；(e-2) HRTEM 图片[22]；(f-2) 双层 GO 的电子衍射图案[22]；(g-2) AFM 图片（多层）[5]；(h-2) STM 图片、显示样品的晶格图像[23]；(i-2) XPS 谱图[20]；(j-2) XRD 图谱[24]；(k-2) FTIR 谱图[25]；(l-2) Raman 谱图（激发波长 514.5 nm）[26]。

单层 rGO 纳米片：(b-3) rGO 纳米片（水中）分散液光学图片[19] 和 rGO 纳米片光学图片[20]；(c-3) SEM 图片[27]；(d-3) TEM 图片和电子衍射图案[24]；(e-3) HRTEM 图片（标尺 1 nm）[28]；(f-3) AFM 图片（Si 基底）[20]；(g-3) STM 图片[23]；(h-3) XPS 谱图[20]；(j-3) rGO 纳米片的 XRD 图谱[24]；(k-2) FTIR 图[25]；(l-2) Raman 谱图[26]

强度以及硬度，被誉为"前所未有的最强硬的材料"[68]。石墨烯的力学性能还对测试的环境温度和拉伸采用的应变率敏感，单向拉伸时，单层石墨烯的断裂强度和断裂应变随温度的上升而明显下降；同样，杨氏模量的数值也与温度成反比[69]。此外，如果石墨烯中存在结构缺陷，例如原子缺位和空洞、Stone-Wales 缺陷、掺杂、吸附原子或分子以及其他结构变化等，石墨烯的力学性能也会随之发生变化[70,71]。

氧化石墨烯（GO）是一类具有单原子碳层的石墨氧化物，主要元素是碳、氧和氢，也被命名为化学修饰的石墨烯，具有与本征石墨烯晶格不同的特征，电子杂化结构为 sp^2（C=C，C=O）和 sp^3（C—C，C—O）[12,22]。由于片层内存在氧原子，因此 GO 片层间距大于石墨烯的层间距，利用 X 射线衍射测试样品结构，通过分析 11°左右对应的（001）晶面衍射峰，得到 GO 样品的层间距，如图 1.1（j-2）所示。衍射峰宽受 GO 的氧化程度、水化程度和测试环境温度等影响，通常的变化范围为 0.6~1.2nm[72-74]。此外，GO 纳米片化学结构显示出多种含氧官能团，其中羰基和羧基位于片层边缘，羟基和环氧基位于面内，在 X 射线光电子能谱 C1s 谱图中，GO 在 286.4 eV 和 288.5 eV 结合能处出现对应的 C—O 和 C=O 键中的碳峰[20,75]。含氧官能团丰富了其表面活性，赋予了 GO 在生物医学领域更多可能的应用。此外，羟基等官能团在碳原子上的吸附引起片层的微小变形，形成波纹或褶皱结构，具有比本征石墨烯更高的表面粗糙度。STM 下，rGO 片层呈现出波形球状拓扑结构；AFM 可用来测量 GO 纳米片的层数/厚度、横向尺寸和研究 GO 的力学性质。在 AFM 接触模式下，Ruoff 教授等人测试了单层、双层、三层 GO 片的杨氏模量[76]；HRTEM 和 SAED（选区电子衍射）结合进一步分析了 GO 的详细晶体结构。在 Raman 光谱中，尖锐的 G 峰作为 sp^2 杂化碳的特征峰（约 1583 cm^{-1}），在 GO 中，G 峰会展宽且蓝移（约 1580 cm^{-1}），而且往往还会出现无序诱发的 D 峰（约 1360 cm^{-1}），以及位于 2681~3050 cm^{-1} 的宽峰[26,77]。D 峰与 G 峰的强度比（I_D/I_G）可用于评估样品中的缺陷密度。通常情况下，该数值越高，说明样品中的缺陷包括空位等越多。这是由制备过程中的强氧化诱导的基平面畸变所引起。面内官能化极大降低了氧化石墨片层间的束缚，因此石墨片能够在水溶液中被逐渐剥离。GO 片中含有大量的结构缺陷，不适用于对单层碳原子本征晶格结构要求极为严苛的情况。但是，晶格内的缺陷位点使 GO 具有独特的化学反应性，为进一步的修饰与功能化、拓宽应用领域开辟了一条新道路。

含氧官能团的引入破坏了石墨烯碳-碳共轭结构，因此 GO 常常呈现电绝缘性或半导体特性，电导率为 10^{-1} S/cm，如表 1.1 所示。为了恢复其导电性，早期采用化学法、热处理、电化学、微生物等方法，去除 GO 纳米片中部分含氧官能团，将得到的产物命名为 rGO，该过程也被称为 GO 的还原。各种还原方法及机理的详述可参考其他资料[89-91]。rGO 与 GO 一样，主要由 sp^2 和 sp^3 杂化碳原子和氧原子构成电子结构，还原处理后，本征石墨烯的基本结构和若干特性得以恢复，例如影响力学性能的官能化水平，杨氏模量随—COOH官能团的减少而显著提高。rGO的物理性质和表面形态等性质均不同于GO和本征石墨烯。还原过程中，由于氧原子的去除，可能会引入更多的拓扑缺陷或杂质原子，因此其Raman光谱中的I_D/I_G比值往往高于$GO^{[26,92]}$。表1.1给出了rGO纳米片常见的性能指标。

表 1.1　单层石墨烯基纳米片的性能指标

性质(室温)	本征石墨烯	氧化石墨烯	还原氧化石墨烯	参考文献
电学性质	$1.4×10^{13}/cm^2$(载流子密度) 250000 $cm^2/(V·s)$(迁移率) 10^4 S/cm(电导率)	10^{-1} S/cm	200~35000 S/cm	[78,79,80,81-84]
热导率	5300 W/(m·K)	2000 W/(m·K)	0.14~0.87 W/(m·K)	[81,85,86]
透光率	97.7%	—	60%~90%	[82]
磁特性	反铁磁性	0.52 emu/g	0.93 emu/g	[18,87,88]
力学性质	1.0 TPa(弹性模量) 130 GPa(拉伸强度)	约 156.5 GPa	约 250 GPa	[68,76,83]

注：1 emu/g=1 A·m^2/kg。

1.1.3　石墨烯基纳米材料的制备方法

自从热解石墨剥离得到石墨烯以来，如何获得高质量石墨烯及衍生物就成为了广大国内外科学工作者的重要课题之一。目前，人们已经开发出多种制备方法。本节概括介绍本征石墨烯及衍生物GO及rGO纳米片的几种主要制备方法。

剥离法和化学气相沉积法是获得高质量石墨烯晶体结构的重要方法。"透明胶带"法是机械剥离1 mm厚的高定向热解石墨制备石墨烯的方法之一，300 nN/$μm^2$的外力作用足以克服石墨片层之间的范德瓦尔斯力，得到其单层结构[93]。此外，AFM针尖微剥离高定向热解石墨[94,95]、超锐利刀片机械剥离[96]、行星式球磨机机械碾磨剥离[97]，均可通过外力媒介对热解石墨进行机械剥离制取石墨烯材料。这些方法简便快捷，但是缺点在于无法大面积高质量产出单层石墨烯满足诸多应用的要求，而且产物中通常残留有剥离媒介。

液相化学剥离法，顾名思义，是通过化学方法在溶液中从块体石墨中分离获得石墨烯产物的方法。石墨原材料通常是天然鳞片状，溶剂为极性溶剂和水溶性表面活性剂。为了实现石墨烯的高效率剥离，必须对石墨溶液采用超声处理。超声系统的频率、振幅和功率都会影响最终的石墨烯产品。为确保样品良好的重现性，仪器中的水位、承载石墨溶液的容器与仪器的底部接触情况以及容器在仪器中的位置需保持批次一致。这个方法可实现单层和少层石墨烯的大规模制备，获得的石墨烯具有优异的本征石墨烯的质量水准，可广泛应用于铸件喷涂涂料、油墨印刷和聚合物共混复合材料[98]。

化学气相沉积技术（CVD）是工业上广泛采用的制备薄膜和宏观结构材料的方法，用 CVD 制备石墨烯属于一类自下而上的生长法。通常以碳氢化合物如甲烷或碳蒸气为碳源，在多种衬底，包括镍、铜、铂、钴等金属，非金属氧化物（SiO_2、Al_2O_3、MgO）和其他固体碳源（聚合物、非晶碳等）表面大面积沉积生长[99,100]。CVD 制备的石墨烯材料在太阳能透明电极、智能玻璃、柔性荧光电催化析氢反应和各种二次电池等领域具有极大的应用价值[101-103]。

其他制备方法主要有碳化硅（SiC）表面外延生长法、分子前驱体自下而上的直接化学合成法，以及通过还原氧化石墨烯的化学合成法。在一定条件下，促使单晶 SiC 表面上 Si 发生升华，留下只有几层厚度的自由碳原子，处于高能量的碳原子在基底表面发生重构，最终形成石墨烯[104-106]。外延法制备石墨烯的优势在于石墨烯薄膜可以在商品化的 SiC 基底上生长，而且生长的石墨烯可使用标准纳米刻蚀技术进行图案化，不涉及膜转移操作过程，因此该技术与目前的半导体技术兼容[107]。但是采用此方法对 SiC 要求很高，为了形成单层石墨，只有近两三层的 SiC 才能释放出足够的自由碳原子，所以经常用 4H 和 6H α-SiC 晶片的（0001）（硅端基）和（000$\bar{1}$）（碳端基）晶面。2004 年，有团队报道了 SiC 法生长的石墨烯在电响应方面的研究结果，为外延生长石墨烯注入了新的动力[107,108]。

经过多年的研究攻关，石墨烯制备上的挑战似乎已经解决，但是廉价制备高质量石墨烯的方法仍然在探索中。

在诸多制备 GO 的方法中，Hummers 法是最主要的方法之一[109]。这是一个无水混合物，体系中包括浓硫酸、硝酸钠和高锰酸钾。此法反应温度仅为 45 ℃，而且 2 h 内即可完成反应。但是早期采用大片层（10～100 μm）天然鳞片石墨制备的产品氧化程度较低，通常存在不完全氧化的石墨结构。因此，目前关于石墨烯氧化物制备的方法都是基于改进的 Hummers 法，或者根据需要，采用较小片层的石墨（3～20 μm）为原材料[74,110]。同液相化学剥离法，石墨氧化后，为了获得良好剥离程度的 GO，必须对氧化石墨进行超声处理或者延长在水相中的搅拌时间。由于 GO 上带有酚类基团和羧基，其表面会带负电荷，可抑制 GO 纳米片的团聚，所以 GO 片能很好地分散在水中。

加热法、化学法、电化学法是获得还原氧化石墨烯的三个主要方法，此外，光催化法、激光法、植物提取物法、微生物法、蛋白质法、激素法等相继被研究者提出，均对 GO 表现出一定的还原作用[111]。热膨胀还原法[112]、微波法[113]、光热法[114]、溶剂热法[115] 均可归为加热还原法。化学法中，肼是最常用的试剂，但是水合肼还原法较难得到大面积单层石墨烯片[116]，相比而言，纯肼溶液更容易去除氧化官能团，而且利于 rGO 纳米片分散[27]。硼氢化钠[117] 和氢碘酸[118] 等化学试剂具有操作方法简便、快捷的特点，得到的 rGO 导电性能良好，但是这两类试剂均具有一定危险性。基于绿色环保理念，氢氧化钠[119]、L-抗坏血酸[120]，以及葡萄糖等糖类[121]、L-谷胱甘肽[122] 等氨基酸物质被相继发现对 GO 具有还原作用。石墨氧化过程中不可避免地有残余的金属盐和酸，能够中和 rGO 纳米片上所带的电荷，从而有效抑制 rGO 片团聚。电化学还原方法的提出在很大程度上是为了获得一种相比于化学还原剂还原更为方便、有效且绿色环保的方法[123]。采用电化学法，在某些商用导体或绝缘体基底材料表面，通过结合喷雾涂布法，得到尺寸可调控的 rGO 涂层，拓宽了 rGO 在电子元器件领域的应用。

1.1.4　石墨烯基宏观结构材料

二维石墨烯基纳米材料通过多种组装技术可形成各类宏观结构，如图 1.2 所示[123-132]。宏观体材不仅拥有与单个石墨烯基纳米片紧密相关的诸多特性，而且轻质、超柔韧、比表面积大、导电性和力学强度高，更便于使用和操作。这些特点不仅有助于获得结构-功能一体化器件，而且组装成石墨烯基复合材料，通过有效地调控纳米材料的物理化学性质、作为各种功能客体纳米材料（如金属、金属氧化物和聚合物）的理想载体，极大地拓宽了宏观组装体的应用空间。本节将以本征石墨烯、GO 和 rGO 作为组装模块，分别对自支撑石墨烯膜/纸、石墨烯纤维、石墨烯海绵/泡沫结构材料进行概括介绍。

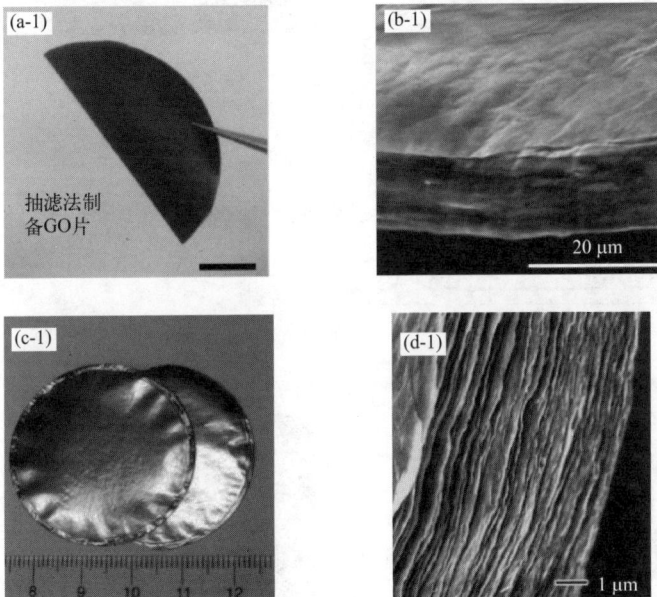

图 1.2

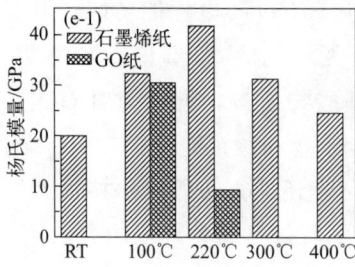

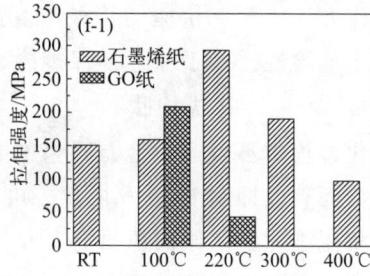

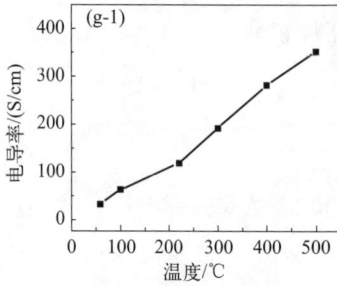

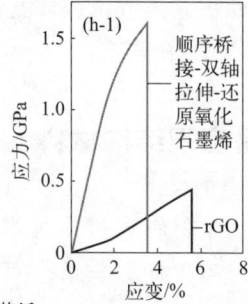

石墨烯基纸

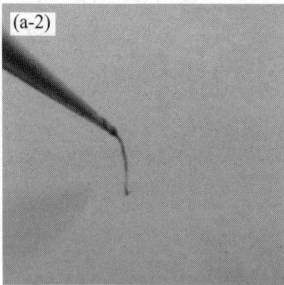

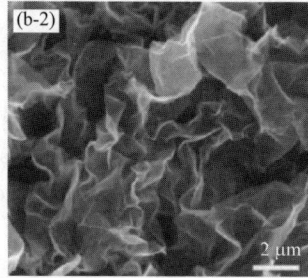

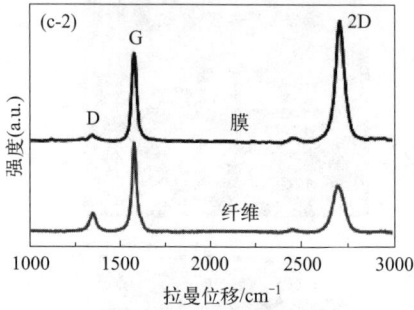

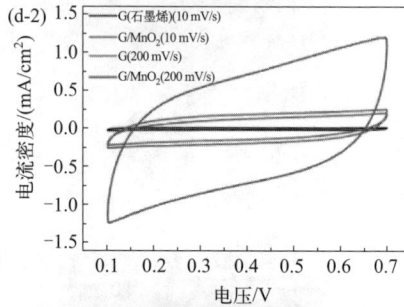

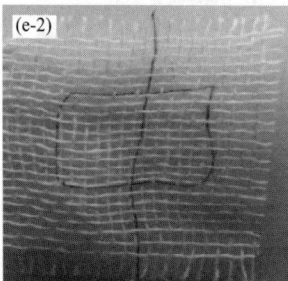

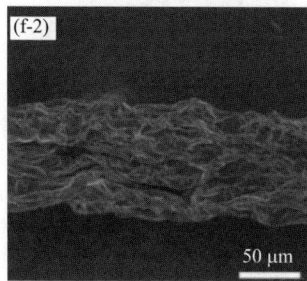

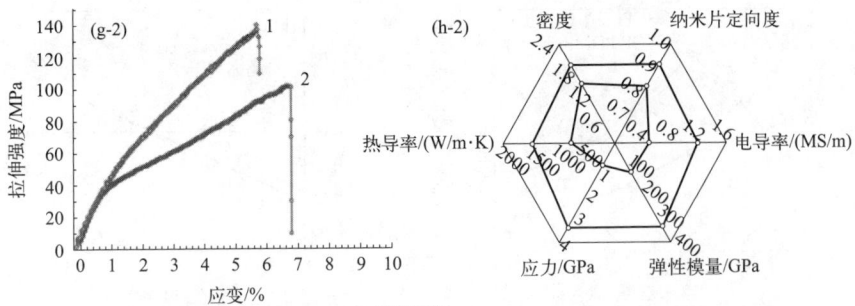

石墨烯基纤维

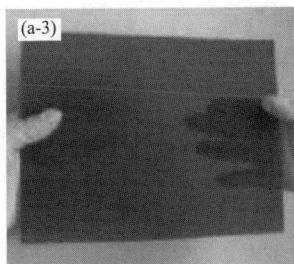

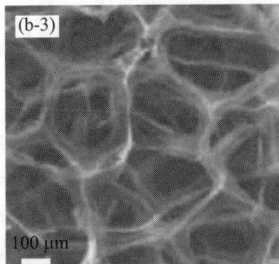

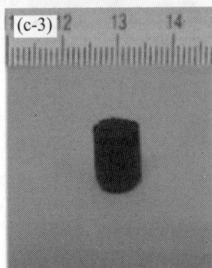

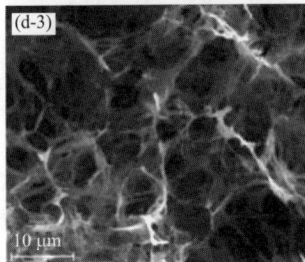

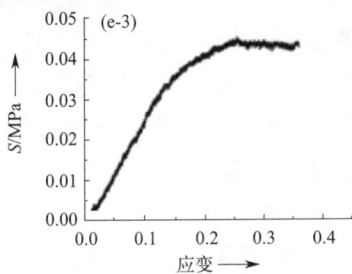

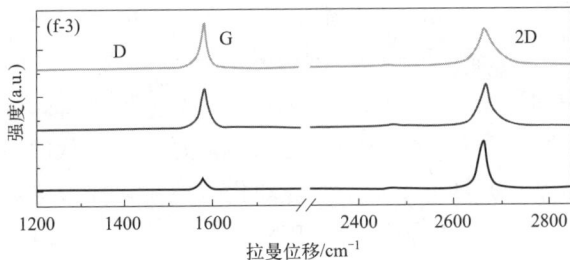

图 1.2

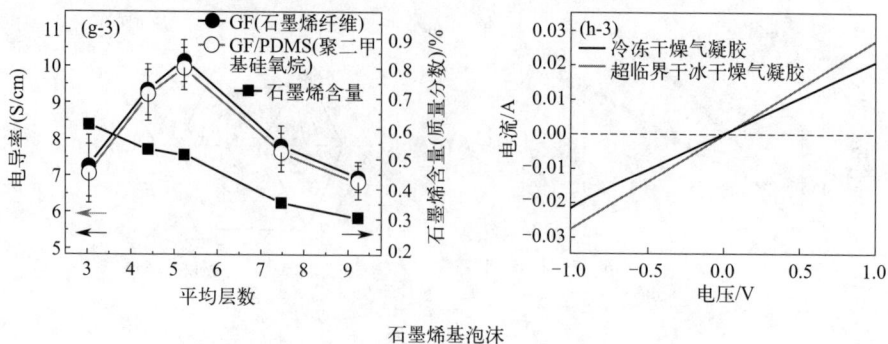

图 1.2　宏观石墨烯基材料形貌、结构与性质

石墨烯基纸：（a-1）GO 纸的光学图片[123]；（b-1）GO 纸的 SEM 图片（约 10 μm 厚）[124]；（c-1）rGO 纸的光学图片[125]；（d-1）rGO 纸的 SEM 侧视图片[125]；（e-1）GO 纸和 rGO 纸的杨氏模量[125]；（f-1）GO 纸和 rGO 纸的拉伸强度[125]；（g-1）rGO 纸的室温电导率；（h-1）rGO 纸的应力-应变曲线[126]。

石墨烯基纤维：（a-2）CVD-石墨烯纤维的光学图片[127]；（b-2）CVD-石墨烯纤维的 SEM 图片[127]；（c-2）CVD-石墨烯纤维的 Raman 谱图[127]；（d-2）CVD-石墨烯纤维及复合 MnO_2 的 C-V 曲线[127]；（e-2）两根 rGO 纤维穿插编织的网线[128]；（f-2）rGO 纤维的 SEM 图片[128]；（g-2）GO 和 rGO 纤维的应力-应变曲线[128]；（h-2）rGO 物理性质表征极图[129]。

石墨烯基泡沫：（a-3）CVD-石墨烯泡沫的光学图片[130]；（b-3）CVD-石墨烯泡沫的 SEM 图片[130]；（c-3）GO 泡沫的光学图片[131]；（d-3）GO 泡沫的 SEM 图片[131]；（e-3）GO 泡沫的应力-应变曲线[131]；（f-3）CVD-石墨烯泡沫的 Raman 谱图[130]；（g-3）复合 PDMS 的电导率[130]；（h-3）rGO 气凝胶的 I-V 曲线[132]

一、石墨烯膜/纸

石墨烯基纸/膜通常指 GO 膜/纸和 rGO 膜/纸，也包括对直接剥离的多层石墨烯片通过压片等方法获得的膜/纸（GP）材料，是以 GO、rGO、G 纳米片为主体，在非共价键的作用下，组装成的一种新型、轻质柔韧的类膜/纸材料，具有自支撑特点，有望成为一种结构-功能一体化材料[133]。受自支撑类纸/类箔材料的启发，美国西北大学某团队首先报道了他们制备的 GO 纸材和表征结果[124]。采用传统的真空抽滤技术，使 GO 分散液在特定的滤纸上形成厚度范围为 $1 \sim 30$ μm 的层状结构 GOP，如图 1.2（a-1）所示。采用静态单轴拉伸试验，通过施加 0.01 N 预载荷和 0.02 N/min 的加压速率（force ramp rate），测试得到 GOP 的室温拉伸强度约为 130 MPa，平均弹性模量为 32 GPa，均远高于巴基纸（bucky paper），展现出超乎寻常的刚度和强度。不仅如此，Ruoff 等人也通过对 GO 纸的还原处理制备了导电性能良好的 rGO 纸，并展望了基于物理和化学性质调控，这类材料在多领域应用的巨大潜力。目前，科学工作者已经开发出多种方法制备 GO 纸和 rGO 纸，例如界面诱导自组装法[126,133-135]、简单易行的浇铸法[136]、单分子膜自组装法[137-140]、层层自组装法等[141,142]。涂膜法也是一种广泛使用获得自支撑膜材料和涂层的方法[143]。早期开发的 rGO 涂层以其良好的导电性和生物活性，已用于生物传感器和神经义肢等医疗器械的表面改性[144-146]。

此外，采用交联法对 GO 纳米片施加交联作用，可进一步提升其机械强度，形成不同类型的二维或三维复合材料，获得新型功能。金属离子、有机小分子、线型聚合物、树枝状聚合物等都是常见的交联剂，通过离子键、氢键、共价键等复杂的相互作用，制备层状自支撑材料[147,148]。通过还原处理，制备 rGO 膜，已广泛研究用于导电膜、传感器、超滤膜、燃料电池膜等领域[149,150]。

二、石墨烯纤维

早期，有研究者[127,128]提出还原氧化石墨烯纤维（rGOF）的概念，并分别通过 CVD 膜卷绕法和湿法纺丝法制备出 rGOF，特指在一定驱动力作用下，在无需载体和黏结剂的条件下，石墨烯基纳米片沿轴向方向自组装排列形成宏观三维结构的新一代结构功能一体化碳基微米纤维材料，具有优异的力学、电学、热学等性能，在能源、传感、功能织物、生物医学等领域被不断地研究和开发应用。目前已发展了包括湿法纺丝法[128,151-156]、干法纺丝法[157]、干喷湿纺法[158]、限域水热法[159-163]、薄膜卷绕法[127,164-167]、模板辅助法[168,169]等多种制备方法。每种制备方法的具体工艺特点和不足，以及石墨烯纤维的力学、电学性能提升策略可参考相关资料[170]。

2016 年，中科院纳米科学与技术中心 Guo 等人在国内外率先报道了将 rGO 和 rGO-聚合物微米纤维用作神经纤维人工支架的研究，评估了 rGOF 对骨髓间充质干细胞和神经干细胞的相容性[171]。研究表明，导电增强的 rGO 微米纤维对干细胞具有更好的黏附和增殖能力，可有效促进干细胞向神经元的定向分化。随后，Serrano 和 Wychowaniec 等人分别报道了他们对 rGO 微米纤维与细胞相互作用的研究结果，表明 rGO 纤维在体外和体内对神经生长均具有促进作用，支架易于植入体内，且无明显毒性[172-175]。作为一种新兴的、功能纤维领域的"明星材料"，随着材料和工艺的持续优化，石墨烯纤维的性能将会得到进一步提升，其应用领域亦将得到充分拓展[176,177]。

三、石墨烯海绵/泡沫网状结构

GO 或 rGO 纳米片具有单原子厚度 π 电子共轭结构，同时含有一定量的含氧基团，从结构上可以被视为二维共轭大分子，呈现丰富的化学反应活性，因此可以作为前驱体模块，通过化学修饰或者化学反应等方法调节其片层间的相互作用，实现三维网络结构自组装。Zhang 等[132]和 Xu 等[24]首次制备了三维石墨烯宏观结构——石墨烯基气凝胶。气凝胶的制备工艺并不复杂。首先将高浓度的 GO 水分散液通过一步水热法自组装成水凝胶，还原处理前，GO 片由于其强亲水性和静电排斥作用均匀地分散在水中；水热还原时，氧化官能团显著减少，基本恢复了石墨烯的共轭结构，π 共轭堆积与疏水效应共同作用，促使柔性 rGO 片在三维空间中部分重叠并相互连接，产生足够多的物理交联位点，从而形成多孔骨架材料。

除了水热法[178-182]，2011 年，中国科学院金属研究所某团队使用镍或铜泡沫作为模板，生长了具有互联网格结构的三维石墨烯泡沫[130]。他们的自支撑石墨烯泡沫密度仅为 5 mg/cm^3，但是比表面积高达 850 m^2/g，成为迄今为止最轻的气凝胶之一，而且电导率高达 10 S/cm，比化学衍生法制备的石墨烯高出约 6 个数量级[183]。除了金属基底，陶瓷模板也已经研究用于三维石墨烯材料的 CVD 生长[184]。目前，三维石墨烯基海绵/泡沫宏观材料的制备方法很多，例如模板法[185-187]、交联法[188-190]、化学还原法[191-193] 等。每种制备方法的具体工艺特点和不足，以及石墨烯基海绵的力学、电学等性能提升策略可参考相关资料[194]。

1.2 生物医用材料概述

1.2.1 引言

生物材料已经历了上千年的开发和应用，为人类解决困扰生命健康问题发挥了巨大作用，成为了对生物体组织、器官或其功能进行诊断、治疗、可增强或可替代的重要材料。迄今为止，人类详细研究过的生物材料已有 1000 多种，医学临床上广泛使用的也有几十种。不仅体现在医疗器械领域，而且在研发新型医药方面，传统高分子、陶瓷和金属等生物材料都产生了显著效果。生物材料的设计制备、表征和性能分析检测等也取得了重大的科技进步。随着高新技术的发展和先进材料的不断涌现，以及人类生命活动不断产生新的疑难杂症，催生了设计开发新型生物医用材料的研究热潮。本节首先对生物医用材料的相关基本概念和分类进行概括介绍，再对近年来生物医用材料的发展趋势给出展望。

1.2.2 生物医用材料的基本概念

生物医用材料（biomedical material）是生物材料（biomaterial）的一种，早期的一般定义并不包括天然生物材料（biological material）——一种在生命过程中形成的材料，如结构蛋白（胶原纤维、蚕丝）和生物矿物（骨、牙、贝壳等）[195,196]。但是，随着医用材料的快速发展，尤其包括细胞在内的生物或组织在组织工程、再生医学、假肢和医疗器械等领域的贡献不断显现，其定义也在不断演变。正如美国凯斯西储大学 Anderson 教授在对"生物医用材料的未来"中所述，过去，生物材料的发展经历了 bioMATERIALS（1950—1975）→BIOMATERIALS（1975—2000）→BIOmaterials（2000 至今）的历史演变，即从侧重于追求材料"惰性"特性（无毒、可长期使用不发生物理化学和机械结构变化），到探讨生物体-材料界面反应，开发能够发生生物反应的"活性"生物材料，再到在细胞和分子生物学层面，强调调动机体自身生物系统的"诱导"（instructive）材料或"智能"（smart）材料，原位实现受损机体的各种功能恢复[197]。随着材料制备技术的不断发展、外科技术的进步和生物学机理研究的不断深入，很多仿生和天然/人工合成的生物医用材料相继涌现出来，作为医药和医疗器械，在临床多种疾病的诊治方面呈现巨大的应用潜力。

1.2.3 生物医用材料的分类

在材料科学与工程领域，如果按照化学组成和原子结构划分，金属、陶瓷和聚合物并称为传统的三大基础材料，而生物材料同复合材料、半导体材料一并被列为其他重要工程材料[198]。作为生物医用材料，除了采用普通的商用聚合物、金属和陶瓷外，一系列新型生物医用材料被不断开发出来。在过去的几十年间，生物医用材料领域的多样性迅速增长，目前已经合成并制造了很多种形状和结构不同的生物医用材料体系，包括多种类型的复合材料和医疗器械涂层材料等。

金属材料通常是由金属元素构成，属于无机材料类型。大量的非局域电子赋予金属材料优异的导电、导热和可见光不透明特性，具有金属光泽；有一定的强度和刚度，可变形加工，广泛应用于结构材料中。例如牙科汞齐（银-锡-铜合金）和牙齿填充物金和铂，钛合金用于种植牙和人工关节等。生物医用材料的物理化学性质和力学性能极其重要，而力学性能则在很大程度上受其理化性质影响。材料的理化性质不仅决定了材料的适用范围，而且直接影响材料的生物相容性、体内降解特性及对机体生物系统的诱导特性。例如表面亲/疏水化学性质和粗糙的表面拓扑结构等物理性质是影响蛋白质、细胞对材料的生物响应的重要参数。有关生物医用传统金属材料的分类，其组成、结构、制备与医用性能等可详见相关资料[199,200]。

陶瓷材料属于无机非金属材料，是金属和非金属元素的化合物。主要是金属的氧化物、氮化物和碳化物。黏土矿物、水泥和玻璃均可划分为此类材料范畴。它们通常是热和电的不良导体，比金属和聚合物更耐高温等极端环境。传统陶瓷材料力学性能表现为硬而脆的特点。由于具有与骨组织相似的化学性质，陶瓷常被用于矫形植入体或牙科材料，如氧化铝和生物活性玻璃等材料；由于出色的抗微生物侵蚀特性、抗 pH 值变化、温度不敏感和稳定性好等特点，陶瓷材料又可作为酶、抗体、抗原的载体；而组织培养容器、内窥镜光学纤维、诊断器械等往往也是由陶瓷材料制备而成[199,201]。

聚合物高分子材料主要包括塑料和橡胶材料，此外也包括纤维素和淀粉等天然材料，属于有机材料，主要由碳、氢和其他非金属元素的重复单元构成的长链分子，拥有巨大的分子结构。它们以其宽泛的物理化学性质而被广泛用于生物医学领域，例如人工关节（聚乙烯）、乳房假体（聚二甲基硅氧烷）、隐形眼镜（聚甲基丙烯酸羟乙酯）、创伤敷料（聚乙二醇）等[199,202]。

1.2.4　生物医用材料的发展趋势

无论生物医用材料如何发展，材料本体的理化性质及其生物相容性一直被认为是材料设计的重要前提依据。自 2000 年至今，材料的生物结构和生物功能日益受到重视，强调在体内发挥材料诱导基体自我修复和完善的能力，达到原位重建或恢复受损的人体组织或器官的功能。本节将围绕抗菌、药物递送、组织工程、生物成像等几个生物医用领域，将材料以无机材料（包括金属材料）、有机材料、无机/有机杂合材料、碳材料进行分类，概括总结近年来典型的新型生物医用材料和技术的发展现状与趋势。当前热门材料如水凝胶柔性电子材料[203]、纳米机器人[204]、智能 4D 生物打印聚合物材料[205] 可详见相关参考文献。

一、金属材料 [206-210]

生物医用金属材料以其高的机械强度和优良的抗疲劳性能，一直广泛应用于骨科承重植入体。开发无毒、优异生物相容性的金属生物材料是目前研究的热点之一，尤其是探索将具有抗微生物活性的金属纳米材料用于生物医疗器械，提升其服役功效。例如，金属银纳米粒子可通过多种机制达到抗菌的目的，包括渗透细菌细胞壁和细胞膜，干扰细菌一系列新陈代谢活动，即蛋白质去磷酸化、破坏呼吸链、抑制 DNA 与碱基结合等。在植入的医疗器械中，如人类牙齿或关节等植入体表面涂覆含 Ag 的纳米颗粒可抑制生物膜的形成。当尺寸小于 6 nm 时，大的比表面积还赋予了其穿透细菌生物膜的能力，抑制细菌胞外多糖和蛋白质的形成，达到杀死微生物的功效。上述策略属于纳米金属粒子表面修饰-物理接触破坏机制。此外，Ag 或者 Fe_3O_4 纳米粒子还可以作为抗菌药物载体，增强药物递送能力，从而对生物膜产生有效破坏；对于表面为负电荷的革兰氏阴性菌，Ag 或者 Al_2O_3 等表面携带正电荷的纳米粒子，可通过静电相互作用机制引发细胞死亡。不同形状的金属纳米粒子呈现出不同的抗菌活性。类花状的 ZnO 纳米颗粒与圆滑的棒状或球状相比，具有更优异的抗菌活性；三角形银纳米粒子相比于球形和棒状的纳米粒子也具有更强的抗菌能力。此外，像 TiO_2、Ni 和 $Ni(OH)_2$、Cu 和 CuO、Au、Pd、Se、MgO 等金属及其氧化物纳米颗粒均对各种耐药菌呈现不同程度的抗菌功效。近年来，一种二维过渡金属碳化物和氮化物（MXenes）的抗菌活性引起研究兴趣，它表现出广谱杀菌活性，膜材料甚至具有比氧化石墨烯纳米片更高的抑菌率；二硫族化合物例如备受关注的 MoS_2 单层或少层纳米片，通过在细菌细胞膜和纳米片之间有效的电荷转移，或者过氧化氢诱导活性氧自由基（ROS）和信号转导（alteration of signal transduction），在无依赖性 ROS（ROS-independent）和 ROS 氧化应激作用下杀死耐药菌。总之，目前认为，金属纳米颗粒以物理破坏和/或氧化应激化学破坏机制对多种耐药菌具有抗菌活性。最近，对于无机材料，二维导电纳米材料如黑磷（BP）、MXenes 以其电活性、生物降解特性、光热效应和抗菌活性，在生物医用伤口敷料方面引起关注。但是这类材料的室温和溶液中的稳定性差，是限制其广泛应用的瓶颈问题。

金属纳米颗粒或纳米结构（至少一个维度为纳米级，如纳米棒、纳米线、纳米纤维等）药物递送系统（drug delivery system）具有研发晚、发展快、范围广、靶向精准、个性化设计的特点，基因诊疗、癌症治疗和慢性抗炎药物等均在此研究范畴内。理论上，药物通过物理或化学方式吸附在纳米颗粒表面，载药率与药物和载体自身性质，如药物-载体溶解度、分子重量、药物-载体化学相互作用以及载体尺寸等因素密切相关。药物的释放率通常是药物从载体中释放和释放的药物在生物体内扩散共同作用的结果。药物精准释放时间和位置则由纳米颗粒的成分（如温敏性和 pH 敏感性）和材料工程化结构设计（如单层、多层纳米颗粒、纳米胶囊等）加以调节。常用于药物递送载体的无机材料纳米载体有 Au、Ag、Fe_3O_4、多孔 Si 等。虽然纳米材料在药物递送领域发展迅速，但是其对器官/组织可能产生的副作用不容小觑，例如可能引起神经紊乱（neurological disorders）相关疾病（帕金森疾病和阿尔茨海默病），肺部疾病和心脏受损等。严格控制药物剂量和用药时间虽然是控制纳米颗粒毒性的主要方法，但是如何防止药物在体内聚集和突释造成局部浓度升高，如何突破传统药物递送体系的局限也是未来设计纳米药物载体系统需要考虑的问题。

组织工程（tissue engineering），往往也是组织再生的代名词，是一种替换或使受损器官/组织再生、恢复生物功能的方法，生物材料、生物分子和种子细胞是组织工程学研究的三个关键技术。其中生物支架材料和支架的制备技术是关键的因素。随着纳米工程和制备技术的不断发展，具有生物活性的多种结构材料被相继开发出来，如纳米多孔支架和纳米纤维膜，在牙周组织、神经组织、骨组织和皮肤组织中获得研究和应用。在组织工程领域，正逐渐发展成以设计新型材料及构筑仿生结构与环境为研究焦点，充分发挥材料的理化性质和力学强韧性，发挥其调整生物活性分子，如生长因子、细胞因子、抑制剂、基因、药物等的能力，达到恢复组织功能的目的。生物陶瓷是典型的组织工程用生物无机非金属材料，包括羟基磷灰石、氧化锆、氧化铝、磷酸三钙和生物活性玻璃，主要用于骨组织、牙齿、髋关节和软骨等组织。其中，生物活性陶瓷如羟基磷灰石，以其良好的生物相容性及与骨骼原位结合的特性，与金属和聚合物相比，在硬骨组织修复方面展现出更加优异的修复效果。具有压电特性的材料，例如无机材料 ZnO、$BaTiO_3$、$Pb_xZr_{10x}TiO_3$（PZT）、有机聚合物聚偏二乙烯氟化物（PVDF）、天然生物材料和其他生物聚合物复合材料等，成为了组织工程尤其是仿生工程的研究焦点。

生物成像是一种先进的、无创伤性的可视化技术，可对活细胞/组织的内部结构和生理过程进行实时可视监控，具有安全、有效的特点，能在亚细胞和多细胞尺度下获得组织的 3D 结构。纳米材料有望成为一种理想的新型探针材料。目前为止，科学工作者已经开发出几种纳米探针，用于生物成像和多种疾病的辅助治疗。磁性纳米颗粒（Fe_2O_3、Fe_3O_4）、金属量子点（Au、ZnSe、InAs、CdTe、InP、CdS）、稀土-金属基纳米颗粒、介孔 TiO_2 和 SiO_2 等陶瓷纳米材料备受关注，在成像引导的诊疗技术，如荧光成像、磁共振、X 光 CT 等方向开展了大量研究。其中 Nd、Tm、Pr、Ho、Er 稀土纳米粒子以及荧光量子点（小于 10 nm）可以在近红外二区 NIR-II（1000~1700 nm）成像，是近年来的研究热点。新型造影剂在体内是否会产生长期毒性、在体内的分散稳定性等问题亟待评估和解决。

二、有机材料[206-208，211-213]

有机材料是抗菌领域常用材料，在生物医学、纺织工业、水处理和食品加工业等行业有广泛应用。基于天然或人工合成聚合物，可制备多种成分的伤口敷料，包括壳聚糖（chitosan）、纤维蛋白（fibroin）、聚乙二醇（PEG）、聚己内酯（PCL）、聚乳酸（PLA）、聚乙醇酸（PGA）、聚乙烯醇（PVA）、聚氨酯（PU）。上述生物材料拥有多种性能特点，而且可以制备成诸如膜、纤维、凝胶、多孔海绵等结构，适用于处理不同损伤类型的伤口。导电聚合物聚吡咯（PPy）、聚噻吩（PEDOT）、聚苯胺（PANI）拥有优异的导电性和光学性质，易于制备成纳米颗粒、纳米线、纳米管和纳米片，呈现出良好的抗菌活性和光热性能，作为多功能伤口敷料，具有较好的临床转化前景。但是，水溶液中溶解性差、易于聚集造成导电性能下降、生物降解性差、产物毒性等问题，这些都限制了导电型聚合物的广泛应用。

传统的药物载体存在一系列局限性，例如药物吸附率和生物利用度（bioavailability）低、体内稳定性差和难溶等问题，在一定程度上降低了施用药物的效率和精准性。有机纳米材料成为了新型、发展迅速的生物医用材料。不仅以靶向和可控释放为研发目的，而且可提高药物的生物活性，最大限度地减小药物的副作用，同时提供个性化施药配方。目前研究用于药物递送载体的有机材料包括胶束、树状大分子、外泌体（polymer-somes）、水凝胶和纳米共轭体（nanoconjugates）等。其中，纳米结构甘油单油酸酯、生物可降解聚 3HB-co-4HB 纳米颗粒、多聚糖纳米颗粒、热敏型脂质体可用于抗癌药物递送系统；共轭物、纳米酶、GSH-PEGDA 低聚物纳米颗粒、脂质体、聚乳酸-羟基乙酸（PLGA）-PEG等纳米有机材料是常见的抗氧化剂递送载体。

有机聚合物也是组织工程最常用的材料，尤其用于软组织修复与再生。生物医用有机材料分为天然有机材料（壳聚糖、胶原蛋白、海藻酸钠、透明质酸、纤维素、明胶等）和合成有机材料（如PLA、PLGA、PCL）。有机材料以其优异的生物相容性、生物可降解特性、无毒性广泛应用于皮肤、软组织和骨组织工程。其中天然聚合物拥有与细胞外基质相似的化学成分，且生物相容性、生物降解性和黏弹性优于无机材料，某些压电特性的天然生物材料还具有骨传导性，有助于促进成骨修复。不足之处是产品批次可能存在成分差异，降解速率快，易于水解，而且机械强度低。此外，在降解产物方面还应确保以水或二氧化碳形式排出体外，不可使机体产生剧烈的免疫反应。相比而言，合成有机材料的机械强度高，原料易于获取，降解产物易于移除。降解率低、疏水、成本高、不具备细胞外基质成分特点，这些是合成有机材料的不足之处。天然聚合物与合成聚合物可通过简单的共混或交联法制备复合物，弥补各自缺点，发挥协同作用。

在荧光成像领域，许多传统的荧光探针发射的荧光波长短（如紫外和可见光区域），易于被人体组织吸收或散射衰减，导致出现某些特异性问题，如高的自发射荧光强度、低的信噪比和有限的组织穿透深度。虽然使用高能光源可以克服上述不足，但是同时也会对人体组织造成光毒性。近年来，一些有机材料在近红外第一窗口（NIR-Ⅰ，700～900 nm）光学成像显示出较好的光敏感性，但是探针材料组织穿透力弱（小于1 cm），生物质内光散射损耗大，将其直接用于生物成像仍然很有限。目前，有机染料和共轭聚合物等材料在NIR-Ⅱ荧光成像方面的研究成为了领域内的主流方向。

最近，生物膜相关生物材料，如各种细胞（红细胞、肿瘤细胞、免疫细胞、干细胞、血小板、杂合细胞、胰腺β细胞，血管内皮细胞等）、外泌体、细菌、细胞器和仿生生物膜引起科研工作者关注。基于生物膜建立的多功能生物材料具有长循环周期、疾病-靶向诊疗、出色的生物相容性和选择性识别（selective recognition）等优异特点，有望在多个医学领域获得突破性应用，包括药物和基因递送体系、组织修复支架、生物成像、生物传感器和生物检测等。

共价有机骨架（COFs）晶体隶属有机多孔材料，是最近广受关注的一类新材料，主要成分是C、H、O、N、B轻元素，通过多种共价键（酰亚胺、嗪、亚胺、硼酸酯、腙）结合而成，具有多孔、大的表面积和生物相容性[212]。其出色的物理化学性质和超薄结构在生物医学领域，例如生物成像、药物递送、基因递送、光动力治疗、光热治疗、联用治疗和生物传感显示出很大的应用价值。

三、有机/无机材料[210, 214-218]

对有机/无机材料的研究主要聚焦于药物递送、成像和诊-治疗一体化方面。与块体材料相比，纳米有机/无机杂化材料不仅可以发挥材料各自的功能，而且能够在纳米级发挥二者的协同作用，产生新奇的特性，例如在光学、磁学和电学性质方面，为个性化诊疗提供新机遇，是一种有希望的新一代生物材料。无机纳米粒子包括金、铁氧化物、二氧化硅纳米颗粒、半导体量子点，以及纳米碳材料等。通过有机材料包括小分子、聚合物和生物分子等作为稳定剂，对无机材料进行表面功能化修饰，一方面提高无机纳米粒子的分散性；另一方面，杂化有机材料可确保体系的生物相容性、药物精准有效释放和降低药物的副作用。为了充分发挥有机/无机材料的内禀性能，同时在药物递送方面拥有刺激响应性、靶向性、客体分子高效负载能力、生物降解性等，合理设计体系的成分、形貌和表面性质是其应用的重要理论基础。接枝到（grafting onto）、接枝于（grafting from）、自组装、原位一锅法（one-pot）、包裹法（wrapping）是常用的制备有机/无机材料的策略。本节主要概括介绍各类有机/无机杂化纳米材料的生物医用研究现状及面临的挑战和机遇，本体系材料具体的制备方法和结构-性能设计策略可详见相关资料[215]。有机-无机金属卤化物钙钛矿材料（OMHPs）和金属有机骨架（MOFs）在生物医学领域的研究进展也在此节做简要介绍。

有机/无机杂化纳米材料作为药物载体是继金属和聚合物纳米载药发展形成的新兴药物递送体系。虽然还处于研究初期，但是在有机和无机纳米粒子的共同作用下，杂化体系可以在光响应、磁响应、温敏、pH调控和机械应力等多种刺激下发生相结构的变化，从而实现多刺激响应下的药物的高效精准释放。通过多种策略如溶液加工、电解加工、化学气相沉积、原子层/分子层沉积等技术，设计制备新型超薄有机/无机杂化材料，通过调控体系的形貌和理化性质，有机/无机材料可提供杂化平台，对进一步发挥基于药物递送体系的多功能平台提供结构与性能支撑。

生物成像和诊疗方面，有机/无机杂化纳米材料拥有独特的优势，是一种有希望成为重大疾病早期诊断和精准治疗的重要手段。目前，各种成像技术如计算机断层扫描（CT）、磁共振成像（MRI）、荧光（FL）成像和荧光分子断层扫描（FMT）已广泛用于临床，但是上述技术都有各自的优势和不足。相比于传统的分子成像探针，纳米探针成像能力更强，对于提高数据重建和可视化诊断的准确性意义重大。基于有机/无机纳米杂化材料开发混合成像平台，具有成为多模态成像的单个纳米探针的巨大潜力。不仅如此，有机/无机纳米杂化材料还可用于多种治疗技术，包括热疗（PTT和PDT）、化疗、基因治疗（GT），放疗（RT）和多模态治疗，并成为诊-治一体化平台，可极大增强重大疾病的治疗效率，最大限度地降低副作用。即便如此，目前的研究仍然面临一些问题和局限。首先，纳米探针比分子成像探针更大，致使其通过生理屏障的问题变得更为复杂；其次，减少纳米探针在体内循环过程中的释放损失，提高稳定性也十分重要，这主要取决于有机材料对无机纳米粒子的修饰增强作用；最后，如何将成像-治疗有效结合，使诊疗剂在体内长时间递送中仍然保持稳定性、高靶向性、病灶位置高富集率和高渗透率，从而最大限度地协同发挥诊疗剂的作用，都是科研工作者需攻克的研究方向。总之，安全、高效、可控性是生物材料在医学领域应用的首要前提，而制备方法简便易行也是将实验室材料进行产业化推广应用的重要保证。

钙钛矿是由金属钙和钛组成的晶体结构材料，由两种阳离子组成，通过阴离子结合形成氧化物。有机金属卤化物钙钛矿（OMHPs）则由有机阳离子 A、金属阳离子 B 和卤素阴离子 X 以 ABX_3 结构构成，具有光电、铁电和压电等特性，可归属于陶瓷类材料。不同的是，OMHPs 可以在低温下制备出来。复合材料中，有机聚合物基体可提供稳定性、伸缩性（stretch ability）和溶液可加工特性，而金属卤化物钙钛矿纳米粒子则保持其纳米尺寸、形状和成分调控的光电等特性，在下一代显示、光/能源存储、生物成像和生物传感器等领域极具潜力。与传统的无机量子点成像相比，金属卤化物钙钛矿纳米粒子具有在整个可见光范围内窄和易于调控的发光特性，整合到有机聚合物中，能够很大程度地减少有毒重金属原子对环境的污染，符合绿色环保生物应用理念。研究表明，OMHPs 可以扩散进入活体细胞中，充当多重（multiplexed）发光探针，可单独标记约达 1000 万个细胞，用于生物试剂盒。

金属离子和有机配位体通过组装形成多孔结构材料，即金属有机骨架（MOFs）。这类材料以其大的比表面积、多个活性位点、易于功能化及可调节的生物相容性等特性，在抗菌活性、肿瘤治疗、皮肤和骨修复等生物医学工程领域引起关注。MOFs 在抗菌领域的优势在于其结合了金属离子（如 Zn^{2+}、Cu^+、Ag^+）和有机配位体共同作用，同时其多孔结构、大的比表面积和类似半导体的性质，赋予了其多种抗菌机理，展现出优异的广谱、持久的抗菌活性。此外，MOFs 也显示出高载药特性，一次给药可以长时间（7 天）连续释放抗菌药物，这可归因于其高的孔隙率和大的表面积；同样，在负载抗肿瘤药物研究中也发现，MOFs 具有高的药物负载率和可控释放速率，并可实现多功能分子的靶向递送，达到抑制肿瘤生长的目的。

四、碳纳米材料

自从 1985 年纳米结构 C_{60} 分子（富勒烯）问世，其他 sp^2 型纳米碳材料也相继被科研工作者发现，如 1991 年的碳纳米管和随之而出现的碳元素的其他独特纳米结构，如单壁碳纳米锥、洋葱状碳纳米球和竹节状纳米管，2004 年的石墨烯及其衍生物纳米材料 GO、rGO，也包括石墨烯纳米片（又可称为石墨烯量子点——单层或少层纳米石墨烯）。此外，纳米碳材料还涵盖 sp^3 结构的纳米金刚石和 sp^3 与 sp^2 混合碳点结构[219]。低维碳材料中，石墨烯、洋葱碳、碳点、石墨烯量子点、纳米金刚石为零维纳米碳材料；碳纳米管、碳纳米纤维、碳纳米锥为一维纳米碳材料；石墨烯、多层石墨纳米片、石墨烯纳米带则为二维碳材料。碳纳米材料、二维及多维度超结构碳或全碳复合结构材料具有出色的光学、电学、磁学、化学活性等理化性质和优异的力学性质，在生物医学等多领域得到持久深入研究，呈现出巨大的应用潜力和社会价值[9,219,220]。基于最近碳点纳米材料在生物医学应用的不断进展，本节主要对此类材料的研究现状进行概括总结[221-225]。碳基柔性器械在综合大健康监测等领域的应用研究最新进展可参阅其他资料[226]。

碳点，特征尺寸小于 10 nm，可作为碳基核心被多种功能基团修饰，设计成为靶向纳米材料。根据结构特点，碳点可细分为非晶碳点、石墨碳点或单层石墨烯碳点、异质原子（硼、氮、硫等）掺杂碳点。碳点具有成为生物医用材料的多个基本性质标准，如低毒性、亲水性、稳定性和生物相容性。此外，碳点是一类优质光致发光材料，通过调节其表面氧化程度、核结构、石墨化程度及原子掺杂，可调节碳点的发光特性和分散性，促进其生物成像能力及临床诊疗应用。目前研究表明，对癌症和肿瘤的治疗方面，碳点在红光和近红外光区发挥光热疗及磁共振成像已显示出很大的研究价值。此外，生物可降解碳点基复合材料在生物制药和抗菌活性、水凝胶和组织工程支架等领域也是近年的研究热点。

碳基纳米材料不仅拥有高的抗菌活性，而且具有出色的生物相容性和环境友好的优势。改变碳点的尺寸、形状、表面电荷和表面官能团可实现对其理化性质的调控，进而影响其抗菌活性，通过物理破坏、氧化应激、与抗生素联动等多种机制发挥治疗效果。由于优异的亲水性和持久耐用的生物尺寸范围（durable biological size range），碳点作为抗菌剂纳米药物，可以避免其他纳米材料（聚合物、脂类）可能出现的许多问题：药代动力学途径不可预测、体内滞留时间不确定、生物分布不特定、体内毒性及与生物组分产生有害的相互作用等。虽然碳点材料具有诸多内禀优异特性，在构建多功能诊-治一体化纳米结构复合材料平台时，难以避免会出现诸如生物相容性降低的等情况，这些都是临床使用前在材料设计制备时需要多角度协调和彻底解决的问题，例如考虑使用生物体脂质膜协同碳点负载抗菌药物，以减少因免疫攻击造成药物安全性降低的问题。

碳点表面富含羧基、氨基和醛基官能团，赋予其优异的水溶性，是构筑水凝胶的理想模块。碳点与凝胶因子可以通过多种非共价和共价交联相互作用形成凝胶体，钉扎于凝胶中，不仅避免碳点产生聚集猝灭效应，而且赋予凝胶基体荧光、手性、刺激反应和自愈合等综合性能，提高其机械强度和生物功能，近年来在生物传感、生物成像和药物智能递送方面的研究取得很大进展，例如对药物体内释放和分布的原位实时示踪，促伤口愈合和癌症治疗。其中具有抗菌活性的自修复水凝胶具有奇特的性质，可填充包括无规形状在内的伤口，原位施药及黏合伤口，有望实现皮肤无疤痕完美修复。体内注射碳点基水凝胶，合理设计合成两亲碳点，充分利用碳点发光特性，发挥新型纳米平台作用，是未来制备此类材料的焦点之一；此外，简便的制备方法和理想的反应条件是合成高质量碳点也是实现其生物医用的重要前提；均匀高效钉扎碳点是充分发挥碳基凝胶特性的必要前提；在碳点功能-聚集猝灭之间调配碳点与凝胶基体的比例是实现其基本应用的重要保障。总之，碳点基水凝胶是一类极具生物医用前景的新型材料，在实验技术不断深入和理论机理研究不断取得进展下，此类材料的新奇性质和多领域应用必将获得重大突破。

近年，石墨烯量子点、碳量子点、碳化聚合物碳点在骨组织工程中呈现出无与伦比的潜力，结合种子细胞和生长因子，加入碳点的支架材料为骨缺损及其相关疾病的治疗提供了有效的治疗策略。碳点优异的生物相容性、独特的光学性质和表面丰富的官能团，使得碳点在理化性质上适用于骨组织工程，包括成骨、荧光示踪、光疗和抗菌活性。在促骨生成方面，碳点通过下调活性氧自由基（ROS）阻止破骨细胞的形成和过度激活；与 miR2861 协同作用，促进体外成骨分化和体内新骨再生；通过化学修饰等手段增强其载药能力、药物血脑屏障穿透能力和骨靶向再生性能。在荧光示踪方面，碳点可高效标记和促进不同培养基中的干细胞分化；经碳点参与的体内荧光信号-背景强度明显增强。光疗方面，碳点具有优异的光热疗能力，成为骨组织工程中一种多模态治疗骨肿瘤的支架材料。抗感染方面，长期以来，感染性骨缺损一直是骨科的一个问题，因为感染会严重损害局部组织和骨再生，使缺损难以愈合。开发具有抗菌和成骨双重功能的骨替代材料，治疗感染性骨缺损且无需后续手术，将是一种具有重要临床意义的治疗策略。研究表明，碳点对革兰氏阴性菌和革兰氏阳性菌均具有抗菌活性，但是其抗菌性能缺乏选择性。为实现临床应用，一系列问题仍然亟待解决，如碳点的合成机理和发光机理尚待澄清，各种合成条件如反应温度、时间和 pH 值对碳点的形成作用规律，现代分离技术提升碳点的可控制备水平和商业化、规模化制备能力等。此外，碳点的吸收和发射波长主要还是集中在紫外/可见光区，在红光/近红外发光的碳点仍然很少，这极大限制了生物组织的深层成像，使其难以广泛推广应用。

1.3 石墨烯基纳米材料生物医学研究概述

1.3.1 引言

二维石墨烯及衍生物纳米材料在其量子尺寸效应、大的表面积、多种活性官能团和生物相容方面得到广泛研究。石墨烯基纳米材料展现出优异的机械强度、光、电和催化活性，尤其是材料易于通过多种简便易行方法规模化制备，使其在能源、环境、电气和电子、个人养护和大健康等领域展现出巨大的应用前景。经过在干燥或液体状态下化学功能化处理，石墨烯基材料可通过 π-π 堆垛/静电相互作用等方式，拥有吸附多种芳香族生物分子的能力，从而用于生物传感和药物载体。在生物医学科学中，具有有效和精准救治的创新疗法日益受到重视。但是由于现有材料固有的理化特性，目前商业化的生物医学技术常用材料如金属和无机非金属等还不尽如人意，如生物体内环境下的长期稳定性、刚性力学性能和高炎症反应等。石墨烯基纳米材料内禀的优异力学性能及其生物相容性、透明和导电特性等理化性质使其在生物医学领域的应用值得期待。

石墨烯基材料在生物医学领域的应用目前主要体现在生物成像、生物传感、药物递送、组织工程、抗微生物和对抗肿瘤细胞等方面，如图 1.3 所示[227]。本节内容主要概述石墨烯基纳米材料的生物医用发展现状。有关石墨烯基材料具体的生物医用研究现状将在本书后续章节中详细介绍。

1.3.2 生物成像

生物成像是对人体内组织器官运行状况实施实时、可视化检测的重要临床辅助诊断手段，在诊断、治疗、药物研发中可视化器官、组织、较小的结构、细胞和分子，以了解纳米级反应，包括酶转化和蛋白质间的相互作用，其技术的实现依赖于可见光和光子的特性。石墨烯基纳米材料整合有机染料、聚合物和其他金属或非金属纳米颗粒，显示出检测凝血酶、三磷酸腺苷（ATP）、寡核苷酸、氨基酸和多巴胺等生物分子的巨大潜力。通过在有机染料和无机半导体基荧光粉中加入石墨烯基纳米材料，不仅可以克服传统材料存在的光漂泊、低的发射系数、低的水中溶解性和固有的毒性等问题，而且在开发个性化分子探针/造影剂方面发挥重要作用。目前，石墨烯基纳米材料已用于多种成像中：荧光成像、双光子荧光成像、正电子发射断层扫描/或单光子发射计算机断层扫描、磁共振成像、拉曼成像、光声成像、多模式成像等。

1.3.3 3D 生物打印

如前所述，石墨烯基纳米材料可以通过超分子化学方法组装成宏观有序结构。各种制备方法中，3D 生物打印属于一种增材技术，通常使用细胞和/或其他生物分子作为墨水（也称为生物墨水），层层打印出活性组织，仿生天然生命体系，提高生物整合组织替代品的效率。与金属和/或金属复合材料相比，石墨烯基纳米材料具有更加显著的机械强度增强效果，因此正在不断成为传统金属材料 3D 打印墨水的替代品。除了良好的机械稳定性，石墨烯基支架还具有生物相容性、生物活性和

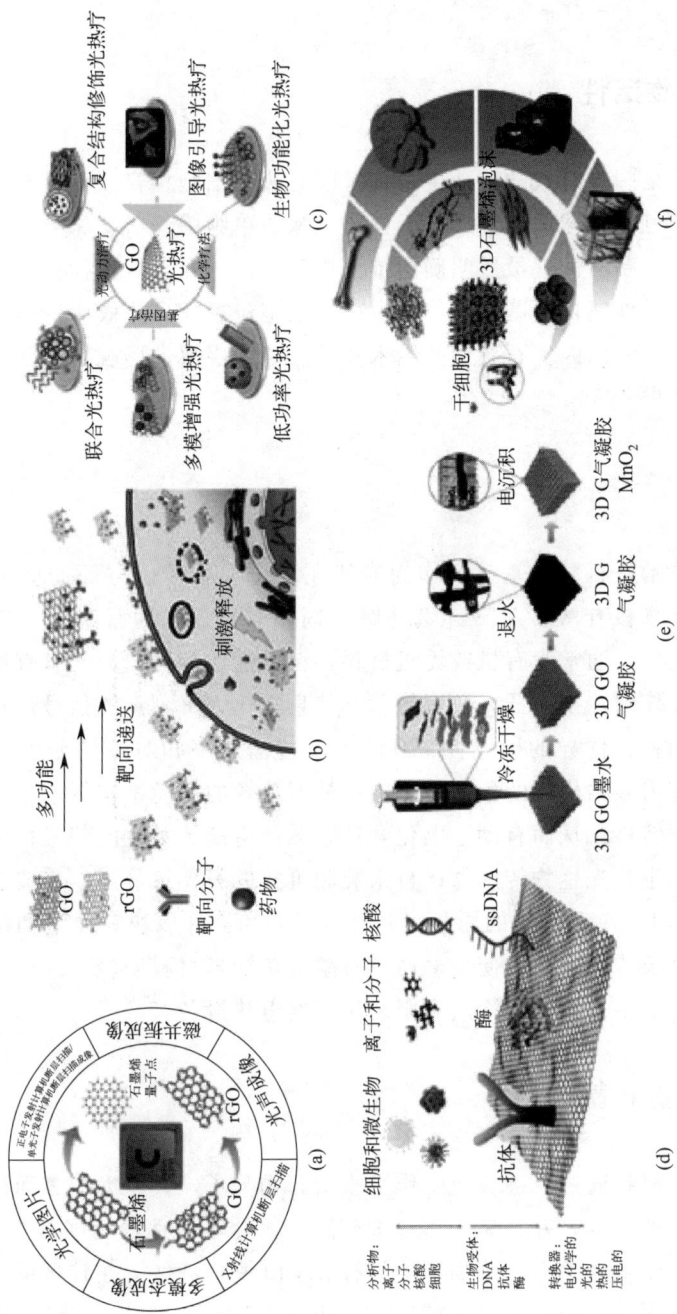

图 1.3　石墨烯基纳米材料生物医用示意图

(a) 多种成像模式；(b) 药物递送载体 GO 和 rGO；(c) 光热疗法；(d) 吸附于石墨烯基纳米材料表面的生物受体如抗体、DNA、酶；(e) 3D打印石墨烯气凝胶生物电极；(f) 3D 石墨烯泡沫组织工程支架[227]

生物降解性。经石墨烯基纳米材料为水墨打印的材料提升了间充质干细胞黏附、增殖和分化的能力，表现出成骨和成脂诱导特性，促进骨再生和软骨重建，在康复医学中应用潜力巨大。

1.3.4　抗微生物活性

石墨烯基材料是一类有效的抗微生物剂，同时兼具细胞相容性。石墨烯基材料对大肠杆菌、金黄色葡萄球菌、变形链球菌、铜绿假单胞菌、白念珠菌和鼠伤寒沙门氏菌等均显示出抗菌活性。虽然明确的抗菌机理尚待研究，微生物膜表面发生电荷转移、膜界面处活性氧自由基、膜机械应力、细胞包裹及光热效应等是目前广为接受的抗菌活性产生的原因。石墨烯基纳米片的尺寸、层数、形貌及细菌的种类等都可能影响抗菌效果。

1.3.5　生物传感器

基于传感器技术，石墨烯基材料作为支架在分子生物传感方面的应用是无限的，包括凝血酶、寡核苷酸、ATP、氨基腐蚀剂和多巴胺。通常来讲，传感器有两个基本组元：受体，通常为有机或无机材料，特异性地与靶向分子（有机、无机或整个细胞）相互作用；换能器，负责将化学信息转化为可测量的信号。石墨烯基材料以其大的表面积、优异的导电性、高的电子传输速率和对不同分子钉扎的能力，已被设计研究出多种模式的生物传感器。如石墨烯的共轭结构促进生物受体和换能器之间的电子转移，从而有助于电化学传感器产生高灵敏度的信号；作为换能器中的猝灭剂，产生荧光生物传感器；自组装和可控的石墨烯分子组装成超灵敏的生物传感器来识别 DNA 和不同的原子。此外，石墨烯器件以快速充电和保持电量更加长久的方式延长传统电池的使用寿命。石墨烯基纳米材料质轻、性柔，目前已用于开发高灵敏智能手机用触摸涂层和服装用便携电热设备等。

1.3.6　药物递送和基因治疗

石墨烯基纳米材料通过氢键或疏水作用吸附药物分子，其超大的表面积可为多种药物分子提供活性位点，并且易于渗透细胞膜。例如不溶性药物阿霉素通过 π-π 相互作用负载于 GO 纳米片上，药物递送具有 pH 值敏感特性，在较低的 pH 值环境下释放，对多重耐药细胞显示出破坏作用。药物负载量可通过石墨烯基纳米片尺寸、形貌结构和表面化学等调控。载药后的石墨烯基体系表现出在细胞质和细胞核中大量聚集杀死细胞的能力。进一步地，通过表面活性剂或高分子聚合物包裹石墨烯基纳米材料，可提高其生理环境下抗聚集的能力，从而达到药物的高效负载和释放。

在基因治疗中，石墨烯基纳米材料主要作为纳米载体，靶向递送治疗剂到特定细胞中。基因治疗需要一个安全有效的载体，能够克服来自细胞内外的阻力，达到靶向特异递送的目的。但是基因结构中固有的负电荷阻止其自由通过细胞表层结构，因此由载体和基因形成的复合物需要具有产生静电相互作用的特性。GO 经修饰后，提供有效的阳离子表面，促进与阴离子基因的静电相互作用。石墨烯基材料的形状和尺寸则在其与细胞膜相互作用、细胞内吞和石墨烯功能化中起着至关重要的作用。与其他通过内吞作用进入细胞的纳米载体不同，功能化石墨烯可被用于在胞质室中递送基因与药物。目前已研究多种石墨烯改性剂用于基因递送。例如，聚乙烯亚胺功能化 GO，作为 RNA 递送传递剂，进入细胞中，并显著降低细胞毒性；复合物（聚乙烯亚胺 GO）还能够以低质量比浓缩 DNA，实现有效递送。经壳聚糖修饰的 GO 显示出显著降低细胞毒性和增强细胞吸收的能力。由于其大的表面积和共轭结构，GO 可同时用于基因和药物递送，成为双模载体。

1.3.7　光热疗

基于近红外区的光学吸收特性，石墨烯基材料已经成为癌症治疗的新型优异材料。研究表明，活细胞在 NIR 区域几乎不发生吸收，因此在不损害健康细胞的前提下，石墨烯在此区间的光吸收可达到最大值。肿瘤细胞的光热损伤出现在 41 ℃，在 50 ℃时被显著破坏。将石墨烯基纳米材料与铁等过渡金属复合，可以进一步增强对人癌症细胞的光热治疗作用。石墨烯的光/热性质为治疗癌症和其他疾病（包括阿尔茨海默病）研究开辟了许多新的生物医学方向，所涉及的主要机制是吸收近红外线产热，抗肿瘤细胞。

1.3.8　组织工程

由于其优越的理化性质和生物特性，石墨烯基材料已被研究用于组织工程和再生医学领域。除了具有调节心肌干细胞、神经干细胞、成骨干细胞和软骨干细胞的功能，石墨烯基材料还具备增强生物材料的力学和表面性能的特性。此外，它们能显著刺激电活性细胞（包括心肌细胞和神经元）的生长和其他细胞活动，并改善细胞信号记录。结合其可调节的化学和力学性能，石墨烯基材料可通过 3D 打印方法，构建用于增强光谱疗效的复杂宏观架构。与其他材料相结合，目前已报道基于石墨烯基材料构筑了多种多功能材料，拥有可变的亲/疏水性、柔韧性、刺激响应性和形状记忆/或自折叠特性，适用于各种生物医学应用。例如多孔 3D GO-羟基磷灰石水凝胶，由于掺入了 GO 纳米片，该水凝胶具有强大的力学性能和高电导率，可有效用于骨组织工程。尽管石墨烯基材料显示出巨大的生物医学应用价值，但是这些纳米材料的细胞毒性或基因毒性效应仍有待全面深入探讨。目前已经尝试通过各种修饰，如蛋白质或细胞因子功能化，解决某些石墨烯基材料的生物相容性问题。鉴于这些问题，在将石墨烯及衍生物应用于临床之前，需要进行更深入的探讨研究。

1.4 结论与展望

众多研究报道显示了石墨烯基材料在生物医学领域的重要性。石墨烯及其衍生物在科学界得到高度重视的主要原因是它们具有大的表面积、亲/疏水性相互作用特性、便宜和优异的生物相容性[228]。石墨烯基材料的生物医学应用广泛包括生物传感器、药物负载和释放、抗菌活性、生物成像、光热治疗和组织再生等。

实现材料在生物医学领域的临床应用必须全面深入了解生命过程（biological processes）、适用性（adaptability）、毒性效应（toxic effects）及纳米-生物界面性质（nano-biointerfacial properties）[220]。尽管石墨烯基材料在生物医学多领域表现出极大的应用潜质，但是在具体的材料设计制备时，不仅应充分考虑其服役条件与功能对材料理化性质和力学性能等要求和影响，还应该完整准确掌握某个生物医用方向材料选取的原则及面临的瓶颈。本书从下一章开始，将对石墨烯基材料在生物医学中的应用研究进行全面的介绍，并对其未来发展方向进行展望。

参考文献

[1] Novoselov K S, Geim A K, Morozov S V, et al. Electric field effect in atomically thin carbon films [J]. Science, 2004, 306 (5696)：666-669.

[2] Park A J, Ruoff R S. Chemical methods for the production of graphenes [J]. Nat Nanotech, 2009, 4：217-224.

[3] Singh V, Joung D, Zhai L, et al. Graphene based materials：Past, present and future [J]. Progress in Mater Sci, 2011, 56：1178-1271.

[4] Gambhir S, Jalili R, Officer D L, et al. Chemically converted graphene：scalable chemistries to enable processing and fabrication [J]. NPG Asia Mater, 2015, 7：1-15.

[5] Stankovich S, Dikin D A, Dommett G H B, et al. Graphene-based composite materials [J]. Nature 2006, 442：282-286.

［6］ Kuilla T，Bhadra S，Yao D，et al. Recent advances in graphene based polymer composites ［J］. Progress in Polymer Science，2010，35：1350-1375.

［7］ 曲良体，张志攀. 石墨烯化学与组装技术 ［M］. 上海：华东理工大学出版社，2020.

［8］ Ferrari A C，Bonaccorso F，Falko V，et al. Science and technology roadmap for graphene，related two-dimensional crystals，and hybrid systems ［J］. Nanoscale，2014，7 (11)：4587-5062.

［9］ Kim C H，Lee S Y，Rhee K Y，et al. Carbon-based composites in biomedical applications：A comprehensive review of properties，applications，and future directions ［J］. Adv Compos Hybrid Ma，2024，7：55.

［10］ Eda G，Fanchini G，Chhowalla M. Large-area ultrathin films of reduced graphene oxide as a transparent and flexible electronic material ［J］. Nat Nanotechnol，2008，3：270-274.

［11］ Ni Z H，Wang H M，Kasim J，et al. Graphene thickness determination using reflection and contrast spectroscopy ［J］. Nano Lett，2007，7 (9)：2758-2763.

［12］ Bellier N，Baipaywad P，Ryu N，et al. Recent biomedical advancements in graphene oxide-and reduced graphene oxide-based nanocomposite nanocarriers ［J］. Biomater Res，2022，26 (65)：1-23.

［13］ Li X S，Cai W W，An J H，et al. Large-area synthesis of high-quality and uniform graphene films on copper foils ［J］. Science，2009，324：1312-1314.

［14］ Hernandez Y，Nicolosi V，Lotya M，et al. High-yield production of graphene by liquid-phase exfoliation of graphite ［J］. Nat Nanotech，2008，3：563-568.

［15］ Zhu M Y，Wang J J，Holloway B C，et al. A mechanism of carbon nanosheet formation ［J］. Carbon，2007，45：2229-2234.

［16］ Novoselov K S，Jiang D，Schedin F，et al. Two-dimensional atomic crystals ［J］. P Natl Acad Sci USA，2005，102 (30)：10451-10453.

［17］ Gao L，Guest J R，Guisinger N P. Epitaxial graphene on Cu (111) ［J］. Nano Lett，2010，10：3512-3516.

［18］ Rao C N R，Sood A K，Subrahmanyam K S，et al. Graphene：The new two-dimensional nanomaterial ［J］. Angew Chem Int Ed，2009，48：7752-7777.

［19］ Yousefi N，Gudarzi M M，Zheng Q B，et al. Self-alignment and high electrical conductivity of ultralarge graphene oxide-polyurethane nanocomposites ［J］. J Mater Chem，2012，22：12709-12717.

［20］ Zhao J P，Pei S F，Ren W C，et al. Efficient preparation of large-area graphene oxide sheets for transparent conductive films ［J］. ACS Nano，2010，4 (9)：5245-5252.

［21］ Pan S Y，Aksay I A. Factors controlling the size of graphene oxide sheets produced via the graphite oxide route ［J］. ACS Nano，2011，5 (5)：4073-4083.

［22］ Wilson N R，Pandey P A，Beanland R，et al. Graphene oxide：Structural analysis and application as a highly transparent support for electron microscopy ［J］. ACS Nano，2009，3 (9)：2547-2556.

［23］ Ding Y H，Ren H M，Chang F H，et al. Intrinsic structure and friction properties of graphene and graphene oxide nanosheets studied by scanning probe microscopy ［J］. Bull Mater Sci，2013，36 (6)：1073-1077.

［24］ Xu Y X，Sheng K X，Li C，et al. Self-assembled graphene hydrogel via a one-step hydrothermal process ［J］. ACS Nano，2010，4 (7)：4324-4330.

［25］ Feng H B，Cheng R，Zhao X，et al. A low-temperature method to produce highly reduced graphene oxide ［J］. Nat Commun，2013，4 (1539)：1-7.

［26］ Kudin K N，Ozbas B，Schniepp H C，et al. Raman spectra of graphite oxide and functionalized graphene sheets ［J］. Nano Lett，2008，8 (1)：36-41.

［27］ Tung V C，Allen M J，Yang Y. High-throughput solution processing of large-scale graphene ［J］. 2009，4：25-29.

［28］ Cómez-Navarro C，Meyer J C，Sundaram R S，et al. Atomic structure of reduced graphene oxide ［J］. Nano Lett，2010，10：1144-1148.

［29］ Pereira V M，Neto A H C，Peres N M R. Tight-binding approach to uniaxial strain in graphen ［J］. Physical Review B，2009，80 (4)：045401.

［30］ Zhang Y，Tang T T，Girit C，et al. Direct observation of a widely tunable bandgap in bilayer graphen ［J］. Nature，2009，459 (7248)：820-823.

［31］ Cresi A，Roche S. Range and correlation effects in edge disordered graphene nanoribbons ［J］. New J Phys，2009，11：095994.

［32］ Han M Y，Oezyilmaz B，Zhang Y，et al. Energy band-gap engineering of graphene nanoribons ［J］. Phys Rev Lett，2007，98：206805.

［33］ Son Y W，Cohen M L，Louie S G. Energy gaps in graphene nanoribbons ［J］. Phys Rev Lett，2006，97：216803.

［34］ Brey L，Fertig H A. Electronic states of graphene nanoribbons studied with the Dirac equation ［J］. Phys Rev B，2006，73：235411.

［35］ Yu S S，Zheng W T，Wen Q B，et al. First principle calculations of the electronic properties of nitrogen-doped carbon nanoribbons with zigzag edges ［J］. Carbon，2008，46 (3)：537-543.

［36］ Kan E，Li Z，Yang J，et al. Half-metallicity in edge-modified zigzag graphene nanoribbons ［J］. Journal of the American Chemical Society，2008，130 (13)：4224-4225.

［37］ Seol J H，Jo I，Moore A L，et al. Two-dimensional phonon transport in supported graphene ［J］. Science，2010，328：213-216.

［38］ Seol J H，Moore A L，Shi L，et al. Thermal conductivity measurement of graphene exfoliated on silicon dioxide ［J］. Journal of Heat Transfer，2011，133：022403.

［39］ Bao Q，Zhang H，Wang Y，et al. Atomic-layer graphene as a saturable absorber for ultrafast pulsed laser ［J］. Adv Funct Mater，2009，19 (19)：3077-3083.

［40］ Bao Q，Zhang H，Yang J X，et al. Graphene-polymer nanofiber membrane for ultrafast photonics ［J］. Adv Funct Mater，2010，20 (5)：782-791.

［41］ Luo Z，Zhou M，Weng J，et al. Graphene-based passively Q-switched dual-wavelength erbium-doped fiber laser ［J］. Optics Lett，2010，35 (21)：3709-3711.

［42］ Tan W，Su C，Knize R，et al. Mode locking of ceramic Nd：yttrium aluminum garnet with graphene as a saturable absorber ［J］. Appl Phys Lett，2010，96 (3)：031106.

［43］ Liu M，Yin X B，Ulin A E，et al. A graphene-based broadband optical modulator ［J］. Nature，2011，474 (7349)：64-67.

［44］ Bao Q，Loh K P. Graphene photonics，plasmonics，and broadband optoelectronic devices ［J］. ACS Nano，2012，6 (5)：3677-3694.

［45］ Lee C C，Suzuki S，Xie W，et al. Broadband graphene electro-optic modulators with sub-wavelength thickness ［J］. Opt Express，2012，20 (5)：5264-5269.

［46］ Bao Q L，Zhang H，Wang B，et al. Broadband graphene polarized ［J］. Nat Photonics，2011，5 (7)：

411-415.

[47] Xia F，Mueller T，Lin Y M，et al. Ultrafast graphene photodetector [J]. Nat Nanotech, 2009, 4 (12)：839-843.

[48] Liu Y，Cheng R，Liao L，et al. Plasmon resonance enhanced multicolour photodetection by graphene [J]. Nat Commun, 2011, 2：579.

[49] Engel M，Steiner M，Lombardo A，et al. Light-matter interaction in a microcavity-controlled graphene transistor [J]. Nat Commun, 2012, 3：906.

[50] Fromherz T，Mueller T. CMOS-compatible graphene photodetector covering all optical communication bands [J]. Nat. Photonics, 2013, 7：892-896.

[51] Wang B. High responsivity graphene/silicon heterostructure waveguide photodetectors [J]. Nat Photonics SI, 2013, 7：888-891.

[52] Gan X，Shiue R J，Gao Y，et al. Chip-integrated ultrafast graphene photodetector with high responsivity [J]. Nat Photonics, 2013, 7 (11)：883-887.

[53] Britnell L，Ribeiro R，Eckmann A，et al. Strong light-matter interactions in heterostructures of atomically thin films [J]. Science, 2013, 340 (6138)：1311-1314.

[54] Woessner A，Lundeberg M B，Gao Y，et al. Highly confined low-loss plasmons in graphene-boron nitride heterostructures [J]. Nat Mater, 2014, 14：421-425.

[55] Nakada K，Jujita M，Dresselhaus G，et al. Edge state in graphene ribbons：Nanometer size effect and edge shape dependence [J]. Phys Rev B, 1996, 54：17954.

[56] Yazyev O V. Emergence of magnetism in graphene materials and nanostructures [J]. Rep Prog Phys, 2010, 73：056501.

[57] Sepioni M，Nair R R，Rablen S，et al. Limits on intrinsic magnetism in graphene [J]. Phys Rev Lett, 2010, 105：207205.

[58] Joly V L J，Kiguchi M，Hao S J，et al. Observation of magnetic edge state in graphene nanoribbons [J]. Phys Rev B, 2010, 81：245428.

[59] Kunstmann J，Oezdoggan C，Quandt A，et al. Stability of edge states and edge magnetism in graphene nanoribbons [J]. Phys Rrev B, 2011, 83：045414.

[60] Singh R. Unexpected magnetism in nanomaterials [J]. J Magn Magn Mater, 2013, 346：58-73.

[61] Magda G Z，Jin X，Hagymasi I，et al. Room-temperature magnetic order on zigzag edges of narrow graphene nanoribbons [J]. Nature, 2014, 514 (7524)：608.

[62] Lee D，Seo J，Zhu X，et al. Magnetism in graphene oxide induced by epoxy groups [J]. Appl Phys Lett, 2015, 106：172402.

[63] Hollen S M，Gupta J A. Painting magnetism on a canvas of graphene [J]. Science, 2016, 352：415-416.

[64] Zhang J，Deng Y，Hu X，et al. Molecular magnets based on graphenes and carbon nanotubes [J]. Adv Mater, 2019, 31：1804817.

[65] Wang Y，Guo Y L，Wang Z K，et al. Realization of strong room-temperature ferromagnetism in atomically thin 2D carbon nitride sheets by thermal annealing [J]. ACS Nano, 2021, 15：12069-12076.

[66] Dai Z Z，Yu X L，Wang Y，et al. Magnetic carbon fiber/reduced graphene oxide film for electromagnetic microwave absorption [J]. Ceram Int, 2023, 49：37051-37058.

[67] Jeong J，Kiem D H，Guo D，et al. Spin-selective memtransistors with magnetized graphene [J]. Adv

mater, 2024, 36: 2310291.

［68］ Lee C, Wei X, Kysar J W, et al. Measurement of elastic properties and intrinsic strength of monolayer graphene ［J］. Science, 2008, 321 (5887): 385-388.

［69］ Zhao H, Aluru N R. Temperature and strain-rate dependent fracture strength of graphene ［J］. J Appl Phys, 2010, 108: 064321.

［70］ Ansari R, Motevalli B, Montazeri A, et al. Fracture analysis of monolayer graphene sheets with double vacancy defects via MD simulation ［J］. Solid State Commun, 2011, 151: 1141-1146.

［71］ Hao F, Fang D, Xu Z. Mechanical and thermal transport properties of graphene with defects ［J］. Appl Phys Lett, 2011, 99: 041901.

［72］ Szabó T, Berkesi O, Dékány I. DRIFT study of deuterium-exchanged graphite oxide ［J］. Carbon, 2005, 43 (15): 3186-3189.

［73］ Buchsteiner A, Lerf A, Pieper J. Water dynamics in graphite oxide investigated with neutron scattering ［J］. J Phys Chem B, 2006, 110: 22328-22338.

［74］ Marcano D C, Kosynkin D V, Berlin J M, et al. Improved synthesis of graphene oxide ［J］. ACS Nano, 2010, 4 (8): 4806.

［75］ Al-Gaashani R, Najjar A, Zakaria Y, et al. XPS and structural studies of high quality graphene oxide and reduced graphene oxide prepared by different chemical oxidation methods ［J］. Ceram Int, 2019, 45: 14439-14448.

［76］ Suk J w, Piner R D, An J, et al. Mechanical properties of monolayer graphene oxide ［J］. ACS Nano, 2010, 4: 6557-6564.

［77］ Claramunt S, Varea A, López-Díaz D, et al. The importance of interbands on the interprepation of Raman spectrum of graphene oxie ［J］. J Phys Chem C, 2015, 119: 10123-10129.

［78］ Medina H, Lin Y C, Obergfell D, et al. Tuning of charge densities in graphene by molecule doping ［J］. Adv Funct Mater, 2011, 21: 2687-2692.

［79］ Mayorov A S, Gorbachev R V, Morozov S V. Micrometer-scale ballistic transport in encapsulated graphene at room temperature ［J］. Nano Lett, 2011, 11: 2396-2399.

［80］ Gao W, Alemany L B, Ci L, et al. New insights into the structure and reduction of graphite oxide ［J］. Nat Chem, 2009, 1: 403-408.

［81］ Balandin A A. Thermal properties of graphene and nanostructured carbon materials ［J］. Nat Mater, 2011, 10 (8): 569-581.

［82］ Nair R R, Blake P, Grigorenko A N, et al. Fine structure constant defines visual transparency of graphene ［J］. Science, 2008, 320 (5881): 1308.

［83］ Liu F, Ming P B, Li J. Ab initio calculation of ideal strength and phonon instability of graphene under tension ［J］. Phys Rev B, 2007, 76: 064120.

［84］ Park S, An J, Jung I, et al. Colloidal suspensions of highly reduced graphene oxide in a wide variety of organic solvents ［J］. Nano Lett, 2009, 9: 1593-1597.

［85］ Mahanta N K, Abramson A R. Thermal conductivity of graphene and graphene oxide nanoplatelets, Thermal and Thermomechanical Phenomena in Electronic Systems (ITherm), 2012, 13th IEEE Intersociety Conference , 2012: 1-6.

［86］ Timo S, Brian R B, Niklas C S, et al. An electrical method for the measurement of the thermal and electrical conductivity of reduced graphene oxide nanostructure ［J］. Nanotechnology, 2009,

20: 405704.

[87] Quan L, Qin F X, Estevez D, et al. The role of graphene oxide precursor morphology in magnetic and microwave absorption properties of nitrogen-doped graphene [J]. J Phys D: Appl Phys, 2019, 52: 305001.

[88] Shi T, Yao Y, Hong Y, et al. Scrolling reduced graphene oxides to induce room temperature magnetism via spatial coupling of defects [J]. Mater Horiz, 2023, 10: 4344.

[89] Compton O C, Nguyen S T. Graphene oxide, highly reduced graphene oxide, and graphene: Versatile building blocks for carbon-based materials [J]. Small, 6 (6): 711-723.

[90] Bagri A, Mattevi C, Acik M, et al. Structural evolution during the reduction of chemically derived graphene oxide [J]. Nat Chem, 2010, 2: 581-587.

[91] Tamang S, Rai S, Bhujel R, et al. A concise review on GO, rGO and metal oxide/rGO composites: Fabrication and their supercapacitor and catalytic applications [J]. J Alloys Compd, 2023, 947: 169588.

[92] Lóp ez-Díaz D, Holgado M L, García-Fierro J, et al. Evolution of the Raman spectrum with the chemical composition of graphene oxide [J]. J Phys Chem C, 2017, 121: 20489-20497.

[93] Zhang Y B, Small J P, Pontius W V, et al. Fabrication and electric-field-dependent transport measurements of mesoscopic graphite devices [J]. Appl Phys Lett, 2005, 86: 073104.

[94] Lu X, Yu M, Huang H, et al. Tailoring graphite with the goal of achieving single sheets [J]. Nanotechnology, 1999, 10: 269-272.

[95] Lu X, Huang H, Nemchuk N, et al. Patterning of highly oriented pyrolytic graphite by oxygen plasma etching [J]. Appl Phys Lett, 1999, 75: 193-195.

[96] Jayasena B, Subbiah S. A novel mechanical cleavage method for synthesizing few-layer graphenes [J]. Nanoscale Res Lett, 2011, 6: 1-7.

[97] Zhao W, Fang M, Wu F, et al. Preparation of graphene by exfoliation of graphite using wet ball milling [J]. J Mater Chem, 2010, 20: 5817-5819.

[98] Warner J H, Schaeffel F, Bachmatiuk A, et al. Graphene: Fundamentals and Emergent Applications [M]. 付磊, 曾梦琪, 等译. 北京: 科学出版社, 2015.

[99] Banno K, Mizuno M, Fujita K, et al. Transfer-free graphene synthesis on insulating substrates via agglomeration phenomena of catalytic nickel films [J]. Appl Phys Lett, 2013, 103 (8): 082112.

[100] Chen J S, Wu B, Liu Y Q. Synthesis of graphene on dielectric substrates [J]. Acta Chimica Sinica, 2014, 72 (3): 359-366.

[101] Lin L, Peng H L, Liu Z F. Synthesis challenges for graphene industry [J]. Nat Mater, 2019, 18: 520-529.

[102] Liu B, Ma S G. Precise synthesis of graphene by chemical vapor deposition [J]. Nanoscale, 2024, 16: 4407-4433.

[103] Peng Y, Hu J Y, Huang Y H, et al. Chemical vapor deposition growth of graphene and other nanomaterials with 3D architectures towards electrocatalysis and secondary battery-related applications [J]. Nanoscale, 2024, 16: 7734-7751.

[104] Badami D V. Graphitization of alpha-silicon carbide [J]. Nature, 1962, 193: 569-570.

[105] Camara N, Tiberi A. Current status of self-organized epitaxial graphene ribbons on the C face of 6H-SiC substrates [J]. J Phys D Appl Phys, 2010, 43: 374011.

[106] van Bommel A J, Crombeen J E, Tooren A. LEED and auger electron observations of the SiC (0001) surface [J]. Surf Sci, 1975, 48: 463-472.

[107] Berger C, Song Z, Li T J. Ultrathin epitaxial graphite, graphene-based nanoelectronics [J]. Phys Chem B, 2004, 108: 19912-19916.

[108] Al-Temimy A, Riedl C, Starke U. Low temperature growth of epitaxial graphene on SiC induced by carbon evaporation [J]. App Phys Lett, 2009, 95: 231907.

[109] Hummers W S, Offeman R E. Preparation of graphitic oxide [J]. JACS, 1958, 80 (6): 1339.

[110] Chen J, Li Y R, Huang L, et al. High-yield preparation of graphene oxide from small graphite flakes via an improved Hummers method with a simple purification process [J]. Carbon, 2015, 81 (1): 826-834.

[111] 朱彦武, 马宇飞, 唐润理. 氧化石墨烯制备与应用 [M]. 北京: 化学工业出版社, 2019.

[112] Schniepp H C, Li J L, McAllister M J, et al. Functionalized single graphene sheets derived from splitting graphite oxide [J]. J Phys Chem B, 2006, 110: 8535-8539.

[113] Zhu Y W, Murali A, Stoller M D, et al. Microwave assisted exfoliation and reduction of graphite oxide for ultracapacitors [J]. Carbon, 2010, 48 (7): 2118-2122.

[114] Cote L J, Rodolfo C S, Huang J X. Flash reduction and patterning of graphite oxide and its polymer composite [J]. J Am Chem Soc, 2009, 131 (31): 11027-11032.

[115] Zhou Y, Bao Q, Tang L A L, et al. Hydrothermal dehydration for the "green" reduction of exfoliated graphene oxide to graphene and demonstration of tunable optical limiting properties [J]. Chem Mater, 2009, 21: 2950-2956.

[116] Stankovich S, Dikin D A, Piner R D, et al. Synthesis of graphene-based nanosheets via chemical reduction of exfoliated graphite oxide [J]. Carbon, 2007, 45: 1558-1565.

[117] Si Y, Samulski E T. Synthesis of water soluble graphene [J]. Nano Lett, 2008, 8: 1679-1682.

[118] Pei S, Zhao J, Du J, et al. Direct reduction of graphene oxide films into highly conductive and flexible graphene films by hydrohalic acids [J]. Carbon, 2010, 48: 4466-4474.

[119] Fan X, Peng W, Li Y, et al. Deoxygenation of exfoliated graphite oxide uner alkaline conditions: a green rout to graphene preparation [J]. Adv Mater, 2008, 20: 4490-4493.

[120] Gao J, Liu F, Liu Y L, et al. Environment-friendly method to produce graphene that employs vitamin C and amino acid [J]. Chem Mater, 2010, 22 (7): 2213-2218.

[121] Zhu C Z, Guo S J, Fang Y X, et al. Reducing sugar: new functional molecules for the green synthesis of graphene nanosheets [J]. ACS Nano, 2010, 4 (4): 2429-2437.

[122] Pham T A, Kim J, Kim J S, et al. One-step reduction of graphene oxide with l-glutathione [J]. Colloid Surf A, 2011, 1 (384): 543-548.

[123] Zhou M, Wang Y, Zhai Y, et al. Controlled synthesis of large-area and patterned electrochemically reduced graphene oxide films [J]. Chem-Eur J, 2009, 15: 6116-6120.

[124] Dikin D A, Stankovich S, Zimney E J, et al. Preparation and characterization of graphene oxide paper [J]. Nature, 2007, 448: 457-460.

[125] Chen H Q, Mueller M B, Gilmore K J, et al. Mechanically strong, electrically conductive, and biocompatible graphene paper [J]. Adv Mater, 2008, 20: 3557-3561.

[126] Wan S J, Chen Y, Fang S L, et al. High-strength scalable graphene sheets by freezing stretch-induced alignment [J]. Nat Mater, 2021, 20: 624-631.

［127］ Li X M, Zhao T S, Wang K L, et al. Directly drawing self-assembled, porous, and monolithic graphene fiber from chemical vapor deposition grown graphene film and its electrochemical properties [J]. Langmuir, 2011, 27: 12164-12171.

［128］ Xu Z, Gao C. Graphene chiral liquid crystals and macroscopic assembled fibres [J]. Nat Commun, 2011, 2: 571.

［129］ Li P, Liu Y J, Shi S Y, et al. Highly crystalline graphene fibers with superior strength and conductivities by plasticization spinning [J]. Adv Funct Mater, 2020: 2006584.

［130］ Chen Z P, Ren W C, Gao L B, et al. Three-dimensional flexible and conductive interconnected graphene networks grown by chemical vapour deposition [J]. Nat Mater, 2011, 10: 424-428.

［131］ Tang Z H, Shen S L, Zhuang J, et al. Noble-metal-promoted three-dimensional macroassembly of single-layered graphene oxide [J]. Angew Chem Int Ed, 2010, 49: 4603-4607.

［132］ Zhang X T, Sui Z Y, Xu B, et al. Mechanically strong and highly conductive graphene aerogel and its use as electrodes for electrochemical power sources [J]. J Mater Chem, 2011, 21: 6494-6497.

［133］ Kim J, Cote J L, Kim F, et al. Graphene oxide sheets at interfaces [J]. JACS, 2010, 132 (23): 8180-8186.

［134］ Chen L, Huang L L, Zhu J H. Stitching graphene oxide sheets into a membrane at a liquid/lquid interface [J]. Chem Commun, 2014, 50 (100): 15944-15947.

［135］ Shen B, Zhai W T, Zheng W G. Ultrathin flexible graphene film: An excellent thermal conducting material with efficient EMI shielding [J]. Adv Funct Mater, 2014, 24 (28): 4542-4548.

［136］ Wei Z Q, Barlow D E, Sheehan P E. The assembly of single-layer graphene oxide and graphene using molecular templates [J]. Nano Lett, 2008, 8: 3141-3145.

［137］ Cote L J, Kim F, Huang J. Langmuir-Blodgett assembly of graphite oxide single layers [J]. Journal of the American Chemical Society, 2008, 131 (3): 1043-1049.

［138］ Li X L, Zhang G Y, Bai X D, et al. Highly conducting graphene sheets and Langmuir-Blodgett films [J]. Nat Nanotech, 2008, 3 (9): 538-542.

［139］ Laura J C, Franklin K, Huang J X. Langmuir-Blodgett assembly of graphite oxide single layers [J]. Journal of the American Chemical Society, 2009, 131 (31): 11027-11032.

［140］ Park J Y, Advinvula R C. Nanostructuring polymers, colloids, and nanomaterials at the air-water interface through Langmuir and Langmuir-Blodgett technique [J]. Soft Matter, 2011, 7 (21): 9829-9843.

［141］ Byon H R, Lee S W, Chen S, et al. Thin films of carbon nanotubes and chemically reduced graphenes for electrochemical micro-capacitors [J]. Carbon, 2011, 49 (2): 457-467.

［142］ Kumarasamy J, Camarada M B, Venkatraman D, et al. One-step coelectro-deposition-assisted layer-by-layer assembly of gold nanoparticles and reduced graphene oxide and its self-healing three-dimensional nanohybrid for an ultrasensitive DNA sensor [J]. Nanoscale, 2018, 10 (3): 1196-1206.

［143］ Becerril H A, Mao J, Liu Z F, et al. Evaluation of solution-processed reduced graphene oxide films as transparent conductors [J]. ACS Nano, 2008, 2 (3): 463-470.

［144］ Hammond P T. Form and function in multilayer assembly: New applications at the nanoscale [J]. Adv Mater, 2004, 16: 1271-1293.

［145］ Tang Z Y, Wang Y, Podsiadlo P, et al. Biomedical applications of layer-by-layer assembly: from biomimetics to tissue engineering [J]. Adv Mater, 2006, 18: 3203-3224.

［146］ Fang Y X，Wang S J，Liu Y Y，et al. Development of Cu nanoflowers modified the flexible needle-type microelectrode and its application in continuous monitoring glucose in vivo ［J］. Biosensors Bioelectronics，2018，110：44-51.

［147］ Razaq A，Bibi F，Zheng X X，et al. Review on graphene-，graphene oxide-，reduced graphene oxide-based flexible composites：From fabrication to applications ［J］. Materials，2022，15：1012.

［148］ Ren W，Qian W，Zhang Z X，et al. Intercross-linked aramid nanofibers/graphene hybrid films toward high mechanical strength and electrical conductivity ［J］. J Alloys and Compd，2024，976：173390.

［149］ Cong H P，Chen J F，Yu S H. Graphene-based macroscopic assemblies and architectures：An emerging material system ［J］. Chem Soc Rev，2014，43：7295-7235.

［150］ Alnaqbi H，Sayed E T，Al-Asheh S，et al. Current progression in graphene-based membranes for low temperature fuel cells ［J］. Inter J Hydrogen Energy，2024，52：800-842.

［151］ Xu Z，Liu Y J，Zhao X L，et al. Ultrastiff and strong graphene fibers via full-scale synergetic defect engineering ［J］. Adv Mater，2016，28：6449-6456.

［152］ Chang D，Liu J R，Fang B，et al. Reversible fusion and fission of graphene oxide-based fibers ［J］. Science，372：614-617.

［153］ Liu S P，Wang Y Z，Ming X，et al. High-speed blow spinning of neat graphene fibrous materials ［J］. Nano Lett，2021，21：5116-5125.

［154］ Chen L，He Y L，Chai S G，et al. Toward high performance graphene fibers ［J］. Nanoscale，2013，5：5809-5815.

［155］ Sun G Z，Liu J Q，Zhang X，et al. Fabrication of ultralong hybrid microfibers from nanosheets of reduced graphene oxide and transition-metal dichalcogenides and their application as supercapacitors ［J］. Angew Chem Int Ed，2014，53：12576-12580.

［156］ Yang J J，Weng W，Zhang Y，et al. Highly flexible and shape-persistent graphene microtube and its application in supercapacitor ［J］. Carbon，2018，126：419-425.

［157］ Tian Q，Xu Z，Liu Y，et al. Dry spinning approach to continuous graphene fibers with high toughness ［J］. Nanoscle，2017，9：12335-12342.

［158］ Xiang C S，Behabtu N，Liu Y D，et al. Graphene nanoribbons as an advanced precursor for making carbon fiber ［J］. ACS Nano，2013，7 (2)：1628-1637.

［159］ Dong Z L，Jiang C C，Cheng H H，et al. Facile fabrication of light，flexible and multifunctional graphene fibers ［J］. 2012，24：1856-1861.

［160］ Yu D S，Goh K L，Wang H，et al. Scalable synthesis of hierarchically structured carbon nanotube-graphene fibers for capacitive energy storage ［J］. Nat Nanotech，2014，9：555-562.

［161］ Jia Y M，Zhang M，Li H W，et al. Controllable synthesis and electrochemical performance of hierarchically structured graphene fibers ［J］. Mater Chem Phys，2017，193：35-41.

［162］ Sheng L Z，Wei T，Liang Y，et al. Ultra-high toughness all graphene fibers derived from synergetic effect of interconnected graphene ribbons and graphene sheets ［J］. Carbon，2017，120：17-22.

［163］ Wang C J，Zhai S L，Yuan Z W，et al. Drying graphene hydrogel fibers for capacitive energy storage ［J］. Carbon，2020，164：100-110.

［164］ Cruz-Silva R，Morelos-Gomez A，Kim H，et al. Super-stretchable graphene oxide macroscopic fibers with outstanding knotability fabricated by dry film scrolling ［J］. ACS Nano，2014，8 (6)：5959-5967.

[165] Wang R, Xu Z, Zhuang J H, et al. Highly stretchable graphene fibers with ultrafast electrothermal response for low-voltage wearable heaters [J]. Adv Electron Mater, 2017, 3 (2): 1600425.

[166] Zhang M, Atkinson K R, Baughman R H. Multifunctional carbon nanotube yarns by downsizing an ancient technology [J]. Science, 2004, 306 (5700): 1358-1361.

[167] Wang H M, Wang C Y, Jian M Q, et al. Superelastic wire-shaped supercapacitor sustaining 850% tensile strain based on carbon nanotube@graphene fiber [J]. Nano Res, 2018, 11 (5): 2347-2356.

[168] Chen T, Dai L M. Macroscopic graphene fibers directly assembled from CVD-grown fiber-shaped hollow graphene tubes [J]. Angew Chem Int Ed Engl, 2015, 54 (49): 14947-14950.

[169] Wang X N, Qiu Y F, Cao W W, et al. Highly stretchable and conductive core-sheath chemical vapor deposition graphene fibers and their applications in safe strain sensors [J]. Chem Mater, 2015, 27 (20): 6969-6975.

[170] Jian M Q, Zhang Y Y, Liu Z F. Graphene fibers: Preparation, properties, and applications [J]. Acta Phys Chim Sin, 2022, 38 (2): 2007093.

[171] Guo W B, Zhang X D, Yu X, et al. Self-powered electrical stimulation for enhancing neural differentiation of mesenchymal stem cells on graphene-poly (3, 4-ethylenedioxythiophene) hybrid microfibers [J]. ACS Nano, 2016, 10: 5086-5095.

[172] Serrano M C, Feito M J, González-Mayorga A, et al. Response of macrophages and neural cells in contact with reduced graphene oxide microfibers [J]. Biomater Sci, 2018, 6: 2987-2997.

[173] Wychowaniec J K, Litowczenko J, Tadyszak K. Fabricating versatile cell supports from nano- and micro-sized graphene oxide flakes [J]. J Mech Behav Biomed, 2020, 103: 103594.

[174] Wang X, Guo M, Liu Y, et al. Reduced graphene oxide fibers for guidance growth of trigeminal sensory neurons [J]. ACS Appl Bio Mater, 2021, 4: 4236-4243.

[175] Zhao Y Y, Liu Y, Lu C, et al. Reduced graphene oxide fibers combined with electrical stimulation promote peripheral nerve regeneration [J]. Inter J Nanomedicine, 2024, 19: 2341-2357.

[176] Cheng C, Li S, Thomas A, et al. Functional graphene nanomaterials based architectures: Biointeractions, fabrications, and emerging biological applications [J]. Chem Rev, 2017, 117: 1826-1914.

[177] Zhao Y Y, Liu Y, Kang S Q, et al. Peripheral nerve injury repair by electrical stimulation combined with graphene-based scaffolds [J]. Fron Bioeng Biotech, 2024, 12: 1345163.

[178] Wu Z S, Yang S B, Sun Y, et al. 3D nitrogen-doped graphene aerogel-supported Fe_3O_4 nanoparticles as efficient electrocatalysts for the oxygen reduction reaction [J]. J Am Chem Soc, 2012, 134 (22): 9082-9085.

[179] Wu Z S, Andreas W, Chen L, et al. Three-dimensional nitrogen and boron co-doped graphene for high-performance all-solid-state supercapacitors [J]. Adv Mater, 2013, 24 (37): 5130-5135.

[180] Zhao Y, Liu J, Hu Y, et al. Highly compression-tolerant supercapacitor based on polypyrrole-medicated graphene foam electrodes [J]. Adv Mater, 2013, 25 (4): 591-595.

[181] Niu Z Q, Liu L L, Zhang L, et al. A universal strategy to prepared functional porous graphene hybrid architecture [J]. Adv Mater, 2014, 26 (22): 3681-3687.

[182] Liu X, Cui J S, Sun J B, et al. 3D graphene aerogel-supported SnO_2 nanoparticles for efficient detection of NO_2 [J]. RSC Adv, 2014, 4 (43): 22601-22605.

[183] Raagulan K, Braveenth R, Jang H J, et al. Electromagnetic shielding by MXene-graphene-PVDF composite with hydrophobic, lightweight and flexible graphene coated fabric [J]. Materials, 2018, 11

(10)：1803.

[184] Zhao H J, Song X F, Zeng H B. 3D white graphene foam scavengers：Vesicant-assisted foaming boosts the gram-level yield and forms hierarchical pores for superstrong pollutant removal applications [J]. NPG Asia Mater, 2015, 7：e168.

[185] Huang X D, Zhao Y F, Ao Z M, et al. Micelle-template synthesis of nitrogen-doped mesoporous graphene as an efficient metal-free electrocatalyst for hydrogen production [J]. Sci Rep, 2014, 4：7557.

[186] Huang X D, Sun B, Su D W, et al. Soft-template synthesis of 3D porous graphene foams with tunable architectures for lithium O_2 batteries and oil adsorption applications [J]. J Mater Chem A, 2014, 2 (21)：7973-7979.

[187] Menzel R, Barg S, Miranda M, et al. Joule heating characteristics of emulsion-templated graphene aerogels [J]. Adv Funct Mater, 2015, 25 (1)：28-35.

[188] Worsley M A, Pauzauskie P J, Olson T Y, et al. Synthesis of graphene aerogel with high electrical conductivity [J]. JACS, 2010, 132 (40)：14067-14069.

[189] Wang Y Q, Fugetsu B, Sakata I, et al. Morphology-controlled fabrication of a three-dimensional mesoporous poly (vinyl alcohol) monolith through the incorporation of graphene oxide [J]. Carbon, 2016, 98：334-342.

[190] Wang K L, Wang W, Wang H B, et al. 3D graphene foams/epoxy composites with double-sided binder polyaniline interlayers for maintaining excellent electrical conductivities and mechanical properties [J]. Compos Part A - Appl S, 2018, 110：246-257.

[191] Sheng K X, Yu-Xi X U, Chun L I, et al. High-performance self-assembled graphene hydrogels prepared by chemical reduction of graphene oxide [J]. New Carbon Mater, 2011, 26 (1)：9-15.

[192] Fan Z, Tng D Z Y, Nguyen S T, et al. Morphology effects on electrical and thermal properties of binderless graphene aerogels [J]. Chem Phys Lett, 2013, 561-562 (3)：92-96.

[193] Gao H C, Xiao F, Bun C C, et al. High-performance asymmetric supercapacitor based on graphene hydrogel and nanostructured MnO_2 [J]. ACS Appl Mater Inter, 2012, 4 (5)：2801-2810.

[194] Li M, Mu B Y. Effect of different dimensional carbon materials on the properties and application of phase change materials：A review [J]. Appl Energy, 2019, 242：695-715.

[195] Ratner B D, Hoffman A S, Schoen F J, et al. Biomaterials science：An introduction to materials in medicine, second edition, Elsevier Academic Press, 2004.

[196] Wise D L, Trantolo D J, Altobelli D E, et al. Handbook of biomaterials and bioengineering, Marcel Dekker, Inc., New York, 1991.

[197] Anderson J M. The future of biomedical materials [J]. J Mater Sci：Mater Med, 2006, 17：1025-1028.

[198] Callister W D. Fundamentals of materials science and engineering [J]. 化学工业出版社, 2020.

[199] 吕杰, 程静, 侯晓蓓. 生物医用材料导论 [M]. 上海：同济大学出版社, 2016.

[200] Temenoff J S, Mikos A G, 王远亮, 等. Biomaterials：Then intersection of biology and materials science [M]. 北京：科学出版社, 2009.

[201] 王迎军. 生物医用陶瓷材料 [M]. 广州：华南理工大学出版社, 2010.

[202] 曾戎, 屠美. 生物医用仿生高分子材料 [M]. 广州：华南理工大学出版社, 2010.

[203] Hu L X, Chee P L, Sugiarto S, et al. Hydrogel-based flexible electronics [J]. Adv Mater, 2023, 35：2205326.

[204] Kim Y，Zhao X H. Magnetic soft materials and robots [J]. Chem Rev，2022，122：5317-5364.

[205] Arif Z U，Khalid M Y，Zolfagharian A，et al. 4D bioprinting of smart polymers for biomedical applications：recent progress，challenges，and future perspectives [J]. Reactive Funct Polymers，2022，179：105374.

[206] Naahidi S，Jafari M，Edalat F，et al. Biocompatibility of engineered nanoparticles for drug delivery [J]. J Controlled Release，2013，166：182-194.

[207] Harish V，Tewari D，Gaur M，et al. Review on nanoparticles and nanostructured materials：Bioimaging，biosensing，drug delivery，tissue engineering，antimicrobial，and agro-food applications [J]. Nanomaterials，2022，12：457.

[208] Farag M M. Recent trends on biomaterials for tissue regeneration applications：review [J]. J Mater Sci，2023，58：527-558.

[209] Makvandi P，Wang C Y，Nazarzadeh E，et al. Metal-based nanomaterials in biomedical applications：Antimicrobial acivity and cytotoxicity aspects [J]. Adv Funct Mater，2020，30：1910021.

[210] Lay R，Deijs G S，Malmstroem J. The intrinsic piezoelectric properties of materials-a review with a focus on biological materials [J]. RSC Adv，2021，11：30657-30673.

[211] Wang Y M，Xu X Y，Chen X Y，et al. Multifunctional biomedical materials derived from biological membranes [J]. Adv Mater，2022，34：2107406.

[212] Shi Y Q，Yang J L，Gao F，et al. Covalent organic frameworks：Recent progress in biomedical applications [J]. ACS Nano，2023，17：1879-1905.

[213] Chen J，Li P L，Zhang T Y，et al. Review on strategies and technologies for exosome isolation and purification [J]. Frontiers in Bioeng Biotech，2022，9：811971.

[214] Luo G，Jiang Y N，Xie C M，et al. Metal-organic framework-based biomaterials for biomedical applications [J]. Biosurf Biotribol. 2021，7：99-112.

[215] Zhao N N，Yan L M，Zhao X Y，et al. Versatile types of organic/inorganic nanohybrids：From strategic design to biomedical applications [J]. Chem Rev，2019，119：1666-1762.

[216] Liang S，Zhang M Y，Biesold G M，et al. Recent advances in synthesis，properties，and applications of metal halide perovskite nanocrystals/polymer nanocomposites [J]. Adv Mater，2021，33：2005888.

[217] Li G X，Liu Y T，Yang F，et al. Biotoxicity of halide perovskites in mice [J]. Adv Mater，2024，36：2306860.

[218] Zoubi Q A，Kamil M P，Fatimah S，et al. Recent advances in hybrid organic-inorganic materials with spatial architecture for state-of-the-art applications [J]. Progress in Mater Sci，2020，112：100663.

[219] Georgakilas V，Perman J A，Tucek J，et al. Broad family of carbon nanoallotropes：Classification，chemistry，and applications of fullerenes，carbon dots，nanotubes，graphene，nanodiamonds，and combined superstructures [J]. Chem Rev，2015，115：4744-4822.

[220] Malode S J，Pandiaraj S，Alodhayb A，et al. Carbon nanomaterials for biomedical applications：Progress and outlook [J]. ACS Appl BIO Mater，2024，7：752-777.

[221] Huang S，Song Y X，Zhang J R，et al. Antibacterial carbon dots-based composites [J]. Small，2023，19：2207385.

[222] Wang Y J，Lv T J，Yin K Y，et al. Carbon dot-based hydrogels：Preparations，properties，and applications [J]. Small，19：2207048.

[223] Hussain M M, Khan W U, Ahmed F, et al. Recent developments of Red/NIR carbon dots in biosensing, bioimaging, and tumor theranostics [J]. Chem Eng J, 2023, 465: 143010.

[224] Zhang R, Hou Y X, Sun L X, et al. Recent advances in carbon dots: synthesis and applications in bone tissue engineering [J]. Nanoscale, 2023, 15: 3106.

[225] Đorđević L, Arcudi F, Cacioppo M, et al. A multifunctional chemical toolbox to engineer carbon dots for biomedical and energy applications [J]. Nat Nanotech, 2022, 17: 112-130.

[226] Wang H M, Li S, Lu H J, et al. Carbon-based flexible devices for comprehensive health monitoring [J]. Small Methods, 2023, 7: 2201340.

[227] Raja I S, Lone S, Han D W, et al. Principles and biomedical application of graphene family nanomaterials [M]. Singapore: Springer Nature Singapore Pte Ltd. 2022.

[228] Andrews J P M, Joshi S S, Tzolos E, et al. First-in-human controlled inhalation of thin graphene oxide nanosheets to study acute cardiorespiratory responses [J]. Nat Nanotech, 2024, 19 (3): 271.

第 2 章
石墨烯基抗菌材料

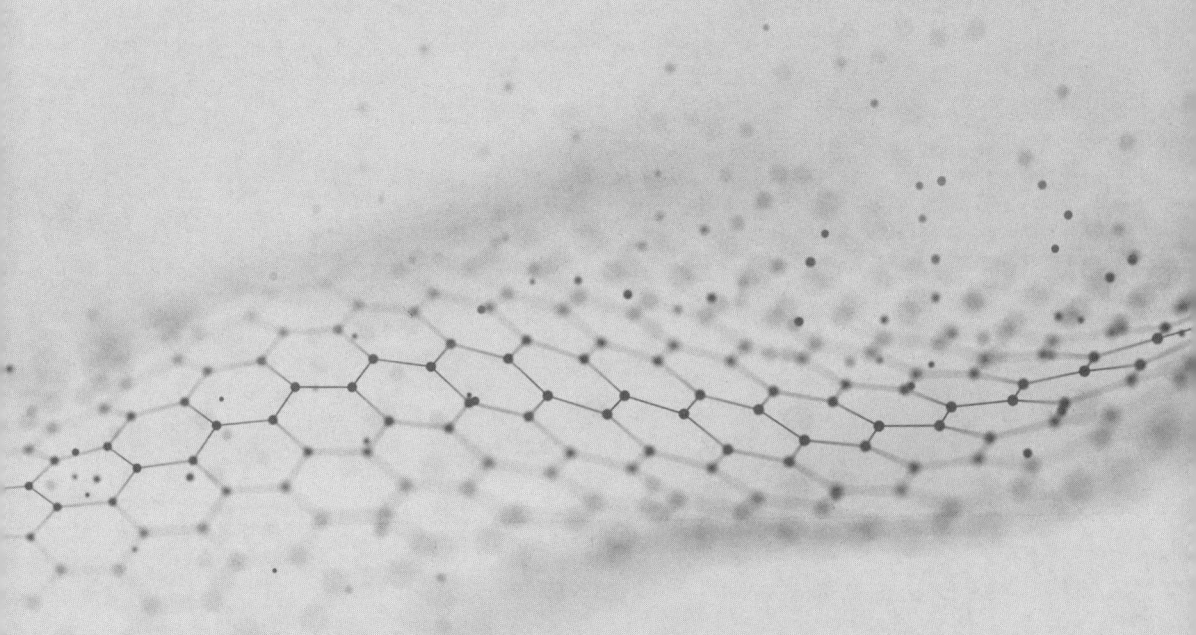

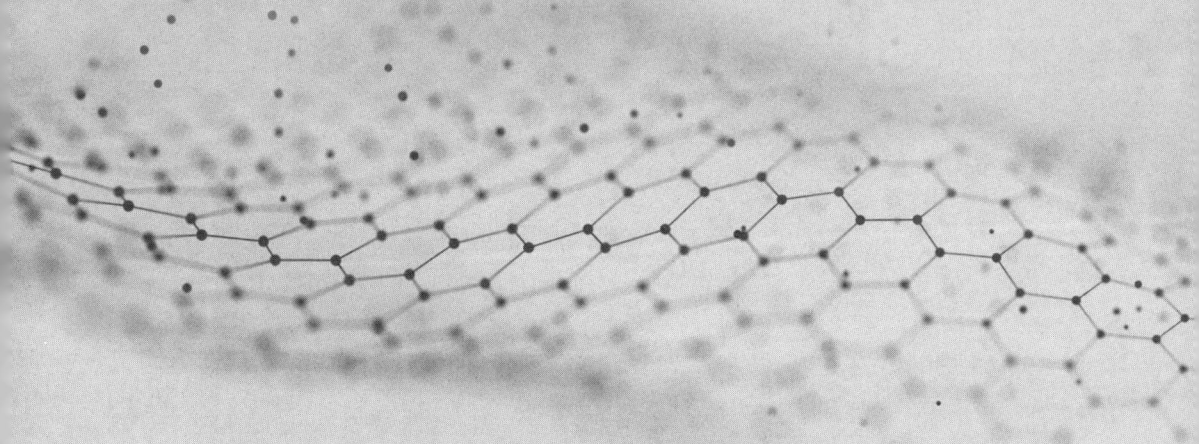

2.1 概述

细菌对天然或化学合成的传统抗生素产生耐药性，使得院内患者感染重大疾病的概率大大增加。抗菌药物耐药性（AMR），包括抗生素耐药性（ABR），是近年来出现的多重耐药菌引起的感染性疾病，日益成为威胁全人类健康的严重问题。AMR 造成传统抗生素迅速失效，因此迫切需要加快研究开发新型高效抗菌剂的步伐，寻找新的、有效的方法阻止致病性微生物的繁殖与传播。现代纳米科学和纳米技术的快速发展，不断涌现出许多新型纳米材料，在增加细菌生物被膜的渗透性、外排泵抑制剂（efflux pump inhibitors）、发挥多重杀菌机理等方面优于传统抗菌剂，为人类对抗细菌等微生物提供了更多、更有前景的选择。作为纳米碳材料之一的石墨烯基材料，即石墨烯及其衍生物氧化石墨烯、还原氧化石墨烯，以及其复合材料，具有独特的物理化学性质和相对高的生物安全性，与包括细菌在内的微生物独特的作用方式迅速引起了全球学者的关注，显示出巨大的应用潜力，目前已经在抗菌材料的制备、抗菌机理的归属、抗菌材料的应用研究方面取得长足进展。本章首先介绍细菌的定义和耐药性，概括介绍抗生素和常见的抗菌纳米材料的杀菌机理及结构-抗菌活性的关联性，包括纳米碳材料的抗菌活性、机理和设计原则。在此基础上，着重介绍石墨烯基抗菌材料的结构与性质、抗菌机理，石墨烯基抗菌材料的种类，最后介绍目前石墨烯基抗菌材料的生物医药研究进展。

2.1.1　细菌的定义和耐药性

病毒、细菌、真菌，这些微小的、只能借助显微镜才能看清的生物被我们称为微生物。事实上，在荷兰商人安东·列文虎克（Antony van Leeuwenhoek）首次观察到细菌和原生生物之前，细菌已经是我们这个星球上最古老的生命形式之一了，遍布全球各角落。至今，人们通过显微镜认识微生物也已历经了 300 多年。仅以研究微生物学获得诺贝尔奖的科学家就已经超过 50 位，居于诺贝尔生理学或医学奖首位[1,2]，这足见微生物的发展对科学技术和人类文明进步的重大作用和贡献。

细菌是具有原核细胞结构的单细胞微生物，直径通常大于 1 μm，基本形态有球状、杆状与螺旋状。其成分中主要是碳元素，其次是氧、氮、氢、磷和少量的硫，还包括其他如锌、锰、钠等微量元素，以有机物、无机物和水的形式存在于细菌细胞中。从微生物分类学角度，细菌的分类极其烦琐、复杂，基本分为 7 个等级，自上而下依次是：界、门、纲、目、科、属、种，分类单元同其他生物的分类方法。《伯杰氏系统细菌学手册》中详细介绍了目前国际上细菌分类和鉴定大纲，是近年来微生物快速鉴定和各种自动化分析技术发明与应用的重要依据[2]。根据细菌的结构，目前已知的细菌可以分为两种：革兰氏阳性菌和革兰氏阴性菌。冠以"革兰氏"以纪念丹麦细菌学家革兰（Hans Christian Gram）发明的革兰氏染色法。其中，金黄色葡萄球菌（Staphylococcus aureus，S. aureus）和大肠杆菌（Escherichia Coli，E. coli）是常见的革兰氏阳性菌和革兰氏阴性菌[3]。S. aureus，球状，直径约 0.8 μm，结构主要由细胞质膜、肽聚糖、膜磷壁酸组成，如图 2.1(a) 所示[4]。其中肽聚糖是细菌类细胞壁中的特有成分，由肽与聚糖组成。S. aureus 的肽聚糖层厚度 20～80 nm，由 25～40 层左右的网格状分子交织成的网套覆盖在整个细胞上。S. aureus 是人类常见的致病菌，感染通常出现在受创伤的皮肤黏膜，并通过多种途径入侵机体，导致人体皮肤或其他器官出现多种感染。S. aureus 对青霉素和磺胺类药物敏感，但是易于产生耐药性[5]。E. coli，杆状，大小为 0.4～0.7 μm×1～3 μm；与 S. aureus 相比，肽聚糖层较薄，仅由 1～2 层网状分子组成，厚度为 2～3 nm。此外，在 E. coli 细胞壁外，有一层由脂多糖、磷脂和脂蛋白等若干种蛋白质组成的外膜，也称为外壁，是革兰氏阴性菌的一层保护性屏障，防止有害物质的进入和胞内成分的外流。E. coli 的结构如图 2.1 (b) 所示[4]。在生命周期内，大肠杆菌可与生物体共存，互利互生。但是当机体免疫力降低或者肠道在长期缺乏刺激等特殊情况下，将从肠道中迁移至生物体其他部位，引起寄居地组织或器官发生感染。如果人类接触或误食 E. coli 超标的食品也会引起肠道感染，引起腹泻等疾病。传统的抗菌剂如抗生素链霉素、氯霉素、磺胺类等，可抑制大肠杆菌，但是 E. coli 也是易于产生耐药性的细菌[6]。表皮葡萄球菌、施氏葡萄球菌、铜绿假单胞菌和白念珠菌也是生物材料相关感染中最常见的细菌[7]。

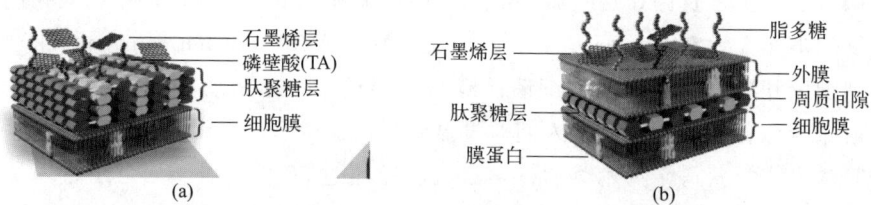

图 2.1　革兰氏阳性菌（a）和革兰氏阴性菌（b）细胞结构示意图[4]

微生物不断将环境中多种多样的营养物质吸收进入细胞内，再通过新陈代谢完成能量转换，将营养物质转化为维持存活的细胞物质或代谢产物。细菌可以附着于多种物质表面。在正常的生物学过程中，细菌细胞的体积逐步扩大，当生长到一定阶段，将发生细胞结构的复制与重建，产生出新的生命个体，形成菌群（aggregations）或生物膜——一种厚度为几个微米乃至高达半米的细菌生物被膜[8]。细菌生物被膜（以下简称生物膜）是由微生物及其分泌物多糖基质、纤维蛋白、脂质蛋白等积聚而成，其形成过程如图 2.2 所示[9]。生物膜形成因素较多，涉及细菌鞭毛、菌毛、数量感知系统、环境因子、生物材料表面理化性质与结构形貌等，介导细菌的黏附与增殖。细菌生物膜常常是造成医用植入体、纺织品、隐形眼镜、水上作业流动系统和石油管道等器械和设施功能降低甚至失效的原因[10]。如医用植入体或医疗器械，即使具有优异的生物相容性，对于需要长时间留存于人体中的器械，不可避免会出现与植入体相关的感染，引发局部生物组织出现应答反应，导致身体产生急性或慢性感染及异物反应，进一步为微生物的定植及感染提供了机会。成熟的生物膜一旦形成，细菌将处于被生物膜包裹的细胞外基质环境中，很难清除。

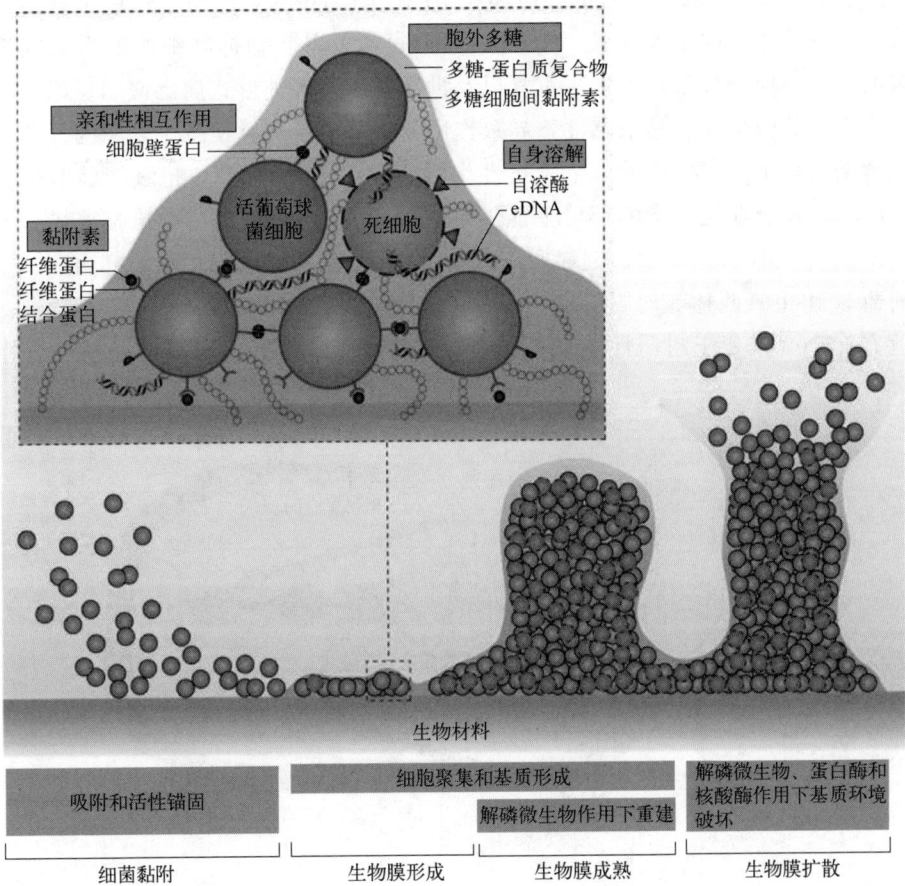

图 2.2　生物材料表面生物膜形成的各阶段示意图[9]

基质对细菌形成了巨大的保护力，不仅增强了它们抵抗免疫细胞的攻击能力，而且免于直接接触抗菌药物，降低抗生素或其他杀菌剂的渗透能力，对抗生素产生高耐受性。因生物膜引起的生物材料和医疗器械感染非常难以治疗，经常反复发作感染，目前几乎无法用抗生素对其彻底清除，而且清除生物膜耗资巨大，远超过植入体本身的价值，对患者造成极大的经济负担，同时也是产生巨大的发病率甚至死亡率的主要原因。

为了对抗有害微生物的生长繁殖，人类目前已经发明了多种物理和化学方法以抑制其生长（bacteriostatic effect，抑菌）或产生杀菌作用（bactericidal effect）。其中抗生素（antibiotics）——放线菌、真菌或细菌产生的化合物，属于控制微生物的化学物质之一，可作用于其他微生物，抑制其生长或杀死微生物。自从 1928年青霉素问世至今，人类已经开发出更多新的、有效的抗菌分子，作为临床最常见的处方药物[11]。抗生素对抗细菌的模式有多种，如抑制细菌细胞壁的合成，抑制蛋白、RNA、DNA 的生物合成和破坏膜组织。图 2.3 示意说明了作用于细菌的某些抗生素及其作用的主要部位[2]。这些抗生素均可以起到抑制细菌的生长或杀死细菌的作用。但是抗生素的多次重复以及世界各地以各种形式广泛使用、滥用和误用，不仅降低微生物对其敏感性，导致作用效果降低，而且使抗生素耐药性感染水平持续增高，出现了所谓的抗生素抗性生物——"超级细菌"。超级细菌对抗生素不再敏感，甚至在抗生素的环境下能够继续繁殖。鲍曼不动杆菌-碳青霉烯、肠杆菌科细菌-第三代头孢菌素、铜绿假单胞菌-碳青霉烯、肺炎链球菌-大环内酯、金黄色葡萄球菌-甲氧西林等均属于耐药细菌[12]。据世界卫生组织估计，仅在欧洲，每年就有 25000 人死于耐药性感染；在美国，发现的金黄色葡萄球菌菌株中，超过

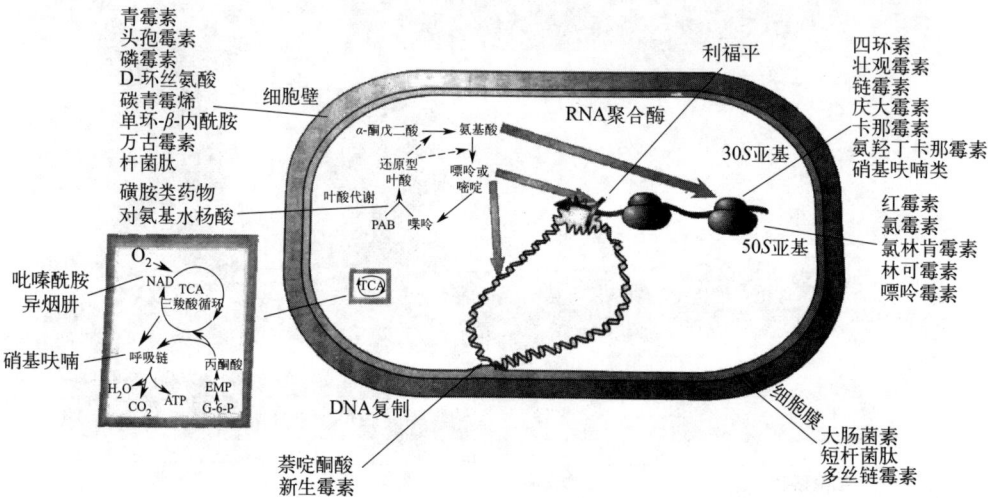

图 2.3 常见抗生素及抗代谢物的作用部位[2]

40％的菌株对甲氧西林产生耐药性，其中有的菌株同时对万古霉素产生了耐药性（多药耐药性），这些细菌能够在医院各设施表面长期存活，很难通过清洁和表面化学消毒方式根除这些病原体[11,12]。抗生素的耐药性是一个在基因水平上发生的改变过程，因此尚无法克服或阻止其发展。抗生素的耐药性的危害还表现在其广泛的传播途径上。它们可以在人类生活环境中传播，如来自受抗生素耐药菌株和微量药物污染的人类和动物的排泄物对水和土壤的污染，采用受抗生素污染的有机肥料耕种的土地，都会间接地使人类控制耐药菌增殖变得愈发困难，尤其是水资源，是高抗耐药性细菌的主要来源之一[13]。

由此可见，我们迫切需要不断开发新的策略和治疗手段，以预防和控制由耐多药细菌引起的传染病。过去的十多年研究表明，开发具有抗菌活性的新型分子和新型化合物，尤其是纳米材料和纳米科学的不断进步，可能是解决这一全球范围内人类健康问题的有效方法[13]。

2.1.2　生物材料的抗菌活性、机理及材料表面设计

天然抗菌剂、无机抗菌剂和有机抗菌剂是三种常见的抗菌剂[13-15]，其中抗微生物聚合物、肽、无机纳米粒子和抗微生物海洋提取物是植入体及医疗器械常用的抗微生物涂层及支架材料。这些生物材料具备抗菌材料理想的特性，即无毒、广谱抗菌活性、价格合理和长期稳定性。通常，具有抗黏附特性的生物材料可以制备成涂层，以排斥微生物的黏附，材料表面通过阻止细菌黏附和生物膜的形成达到抗菌功能；一些无机纳米粒子及具有内禀抗微生物活性的有机聚合物则既可以作为涂层也可以在器械制备过程中作为抗菌添加剂使用，通过扩散和/或接触破坏机制杀死细菌[14,16]。随着抗菌产品种类、数量及使用的不断增加，微生物的耐药性也在不断增强。长时间使用抗生素和药物会出现细菌耐药问题、金属离子不稳定性对其抗菌性能的影响问题、抗菌材料在生物体内的毒性问题和对环境产生的生物安全性问题以及抗菌材料制备复杂、成本高等一系列问题，使开发新的、更为强效的抗生素及具有高效接触杀菌功能的生物材料及植入体成为了必然趋势。不断涌现出电流法、光热/光动力学法和生物仿生图案化、设计微/纳米结构生物材料等一些"非生物"法抗菌材料和治疗法，因不产生细菌耐药性，极大促进了新型生物材料的实用化和临床转化[17-22]。新型抗菌纳米结构表面作为下一代生物材料在医学领域中显示出良好的应用前景。本节主要概括介绍新一代抗微生物材料表面的纳米结构、抗菌活性和杀菌机理，以及光子激活响应的生物材料、电刺激介导的抗菌活性。微纳拓扑结构表面详细的杀菌机理可参见参考文献[17,19,20]。有关传统的杀菌剂例如无机纳米颗粒和有机抗菌材料的抗菌机理及研究现状[14,15,22-25]、抗生素的设计与开发[23]、抗微生物肽的应用[24] 等生物材料抗菌研究的详细介绍请参看相关文献

资料。

新一代抗菌活性生物材料的设计理念是纳米结构表面具有阻止细菌黏附和/或对黏附的细菌可实施物理或机械杀菌的功能。综合考虑的设计参数包括材料的表面化学性质（疏水和超疏水）、纳米特征尺寸（纳米结构或图案的形貌及其尺寸，例如直径和高度）、生物材料的表面理化性质、菌株类型等[26]。人们研究仿生材料时发现，大自然中的植物和动物如荷叶[27]、蝉翼[28]、鲨鱼皮[29]等生物表面是疏水或超疏水的。超疏水的蝉翼表面呈现密集分布的纳米阵列，可以通过刺穿细菌细胞壁的方式在 3 min 之内杀死附着的大肠杆菌，但是对金黄色葡萄球菌无效。虽然超疏水结构可以有效排斥细菌的黏附，但是低的表面能同时也不利于哺乳动物细胞的黏附，因此通常此方法不适用于生物医用植入材料[30]。目前，针对聚合物生物材料构筑仿生微纳拓扑结构的方法主要有无掩模反应离子刻蚀法[31-33]、电子束光刻法[34]、胶体光刻法[35-37]、旋涂法[38]和反应离子刻蚀法[17,39]。多种不同的表面结构中，对哺乳细胞相容的拓扑结构特点是直径范围为 50～500 nm，高度变化为 2～5 μm[40]。因此，在设计并评估纳米结构材料表面的抗菌活性同时，对于生物医用材料，尤其是生物体内植入材料，提供材料表面细胞培养数据结果以证实其生物相容性是必不可少的一项研究。此外，也可以通过改变医用金属生物材料植入体表面的拓扑结构提升其抗菌活性，常见的方法有热处理和化学处理法[41-47]、喷砂法[48]、电化学增材制造[49]、溅射法[50,51]和压印结合热水处理法[17,52]。对于在金属表面上黏附的细菌，可通过微纳结构，以机械接触机制分别对大肠杆菌和金黄色葡萄球菌实施杀菌[19]，也可以通过产生活性氧自由基（ROS）的化学机理杀菌，如图 2.4 所示[53]。在特定的光源照射下，生物材料表面吸收光能后，会产生各种 ROS，包括羟基自由基（·OH）、超氧阴离子（·O_2^-）、单线态氧（$^1O_2$）和过氧化氢（H_2O_2）。通过 ROS，以光动力疗法（PDT）治疗癌症已经通过美国食品药品监督管理局认定[54]，应用于杀菌方面，ROS 表现为对生物分子如膜脂、蛋白质 DNA 产生不可逆的氧化应激杀死细菌或细胞[55]。自 2016 年，一种新型的二维过渡金属碳化物和氮化物（MXenes）的抗菌活性引起了科学工作者的关注[56,57]。这类材料具有良好的生物相容性，大的表面面积，优异的化学稳定性、亲水性和杰出的光热和光电特性，在生物制药领域展现出巨大的应用前景。近年来的研究表明，MXenes 材料可通过多种机制使细菌失活，例如纳米片锋利的边缘对细菌细胞膜实施物理破坏，产生 ROS 化学破坏及细菌的光热失活等。

包括纳米结构表面在内的其他抗菌方法如金属离子扩散释放机制、药物释放抑菌/杀菌机制，均归属于被动抗菌策略。相比而言，基于光子活性表面设计光刺激响应生物材料，通过多种光照方式（射频、微波、红外、可见、紫外、X 射线、γ射线等）改变材料表面的理化性质，以 PDT 或光热功能转换（PTT）方式，使荧光材料（卟啉基和大环化合物等）、光敏材料（聚乙烯醇、纤维素等）和光催化材

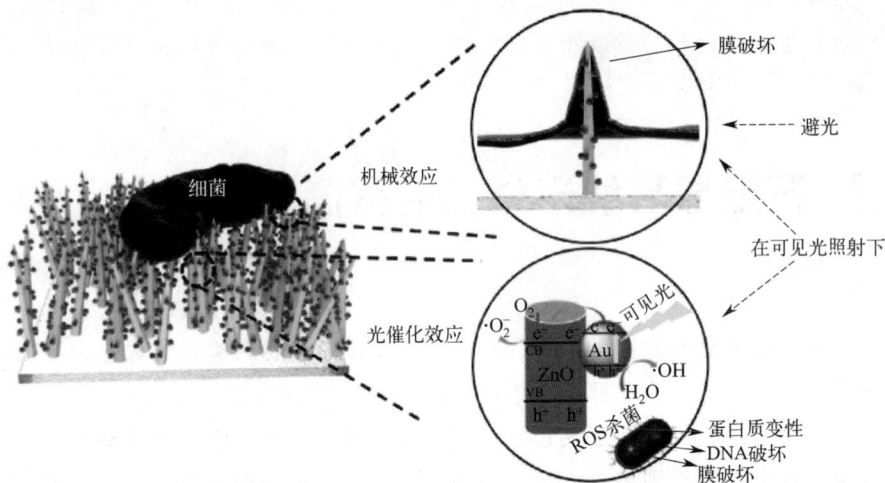

图 2.4　双抗菌功能说明示意图[53]

料（TiO_2、ZnO）表面具有主动抗菌活性[17]。PDT 法以其广谱抗菌活性，低的耐药性，同时具有远程操控、微毒性及对耐药菌有效抗力等优势引起了众多科研工作者关注[58-61]。PTT 方法也是目前研究比较广泛的抗菌策略，光源、光热功能材料、ROS 是实现杀菌功能的三要素。通常采用具有组织穿透深度的近红外光、可见光和超紫外光源；适宜的功能材料需具有可吸收和捕获光子的能力和高的光-热转换效率，且对人体组织无毒，如碳基纳米材料、窄带隙半导体、等离激元纳米材料和 MXenes[62]；同时需防止光照产生的 ROS 可能对生物体正常组织造成伤害。

　　除了光刺激使生物材料产生抗菌活性，电刺激，包括来自细菌细胞外电子转移（EET）、细菌-材料界面附近带电分子或离子、电容或电子存储材料表面也会杀死接触的细菌，并且不产生耐药性[17]。最近，细菌的电生理学日渐成为一门研究由离子通量维持的跨细菌细胞膜电流的新学科，对膜中蛋白质的实时状态施加监测[63,64]。一方面，细菌与抗菌材料作用后，膜电位将处于动态变化中；另一方面，EET 也与膜电位相关，外部施加电刺激信号影响细菌膜电位，通过电子转移与细菌细胞内的生理反应相关联，例如改变 K^+ 和 Ca^{2+} 相关蛋白，从而影响细菌的生理机能。鉴于细菌中本征的生物电特性，科研工作者可通过施加各种形式的电信号调控细菌存在状态。例如，外电场引起膜电位改变，支持细菌的呼吸和发酵状态，从而决定整体代谢通量[65]；改变膜电位，参与阻断细菌增殖[66]。此外，由于生物电信号是细胞-细胞之间的通信中心，外电场还可能会切断生物膜内的信号传导，对抑制和根除生物膜可能具有重大的意义[67]。

　　总之，细菌感染造成的 AMR 和术后并发症问题一直没有被有效解决，而开发新型抗生素、生物材料联用抗菌剂的策略却不断引起超级细菌等新问题[68-73]。未来，随着科研工作者对微生物及抗微生物机理认识的不断深入，生物材料的制备技术不断进步，基于微纳结构设计，通过物理或机械杀菌或抑菌功能，设计具有长效、无毒、生物体内相容的新型抗菌材料将成为一种无耐药性抗菌的新方法。

2.2 石墨烯基纳米材料的抗菌活性

近年来，碳基材料如碳纳米管、富勒烯、金刚石、石墨和石墨烯呈现出来的抑制微生物活性、防止发生病原体感染的功能引起了广泛关注[74]。研究表明，石墨烯基纳米材料通过包裹失活、膜物理应力破坏、氧化应激化学破坏机制对革兰氏阴性菌和革兰氏阳性菌表现出广谱抗菌活性。本节中，本征单质石墨烯基纳米材料泛指各种方法剥离的石墨烯及 CVD-石墨烯。石墨烯衍生纳米材料主要指氧化石墨烯（GO）和还原氧化石墨烯（rGO），具有丰富、可调控的结构与形貌。通过改变纳米片的形状、表面积、层数、横向尺寸、缺陷种类及密度等调控材料的物理、表面化学及力学性质，从而影响其与生物体系的相互作用[75]。石墨烯基纳米材料在体内外均显示出对细菌细胞的毒性效应，具有重大的医学应用价值与潜力[76]。石墨烯基材料表现出来的抗菌活性及机理与其结构及理化性质密切相关，本节将对此进行详细阐述。类似地，最近的研究也表明，在开发个人化防护设备用来对抗埃博拉病毒、冠状病毒、诺如病毒等非包膜和包膜病毒引起的传染病方面，石墨烯及衍生物也具有出色的表现，相关内容请参见其他参考文献[77-82]。

2.2.1 具有抗菌活性的石墨烯基纳米材料的结构与理化性质

如第 1 章所述，石墨烯的制备方法可分为自下而上法和自上而下法，不同方法得到的材料的晶体结构不同。CVD-石墨烯和外延生长的石墨烯往往具有优异的晶格完整性，接近本征石墨烯结构，但是自上而下获得的石墨烯，尤其氧化法制备的材料中通常含有不同程度的结构缺陷，引起石墨烯基材料呈现多种物理化学性质。具体表现在，石墨烯基材料的纳米片横向尺寸、纳米片厚度/层数、纳米片形貌、氧化应激介导结构、表面修饰及材料的浓度、微生物的种类及相互作用时间等，均对材料的抗菌活性表现出一定的影响。涉及上述各因素作用的准确的抗菌机理至今尚未获得完全统一的认识。

石墨烯基纳米片的横向尺寸通过电镜观察准确确定，被认为是衡量材料抗菌能力的一个关键指标，通过影响材料的吸附能力、溶液中的分散性及边缘锋利程度等特性影响抗菌活性。研究发现，横向尺寸越大的纳米片，材料的表面能越大，吸附能力越强[83]。早期，Liu 等人的研究发现，溶液中，大尺寸的 GO 片比小尺寸的 GO 片抗大肠杆菌的效果更明显[84]；后续进一步对 GO 涂层材料研究则表明，结构缺陷越多的小尺寸 GO 纳米片表面对大肠杆菌显示更加优异的抗微生物活性[85]。石墨烯基纳米片的层数是决定材料抗微生物活性的另一个重要因素，表现为随着层数的增加，纳米片的分散能力相应降低、团聚倾向增大，均会造成石墨烯基纳米片与微生物的接触机会减少，使材料的抗菌活性降低[8]。然而也有研究发现，石墨烯纳米片可能通过团聚过程中以裹挟包覆方式使细菌失活。此外，Wang 等人的研究表明，对于本征石墨烯，三层结构的纳米片相比于具有相同横向结构的单层纳米片更容易穿透细菌膜的磷脂双层[86]；对于 GO 纳米片，Mangadlao 等人的研究结果显示，增加纳米片的层数，GO 纳米片溶液对大肠杆菌的抗菌活性明显增强[87]；然而，早期 Ruiz 等人的研究得出不同的结论，浓度为 0.7 mg/mL 的 GO 膜并未显示出抑菌效果，不具有抗菌活性[88]。

石墨烯基纳米片的形貌特指其表面平整性、边缘锋利（sharp）/卷曲（fold）及水平、垂直或随机的分别状态，对材料的抗菌活性表现出不同影响。研究一致认为，具有锋利边缘结构、垂直分布的 GO 纳米墙和 rGO 纳米墙更能显著降低金黄色葡萄球菌和大肠杆菌等的存活率，尤其对革兰氏阳性菌更为敏感[89,90]。对于水平排列的 GO 纳米片构成的涂层抗菌活性，Liu 等人评估了硅橡胶表面涂覆的 GO 膜对大肠杆菌和金黄色葡萄球菌的抗菌活性，测试的抑菌率分别为 85.8% 和 72.4%[91]。扫描电子显微镜观察发现，细菌膜受损，细胞质发生泄漏，破坏机理归结为氧化应激机制。Zou 等人的研究则将 GO 纳米片对细菌的破坏机制归因于表面褶皱形貌[92]。通过真空抽滤法，以预制形貌的抽滤膜为模板及成膜载体，他们制备了表面具有不同光滑程度的 GO 膜，扫描电子显微镜观察到明显的、具有一定高度的褶皱状结构。当粗糙度约为 500 nm 时，膜的粗糙度与大肠杆菌和金黄色葡萄球菌细胞直径适配；粗糙度约为 845 nm 时，粗糙度与耻垢分枝杆菌直径相匹配，GO 膜"捕获"的相应的细菌数量越多，细菌与 GO 膜接触面越大，GO 膜显示出越强的抗菌活性。

石墨烯基纳米片经其他材料、蛋白质分子、DNA/RNA、脂基修饰后可呈现出不同程度抗菌活性增强效果。例如，采用吐温-20 分子修饰还原氧化石墨烯纳米片，可以显著提升其亲水性，阻止其在溶液中团聚，提高抗菌活性[93]。Ameen 等人的研究发现，rGO 具有比 GO 更优异的广谱抗菌活性[94]；Akhavan 和 Ghaderi 等人的研究结果也表明，rGO 可以有效阻止大肠杆菌的生长，但是 GO 则对大肠杆菌细胞显示为无明显毒性[95]。进一步研究认为，上述抗菌活性的差异可能与含氧官能团有关，其直接影响石墨烯基纳米片的两亲性和剪刀效应[96-100]。

2.2.2　石墨烯基纳米材料的抗菌机理

自 2010 年发现石墨烯的抗菌活性，石墨烯基材料的抗菌研究受到众多研究人员的广泛关注[88,101]。至今，大量结果表明，虽然基于生物-材料（结构、理化性质等）之间的界面相互作用尚未得到充分完整阐释，抗接触黏附、物理破坏（机械/膜应力、包裹失活）、化学破坏（氧化应激）被认为是设计具有抗菌活性的石墨烯基材料的理论依据[4,56,102-105]。此外，在研究石墨烯基纳米材料增强型金属或聚合物复合材料时发现，由于石墨烯基纳米片的加入，复合材料可具有更加优异的抗菌活性，相关的机理也进行了研究阐述。除了探讨材料的理化性质，材料与细菌接触的环境温度、接触时间、试剂的浓度/剂量也是在测试分析石墨烯基材料抗菌活性及机理时应加以考虑的外界因素。溶液中，GO 主要通过捕获及包裹失活机制破坏革兰氏阳性菌，对革兰氏阴性菌主要是破坏膜的完整性[103]。

在研究具有抗菌活性的材料表面结构及理化性质时，如何消除或阻止细菌的黏附和细菌形成生物膜是研究者首先考虑的基本设计理念。理想的抗菌材料可以同时阻止细菌的黏附和杀死黏附的细菌，发挥双重抗菌功能。材料的表面自由能（或润湿性）、粗糙度及表面电荷等性质对其抗细菌黏附影响很大[14]。一方面，具有单一亲水性的材料通过表面形成水化层阻碍细菌的黏附[106]；另一方面，高度疏水的材料以其防污特性提供了一种消除细菌黏附策略。对于两亲材料则可能为细菌和哺乳动物细胞的黏附提供了一个更可取的表面，结合其他抗菌因素，设计生物相容性更为优异的生物医用材料。材料表面电荷对抗细菌黏附方面，考虑到细菌壁带负电的特性，Zhu 等人尝试探讨了表面带负电荷的材料对革兰氏阴性菌和革兰氏阳性菌的黏附效果[107]，结果表明，所制备的材料表面具有排斥细菌黏附的功能。此外，材料的表面粗糙度或表面刚度对细菌黏附的影响可表现为提高表面刚度，有利于增加细菌的黏附作用[108]。

如果细菌接触到材料表面，理论上，材料可以通过接触杀菌（产生膜应力、"纳米剪刀"效应）和/或释放活性物质达到杀菌和抑菌的目的。对于石墨烯基材料的研究发现，溶液中，大尺寸的 GO 可通过覆盖细菌细胞，从而使其因减少与周围环境的物质交换而失去活性；小尺寸 GO 纳米片则被认为是通过物理切割方式破坏细菌，表现为随着层数的增加，"纳米剪刀"效应减弱。在石墨烯基固态材料表面，具有锋利边缘的石墨烯、氧化石墨烯、还原氧化石墨烯纳米片，尤其当其垂直于基底分布时，可表现为以物理破坏机理破坏细菌膜，直接导致膜的完整性缺失及细菌的 RNA 泄漏[88]。细菌对物理破坏的敏感程度与其种类有关。革兰氏阴性菌细胞结构中的外膜使其不易被石墨烯基材料通过机械作用破坏，同时薄的肽聚糖使其比革兰氏阳性菌更易适应外力的作用，通过灵活变形抵抗外力的机械破坏[19]。革兰氏阳性菌外壁中的一些成分，如较厚的肽聚糖、黏附素、脂磷壁酸和氨基酸有助于石墨烯基材料与细菌之间发生静电相互作用，从而通过包裹方式达到抗菌效果[109]。通过活性物质释放机理的石墨烯基抗菌材料通常为负载了抗菌活性的无机纳米粒子，具体内容请详见下节介绍。

对细菌的化学破坏则通过产生 ROS、电荷转移或通过静电吸附、氢键、π-π 堆垛直接与细胞中的膜脂、蛋白质、核酸等成分发生相互作用，实现抑菌或杀菌功能[110]。化学破坏的氧化应激机制通常分成两大类，即 ROS-相关的氧化应激机制和 ROS-无关的氧化应激机制（电荷转移）。ROS-相关的氧化应激路径与细胞内产生过多的 ROS 有关，直接通过相关试剂盒进行检测。过多的 ROS 将诱导细胞膜变性、脂质过氧化、蛋白质失活、线粒体功能障碍和细胞坏死[111]。细胞内抗氧化成分，如谷胱甘肽（GSH）、α-生育酚、N-乙酰半胱氨酸（NAC）等对维持细胞正常生理活动至关重要。当外界环境发生变化时，如革兰氏阴性菌细菌与石墨烯基材料接触后，吸附在材料边界或缺陷等位置的氧气分子将在细胞破损等情况下与上述物质发生酶催化还原反应，例如使 GSH 氧化生成谷胱甘肽二硫化物（GSSG），胞内GSH 含量减少[85,112-114]。而 ROS-无关的氧化应激机理首先由 Liu 等人提出[99]。他们发现，高电导率的还原氧化石墨烯自身即具有氧化 GSH 的能力，优于氧化石墨烯。石墨烯基材料在从细菌细胞内环境到外部环境的电子传输过程中起到跨绝缘脂质双层的导电桥的作用。为了进一步证实材料导电性对细菌产生氧化应激破坏的作用，Li 等人在不同电导率衬底上设计涂覆了石墨烯膜材料，评估了碳膜对大肠杆菌和金黄色葡萄球菌的抗菌活性[115]。结果发现，在 SiO_2 绝缘基底上的石墨烯膜不具有抗菌活性。

2.3 石墨烯基复合抗菌材料

虽然石墨烯基纳米材料可基于一种或多种抗菌机理展现出广谱抗菌活性，但是其抗菌能力仍然低于普通传统的抗生素和一般的无机纳米材料如银纳米粒子，极大限制了石墨烯基材料从实验室走向产业化应用，尤其在生物医学领域的应用[75,76]。石墨烯基纳米材料大的表面积和易于化学功能化的特点提供了一个广阔的平台，通过共价键或非共价键形式，与有机聚合物、各种无机材料、其他抗生素相互作用，形成新型石墨烯基复合抗菌材料。复合材料不仅拥有新的特性，而且可以充分发挥各组分的协同作用，例如减少抗生素用量、提升药物作用的靶向性和缓释功能；可调控的电导率、磁性能和光催化活性，高度分散稳定性等，促进无机抗菌金属或金属氧化物纳米粒子的释放实现杀菌作用，提高聚合物的生物相容性和提升复合体系与细菌的相互作用等，从而充分发挥多种杀菌机制，达到高效杀菌和抑菌功能。本节将基于石墨烯基材料与目前生物医用最为广泛的无机金属银纳米粒子复合材料、具有光催化活性的 TiO_2 和 ZnO 的复合材料、具有抗菌活性的聚合物如壳聚糖的复合材料、抗生素和抗菌酶的复合材料，聚焦介绍复合材料的抗菌活性及抗菌机理。石墨烯基纳米材料及石墨烯基复合抗菌材料的生物医学应用将在后续讨论。

2.3.1 与无机纳米粒子复合

金属银及其化合物具有参与破坏细胞酶活性、使细胞膜功能受损或损伤 DNA 的能力，自古以来就被人类作为广谱杀菌剂，广泛用于医疗领域[116,117]。然而，包括银在内的重金属和铜、铁等虽然显示出抗菌活性，同时也会对哺乳动物细胞产生毒性，限制了其广泛使用。纳米科学与技术的发展极大促进了银纳米粒子（Ag-NPs）杀菌剂的开发与应用。在纳米尺度内，AgNPs 可通过多种机制混合杀菌。不仅直接接触破坏细菌膜，而且可以释放银离子杀菌。此外，在光照条件下，可通过光催化作用产生 ROS 杀死细菌[118]。但是，AgNPs 在不加以修饰和处理的情况下，与细菌接触时易于聚集，使其表面活性降低，失去抗菌活性[119]。氧化石墨烯纳米片与银纳米粒子复合材料的研究可追溯至 20 世纪 90 年代。Cassagneau 和 Fendler 首先采用层层自组装方法，通过在剥离的氧化石墨的水分散液中原位还原银离子，制备超薄壳层的氧化石墨包封球形 AgNPs 复合材料[120]。早期研究的石墨烯基纳米材料与银纳米粒子的复合体系主要探讨在电子和能源领域的应用，较少涉及生物医用。2009 年，Zhou 和 Xu 等人首次报道了单层氧化石墨烯纳米片和还原氧化石墨烯表面负载银纳米粒子复合材料[121,122]。研究证实，AgNPs 可以在 GO 和 rGO 纳米片表面，通过银镜反应，加热硝酸银水溶液由银离子直接还原而成，无需添加其他还原剂，为规模化制备尺寸可控的 AgNPs，开发其在生物传感、催化等领域的应用提供了新方法和策略。研究石墨烯基纳米片与 AgNPs 复合材料的抗菌活性始于 2011 年[123-126]。新型抗菌复合材料以其大的比表面积和广谱抗菌活性及无毒无耐药的优点，迅速在生物医学领域引起关注。研究表明，GO 或 rGO 纳米片为 AgNPs 提供了大量活性位点，通过物理吸附、静电相互作用或电荷转移等方式，极大提高了纳米粒子的稳定性和抗氧化性，而且锚定后，可以降低银纳米粒子的释放速率，明显提升体系长效杀菌能力。此后，科研工作者在复合材料的制备方法、优化制备工艺、提高抗菌活性、澄清抗菌机理和宏观结构材料应用功能评估等方面开展了大量研究[74,127-129]。研究发现，复合材料中银纳米粒子的抗菌活性与其颗粒尺寸、形貌、分散程度、环境温度等因素相关。小尺寸、低浓度和低温下，AgNPs 具有更高的广谱抗菌活性，尤其对革兰氏阴性菌抗菌性能更强，这可归因于阴性菌细胞壁中更薄的肽聚糖层，其外膜并不影响纳米粒子的渗透，抗菌机制与抗生素的杀菌机理不同。高度分散的石墨烯基纳米片既是金属纳米颗粒的载体，同时又发挥长期有效杀菌作用，抗菌活性高于两个单体的作用效果。经聚合物或氨基酸等分子修饰后，银纳米粒子的稳定性进一步提升，由此获得了更高的抗菌活性。此外，有研究表明，采用溶液共混法，制备负载三角银纳米粒子的石墨烯基纳米片，在纳米粒子含量很低的情况下仍然呈现出有效的抑菌效果，为探索少量高效负载抗菌金属纳米粒子提供了新思路[130]。

除了重金属纳米颗粒，金属氧化物半导体如氧化锌（ZnO）、二氧化钛（TiO_2）等均可与石墨烯基纳米材料复合，形成新型抗菌复合材料，显示出抗菌活性和稳定性增强的效果[74,102]。早期探索研究 TiO_2、ZnO 光催化材料与石墨烯及衍生物纳米片组装成石墨烯基复合材料，主要用于提升其光电和能量存储与转换功能，为近年来拓宽光催化材料的杀菌功能奠定了基础[131,132]。早期，Linsebigler 等人研究发现，在可见光照射下，TiO_2 光催化剂表面会产生电子-空穴对；光生空穴与吸附的水分子或羟基反应，产生大量的活性羟基自由基（hydroxyl radicals），而电子则与氧反应生成超氧阴离子（superoxide ions）；最终，吸附在 TiO_2 表面上的细菌等微生物将在 ROS 作用下被破坏掉[133]。Akhavan 等人首次采用后热处理结合 TiO_2 介导的光催化还原 GO 方法制备了 rGO/TiO_2 薄膜，优化薄膜制备条件，探索了复合膜对大肠杆菌的抗菌活性[134]。结果证实，还原后，rGO 作为电子受体有效阻碍了光生电子与空穴的复合率，光照下，提高了水中大肠杆菌的毒性，使复合膜具有更加优异的抗菌活性。ZnO 纳米粒子也是生物安全性较高的广谱抗菌金属氧化物，与细菌细胞壁/膜接触后，通过产生 ROS 和/或纳米粒子在细菌表面、细胞质内等空间部位产生聚集效应杀菌，广泛应用于药物递送、化妆品等领域[135]。Kavitha 等人采用原位水热法制备了石墨烯与 ZnO 纳米颗粒复合材料，首次采用大肠杆菌评估了 ZnO 与石墨烯复合材料的抗菌活性[136]。Sandhya 等人将ZnO 修饰在 rGO 纳米片表面，抗菌性能评估结果发现，与单质 rGO 相比，复合材料的杀菌率可提升 50%，抑菌圈超过 25 mm，且对哺乳细胞低毒，在生物医学领域显示出潜在应用前景[137]。

2.3.2　与有机聚合物复合

具有抗菌活性的石墨烯基聚合物材料泛指石墨烯及衍生物 GO 和 rGO 纳米片以一定的方式，通过多种制备方法与聚合物结合，产物具有比基体材料更高的抗菌活性或优异的综合性能。目前研究的与石墨烯基纳米材料复合的聚合物很多，制备方法涵盖了原位聚合法、溶液共混法、熔融共混法等[138]。其中，插层聚合方法首先将石墨烯或修饰后的石墨烯进行溶胀处理，再加入适量引发剂，通过加热或辐照方式实现聚合反应。原位聚合法是一种非常常用的制备聚合物纳米复合材料的方法，很多聚合物，如聚苯乙烯（PS）、聚甲基丙烯酸甲酯（PMMA）、聚苯乙烯磺酸盐（PSS）、聚酰亚胺（PI）、聚对苯二甲酸乙二醇酯（PET）等，都是通过此方法实现与石墨烯基纳米片形成纳米复合物。采用溶液共混插层法制备聚合物纳米复合材料时，首先将聚合物或预聚物溶于某溶剂中，该溶剂也可溶解石墨烯基纳米材料，例如水、丙酮、氯仿、四氢呋喃、二甲基甲酰胺、甲苯等。溶剂经蒸发处理后，获得聚合物与石墨烯的复合材料。聚乙烯接枝马来酸酐（PE-g-MA）、环氧树脂、聚丙烯（PP）、聚乙烯醇（PVA）、聚乙烯氯乙烯（PVC）、乙酸乙烯酯（EVA）等聚合物常采用溶液共混法制备石墨烯基复合材料。熔融插层法采用的是石墨烯及衍生物纳米材料与热塑性聚合物在熔融状态下混合，再采用传统的挤出和注塑成型技术制备而成。PP、高密度聚乙烯（HDPE）、聚苯硫醚（PPS）和聚酰胺（PA）等聚合物纳米复合材料的制备均可采用此方法。

早期对石墨烯基聚合物纳米复合材料的研究更多的是围绕提升复合材料的力学、电学和热学性质[139]。对复合材料的抗菌活性研究始 2011 年，Santos 等人采用电沉积方法制备了聚 N-乙烯基咔唑（PVK）与 GO 抗菌涂层，相比于未经涂覆的 ITO（氧化铟锡）基底材料，抑菌率高出 90%[140]。复合材料中，PVK 主要作为优异的分散剂和导电网格形成材料，石墨烯基纳米片是主要的抗菌活性材料。复合材料在污水处理、生物植入体和生物传感等领域具有潜在的应用前景[140-143]。天然聚合物壳聚糖（CS）具有优异的抗菌活性，聚阳离子特性使其与细菌表面负电荷相互作用，通过降低细菌细胞膜渗透性，使膜内内容物渗出杀菌。此外，在外部电场等刺激信号作用下，CS 还能够通过增加细菌细胞中的 ROS 达到抑制或杀死细菌的效果。大量研究表明，CS 表现出来的抗菌活性与其分子量、去乙酰度、表面形貌和表面化学、环境 pH 值及微生物类型有关，例如低分子量的 CS 具备穿透细胞壁进入微生物细胞内的能力，通过阻碍转录过程抑制微生物的蛋白表达。CS 分子上的胺基（amine groups）与 GO 纳米片的羧基形成酰胺键（amide bond），将 CS 或羧甲基 CS 与 GO 纳米片通过共价或非共价方式复合，再通过旋涂、浸渍、涂布等方法制备复合膜，一方面增强了石墨烯基材料的生物相容性，另一方面可以显著提高石墨烯基复合材料的广谱抗菌活性，复合膜有望应用于伤口敷料、药物递送、组织工程、细胞再生等生物医学领域[144-147]。

采用静电纺丝法、离心纺丝法和加压回转法制备石墨烯基微纳米抗菌复合纤维材料，在生物传感器、药物递送和伤口敷料等生物医用领域获得广泛关注[74,148]。其中电纺丝法是生产聚合物纤维的传统技术，是一种简便、可靠的方法，制备的纤维尺寸从纳米级到亚微米级，比表面积大。但是制备过程中需采用高压，而且产率较低，工业化生产尚待完善[149]。离心纺丝法是另一种聚合物纤维成型制造方法，利用高速旋转产生的离心力施加给聚合物溶液，克服溶液表面张力形成纤维[150]。对石墨烯基复合纤维测试分析表明，采用离心纺丝法易于获得光滑的纤维表面，不足之处同静电纺丝法，即纤维表面形貌难以调控。近年来，开发了加压回转法制备纤维[151]。通过同时对溶液施加高压和旋转作用，提供无电压操控技术，制备从微米到纳米级尺寸可控的聚合物纤维。操作步骤简单，纤维尺寸和分布易于调控，是目前制备柔性、大表面积和表面化学可调控纤维的理想方法。Matharu 等人首次以石墨烯纳米片作为生物活性物质添加剂，采用加压回转法，制备了 PMMA 与石墨烯复合纤维[152]。以氯仿为溶剂溶解不同质量石墨烯纳米片，以大肠杆菌和铜绿假单胞菌为模型细菌，研究了石墨烯添加量对复合纤维抗菌活性的影响规律。结果表明，加压回转法制备的纤维是一类新型超薄纤维，纤维表面形貌和直径及抗菌活性对石墨烯纳米片浓度有明显依赖关系。低添加量（<8%，质量分数）复合材料表面适宜细菌生长，高添加浓度的复合纤维具有抗菌活性，对大肠杆菌和铜绿假单胞菌的抑菌率分别为 $85\%\pm5\%$ 和 $95\%\pm2\%$，即 PMMA 纤维中所需石墨烯纳米片的最小抑菌浓度为 8%。抗菌机理主要归因于氧化应激。进一步研究显示，采用加压回转法制备 PMMA 纤维与 GO 的纳米复合纤维网，对大肠杆菌的高效杀菌率源于形成了 ROS[153]。Jin 等人通过湿法纺丝技术制备了 CS 与 GO 复合纤维[145]。GO 作为物理和化学交联剂及抗菌剂，有效提升了与 CS 之间的界面相互作用，进一步通过多巴胺在复合纤维表面自聚合成膜，不仅有效提升了纤维的力学性能，而且具有优异的生物相容性和抗菌活性，对大肠杆菌和金黄色葡萄球菌的抗菌率均高于 99.99%。复合纤维中 CS 和 GO 都是抗菌活性材料，多巴胺对抗菌活性提升则被归因于其自身的邻苯二酚（儿茶酚）结构的贡献，其次，多巴胺可有效提升 CS 的亲水性，可改变细菌细胞膜的渗透性，而邻苯二酚与 CS 聚合物链交联，显著提高了聚合物的水溶性，有助于提高复合纤维的抗菌活性。

2.3.3　与抗生素等药物分子和天然化合物复合

抗生素与纳米粒子的杀菌机制对比如图 2.5 所示[154]。抗生素抗菌能力强，是因为具有靶向性，通过抑制核酸、细胞壁或细胞蛋白质等细菌的靶向分子合成而抑制细菌生长。与之相反，包括石墨烯基纳米片在内的纳米粒子则是通过破坏细菌细胞壁/膜、与细菌的 DNA 和蛋白质相互作用、干扰细菌的电子传输及胞内形成 ROS 阻碍细菌生长。但是，长期使用抗生素会使细菌产生耐药性，降低其杀菌效果。因此，对目前广泛使用的抗菌剂进行修饰和改进是阻止细菌耐药性发展的策略之一[155]。石墨烯基纳米材料大的比表面积、π 电子结构和羟基、环氧基等含氧官能团，使其成为了优异的人工合成和天然抗微生物药物递送载体，增强抗菌剂的抗菌活性。目前已研究的抗生素和其他天然物质有环丙沙星[156]、四环素[157,158]、左氧氟沙星[159]、万古霉素[160]、盐酸多西环素[161,162]、达托霉素[163]、天然中草药[164]及溶菌酶[165]等。

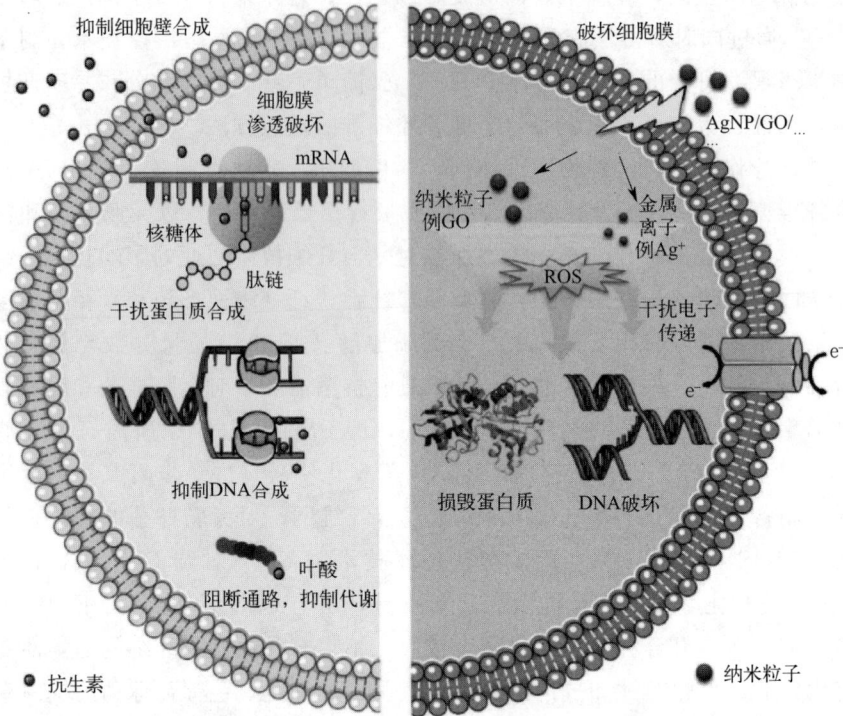

图 2.5 抗生素与工程化纳米粒子杀菌机理对比示意图[154]

环丙沙星（ciprofloxacin，CF）抗菌药物具有广谱抗菌活性，分子通过细胞膜进入细胞中，作用于细菌细胞 DNA，抑制其合成和复制，从而达到杀菌作用，几乎对所有细菌和耐药菌株都具有较好的抗菌活性，已广泛应用于临床治疗。但是 CF 对链球菌不敏感，而且不能用于儿童、孕妇和哺乳期妇女，也不适宜于对喹诺酮类过敏者。此外，CF 抗生素一般只通过静脉注射以及口服制剂给药。通过 π-π 相互作用，CF 以非共价结合方式与 GO 相互作用，药物释放具有 pH 敏感性[166]。通过药物缓释作用，抑菌圈实验显示出抗菌活性增强的结果。Huang 等人首次报道了采用聚乙烯亚胺（PEI）交联 GO 纳米片作为药物载体材料，通过一步共混法制备含 CF 药物的混合溶液，再经过特定滤纸抽滤制备具有较高力学性能的石墨烯基载药膜[156]。该载药体系表现出接近零级的动力学释放曲线，药物不发生突释效应，载药后明显表现出抗大肠抗菌活性。

四环素（tetracycline，TET）是第一代四环素类抗生素，同其他四环素的衍生物如土霉素、金霉素、多西环素一样，具有广谱抗菌作用，可抑制多种革兰氏阴性菌与阳性菌，在高浓度和长时间暴露下可呈现杀菌效果。虽然其毒性不大，但是影响骨和牙齿生长，而且易产生耐药现象。研究发现，TET 通过 π-π 堆垛与 GO 相互作用。2015 年，Mishra 等人首次报道采用一步声化技术制备纳米 TET 与 GO 复合抗生素[157]。TET 纳米颗粒尺寸通过超声时间调控，变化范围为 21～180 nm。GO 以其大的比表面积，为 TET 纳米颗粒附着提供更多活性位点。复合材料具有杀菌特性，在低于 4 倍的最小抑菌浓度下，对金黄色葡萄球菌显示等同的抗菌活性。研究表明，细菌耐药性的产生与抗生素在未达到有效杀菌浓度前，即被细菌主动外排泵（active efflux pump）从细胞质内排出有关。在对抗细菌耐药性方面，GO/TET 复合体系可充分发挥 GO 与细菌的相互作用，一方面，为细菌黏附提供活性位点，使细菌产生膜应力；另一方面，使 TET 具有时间-释放动力学特性，有利于 TET 渗透细胞膜，在细菌内达到有效和致命浓度，克服主动外排泵的排出作用。最近，Marapureddy 等人研究了由戊二醛化学交联和 GO 物理交联共同作用于壳聚糖（CH），制备高强度 CH 凝胶和膜材料药物载体，研究了盐酸四环素药物释放行为[158]。结果表明，双交联复合材料显示出 pH 值敏感释放率——pH 值为 4 环境下药物洗脱高于 pH 值为 7 的环境，药物缓释能力优于单一的 CH 和 CH-GO 载体。

万古霉素（Van）是一种乙二醇钛糖肽类抗生素，可通过 D-丙氨酰-D-丙氨酸与革兰氏阳性菌的细胞壁结构中的肽聚糖结合，干扰细胞壁的合成，抑制细胞壁中磷脂和多肽的生成。Van 与其他抗生素无交叉耐药性，极少耐药菌株。药品口服不吸收，可静滴，但是过快滴注可致血栓性静脉炎。Van 通过 π-π 堆垛与石墨烯相互作用，药物呈现初期快速释放、随后持续缓慢释放的特点，抗菌活性可充分发挥两者的协同作用。Weng 等人以三维多孔石墨烯结合纳米羟基磷灰石构筑复合材料，仿生细胞黏附和成骨分化微环境，负载药物 Van，尝试采用载药支架解决在矫形外科中缺损骨感染的问题[160]。研究结果表明，在体外，所构筑的新型体系对金黄色葡萄球菌显示明显的抗菌活性；在体内，以细菌感染的兔桡骨为模型，评估被金黄色葡萄球菌感染后的控制效果和骨再生情况，证实了对缺损骨感染治疗的有效性。Xu 等人则以 Van 为双功能试剂，不仅将 GO 还原形成 rGO，而且将 Van 修饰到 rGO 纳米片上制备复合抗菌膜剂，有效抑制金黄色葡萄球菌的生长，皮肤感染金黄色葡萄球菌的大鼠模型评估显示出促进伤口愈合的功效[167]。

达托霉素也是一种天然抗菌剂，存在于土壤腐生营养玫瑰孢链霉菌中，临床上用于革兰氏阳性菌造成的感染治疗。通过扰乱细胞膜对氨基酸的转运杀菌，阻碍细菌细胞壁肽聚糖的生物合成；还能够改变细胞质膜的性质，使胞内内容物外泄，属于脂蛋白抗生素。达托霉素的耐药性低，不适用于治疗肺炎，而且 18 岁以下、孕妇和哺乳期妇女患者不推荐长期、高浓度用量。Fan 等人以 PEI 修饰 GO 作为抗菌材料和药物载体，探索了负载达托霉素新体系治疗临床致病菌的可行性[163]。结果表明，PEI-GO 自身即具有抑制耐甲氧西林金黄色葡萄球菌（MRSA）的作用，最小抑菌浓度低至 8 μg/mL。负载达托霉素后，在更低的浓度（1～2 μg/mL）即对耐达托霉素 MRSA 显示出协同杀菌效果。杀菌机理归因于 GO 锋利的边缘、PEI-GO 纳米片分子链结构、PEI 分子链上的高密度氨基团对细胞质膜的破坏。协同 GO 纳米片的抗菌剂不仅有助于减少达托霉素的用药量，而且有助于降低达托霉素的耐药性，具有较好的临床应用前景。

长期以来，中草药一直被用于治疗和促进伤口愈合[168]。其中，中药辣木叶（MOL）提取物富含抗微生物成分，其关键成分 v-2 是一种具有抗炎生物活性的天然物质，具有促进伤口愈合的功效[164]。此外，MOL 还含有植物化学类结构，包括生物碱、单宁、酚类、类固醇、皂苷和类黄酮，具有抗氧化、抗菌和抗癌等多功效[169-171]。Ningrum 等人将 MOL 提取液与 PVA/GO 水凝胶复合，采用冻融交替工艺，通过物理交联法制备了 PVA/MOL/GO 复合水凝胶，探讨了不同浓度的 MOL 提取液对凝胶力学性能和抗菌活性的影响[164]。结果表明，以大肠杆菌和金黄色葡萄球菌为模型菌，复合凝胶最高抗菌活性分别为 82% 和 94%。体外划痕实验证明，添加 MOL 可进一步提升凝胶对细胞的活性，促进细胞的生长和迁移，有助于伤口愈合，是一种潜在的伤口敷料用生物材料。

溶菌酶具有抗菌活性，是一种能够水解细菌中黏多糖的碱性酶，广泛存在于人体和动物的组织和器官中。溶菌酶优异的抗菌活性主要通过将细胞壁中不溶性黏多糖分解成可溶性糖肽，最终破坏细胞壁，使胞内内容物逸出，造成细菌溶解。溶菌酶的制备方法有多种，目前常采用鸡蛋清和蛋壳膜为材料提取而成。虽然溶菌酶抗菌活性高，而且具有较好的特异性和选择性，但是溶菌酶的耐久性和稳定性均低，因此存储条件苛刻，严格限定在零度以下，而且保质时间短，限制了其在生物医学领域的广泛应用。为此，科学工作者开发了固定化技术，采用纳米材料，以物理或化学方式，通过共价键、吸附、包埋和交联等方法，将酶限制或定位在限定的空间区域，同时确保其催化性能[172-174]。2015 年，Duan 等人首次制备了基于石墨烯基纳米片固定溶菌酶高强杂化超滤膜（hybrid membrane），对大肠杆菌显示出优异的抗菌活性[175]。随后，Hao 等人在 PDA/rGO 纳米片上固定溶菌酶并制备成涂层材料，同样对大肠杆菌显示出高的抑菌性，可广泛用于医疗器械和食品安全等领域[176]。

2.4 医用石墨烯基抗菌材料的研究现状

具有抗菌活性的石墨烯基生物材料在医学领域中的应用日益引起科学工作者的

关注。据世界卫生组织报告，近年来全球范围内出现耐多药病原体（MDR）和抗微生物耐药性（AMR），由细菌繁殖及形成生物膜引发人体皮肤伤口感染和植入的医疗器械失效引发的致死率已超过各种形式癌症导致死亡的总和。预测显示，到2050年，AMR引起的死亡每年将超过一千万人[177,178]。以伤口感染为例，传统的抗菌药物已面临许多的临床问题，迫切需要创造出全新模式与抗菌机理材料。在过去的二十年间，纳米科学与技术的发展推动了多种形式的抗微生物活性纳米材料的设计与开发研究。一些纳米粒子，如基于纳米机器人的纳米抗生素药物，呈现出具有杀死悬浮细菌乃至控制生物膜感染的功能，已被用于抗微生物剂和防腐剂[18,179,180]。石墨烯基抗菌材料已在一些重要的生物医学研究方向，包括伤口敷料、药物载体、组织工程及相关植入体抗感染涂层及其他医用抗菌防护品等展现出巨大的应用潜力。本节将聚焦石墨烯基材料的抗菌活性在促皮肤伤口愈合过程中的功效与机制、在牙科和骨整合中的潜在应用，概括介绍石墨烯基抗菌材料应用研究的最新进展。

2.4.1　伤口敷料

皮肤是人体的重要器官，具有免疫调节、感受来自体内外的各种刺激和调节人体水分等功能，是保护人体健康的天然屏障。因疾病、手术和烧伤、烫伤等各种意外形式对皮肤造成的损伤始终是威胁人类健康和生命的严重问题。皮肤受损后，虽然多种因素影响伤口愈合程度，但是伤口愈合过程通常经历如下四个阶段：止血[181]、发炎[182]、增殖[183] 和成熟[184]。研究表明，纳米材料或纳米抗生素在促进伤口愈合过程中，作为生物活性成分，可分别在各个阶段充分发挥其伤口敷料的功能与优势，主要体现在对急性伤口损伤（如短期伤口损伤，受辐射、电击、过度承重等机械损伤）的治疗，已探索开发出多种治疗方式，如引入保湿敷料、刺激信号敷料、生长因子、皮肤组织工程、基因治疗、纳米治疗及干细胞治疗等。但是对于慢性损伤伤口，如长期的和一些如糖尿病等慢性疾病引发的皮肤损伤的研究则刚刚起步。

石墨烯基纳米材料在治疗急性伤口损伤和促进伤口愈合中具有独特优势。2012年，Lu 等人率先报道了具有抗菌活性的壳聚糖与石墨烯复合材料促进伤口愈合的研究[185]。采用胶带微机械剥离法制取少层石墨烯，以 N,N-二甲基乙酰胺为分散剂，采用聚乙烯醇（PVA）溶解壳聚糖（CS）。将上述材料以一定浓度混合，经超声处理后，通过静电纺丝法制备石墨烯基复合纳米纤维材料。以 6 个月雄性老鼠背部皮肤模型（1 cm×1 cm）和 van Beveren 兔子背部皮肤（2 cm×2 cm）模型，对比评估了 CS-PVA、CS-PVA-石墨烯敷料、动物对照组在 5、15 天（老鼠）和 5、10 天（兔子）伤口愈合情况。结果显示，石墨烯对动物皮肤伤口愈合具有促进作用，并给出了促伤口愈合的可能机制，如图 2.6 所示。通过高导电的石墨烯纳米片与细胞接触产生的电荷转移，破坏原核生物细胞的 DNA 或其他遗传材料，抑制细菌细胞增殖，而对真核细胞无毒。即具有抗菌活性的材料通过阻止微生物因繁殖造成伤口溃烂提高伤口愈合效果。

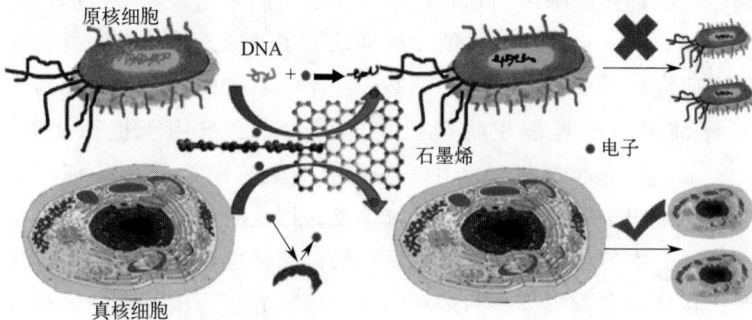

图 2.6　石墨烯作为抗菌材料促进伤口愈合的可能机制[185]

　　2014 年，Fan 等人制备了一种由银纳米粒子和石墨烯复合的伤口凝胶敷料[186]。图 2.7 为以一定比例的丙烯酸和 N,N'-亚甲基双丙烯酰胺作为交联剂，复合材料的合成过程示意图。采用 Hummers 方法制备了浓度为 2.5 mg/mL 的 GO 胶体溶液，采用银镜方法制备一定比例的银纳米粒子与 rGO 的复合材料，以葡萄糖为还原剂，在交联剂作用下，原位充分聚合后形成石墨烯基水凝胶，其中过硫酸铵为引发剂。相比于普通水凝胶敷料，添加了 rGO 的复合凝胶不仅具有更高的拉伸强度、断裂伸长率和高的平衡溶胀比，而且呈现优异的电学、热学和生物相容性，大的比表面积适宜金属银纳米粒子附着。SD 大鼠经背部去毛、消毒等一系列备皮步骤处理后，创建 1 cm×1 cm 皮肤损伤模型，将水凝胶经绷带固定，以术后 5、10、15 天为节点，观察伤口愈合情况。结果表明，添加一定量 Ag 纳米粒子的石墨烯基水凝胶具有最佳的广谱抗菌活性，而且复合凝胶对成纤维细胞相容性良好，可缩短伤口愈合时间，提高伤口愈合率。

　　石墨烯基纳米材料作为抗感染剂载体，可发挥其自身的结构和理化性质等优势，增强抗感染药物的治疗效果。最近，Esmaeili 等人探讨了添加姜黄素的聚氨酯（PU）/醋酸纤维素膜（CA）的抗菌活性和促老鼠皮肤伤口愈合效果，复合膜中同时添加了一定比例含量的 Ag 纳米粒子和 rGO 纳米片[187]。他们采用改进的 Hummers 方法制备 GO 纳米片，对醋酸钠、硝酸银和 GO 混合溶液进行水热处理，通过化学锚定作用，使银纳米粒子在 GO 纳米片上原位成核，制备 rGO/Ag 纳米复合材料，备用；分别以二甲基甲酰胺/四氢呋喃和二甲基甲酰胺/丙酮混合溶液为溶剂，充分溶解 PU 和 CA，再将一定量的 rGO/Ag（GS）悬浮液和姜黄素（C）溶液加入 PU/CA（即 UC）溶液中，通过静电纺丝法分别制备了 UC、UC-GS、UC-

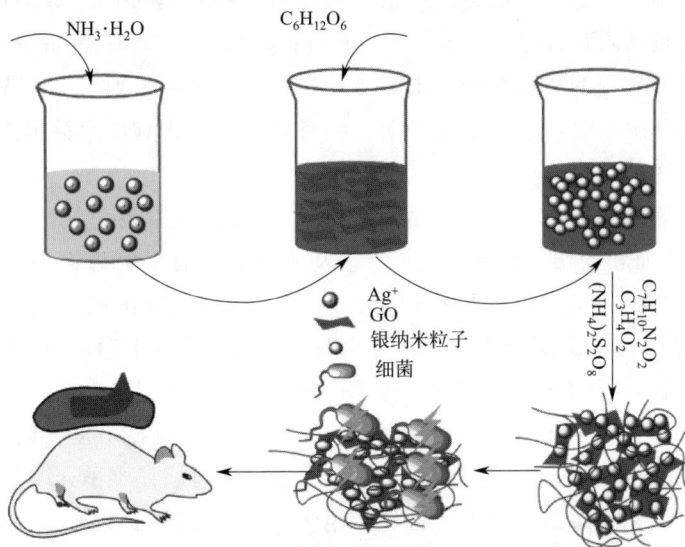

图 2.7　Ag-石墨烯合成示意图及其水凝胶伤口敷料[186]

C、UC-GSC 纳米纤维垫。结构形貌分析表明，由于 GS 或 C 的加入，纤维直径减小，孔隙率增大，复合纤维材料的孔隙率均大于 90%，适用于皮肤组织工程和伤口敷料；CA 的加入提高了 PU 的亲水性，加入疏水药物 C，对 UC 的表面润湿性无影响；而加入 GS，极大提升了复合材料表面的亲水性，水接触角从 115.38° 降至 61.38°（60 s 接触时间）。力学性能分析表明，纳米复合材料可作为增强相，提升材料的屈服强度、断裂强度和杨氏模量，而药物分子的加入，成为了干扰物，加速了 CA 原纤维之间的氢键断裂。水蒸气透过率测试结果显示，所制备的四种纳米纤维垫的水蒸气透过率均高于商用伤口敷料，因此具有可预期的保湿效果，避免伤口脱水，同时能够消除伤口渗出物，避免银渗出物的积累导致细胞外基质的分解或健康组织的浸渍，从而有利于加快伤口的愈合过程。体内外毒性评估表明，四种纤维垫均无毒，具有良好的生物相容性。将假单胞菌和金黄色葡萄球菌分别与上述材料共培养，经抗菌活性测试，结果证实，共添加 C 和 GS 的复合支架广谱抗菌活性均高于 UC 和单独添加组，而且抗假单胞菌活性优于金黄色葡萄球菌，相比于 C，金黄色葡萄球菌对 rGO/Ag 更敏感，UC-GSC 具有最优的抗菌活性，rGO 提升了银纳米粒子的分散度和稳定性，rGO/Ag 纳米复合材料和姜黄素具有协同抑菌功效。采用雄性大鼠模型（背部 1 cm×1 cm 皮肤伤口），以 0、1、5、10、15 天为时间节点，通过计算伤口闭合率，评估所制备的伤口敷料功效，第 15 天的结果分别为 100%（UC-GSC、UC-GS）、93%（UC-C）、90（UC）和 78%（空白对照组）。对比术后第 8 和第 15 天的 H&E 染色皮肤全层活检的显微照片，可以发现，在第 8 天，UC 伤口周围可以看到表皮增生、肉芽组织和胶原纤维；在 UC-GS 样品中，除了由成纤维细胞、血管、胶原纤维沉淀和少量炎症细胞浸润组织组成的肉芽组织外，同时出现了明显的附件增生（adnexal hyperplasia）；在 UC-C 样品中，表皮增生、真皮肉芽组织和扩张的狭缝表明，形成了新生血管；对照组则未见表皮增生、肉芽组织、充血和新生血管，仅见表皮崩解、少量表皮增生、真皮肉芽组织和含有中性粒细胞和渗出物的结痂。

添加石墨烯基纳米材料的水凝胶显示出比传统水凝胶更为优异的药物递送能力[188,189]及止血和促伤口愈合功能[180]。基于同时拥有生物力学活性和生物化学功能特性的水凝胶用于伤口敷料的理念，Li 等人调控 GO 浓度，设计了一系列多功能可注射型自愈合水凝胶[190]。复合水凝胶（QCS/rGO-PDA/PNIPAm）的组成为季铵化壳聚糖（QCS）、聚多巴胺涂覆 rGO（rGO-PDA）、聚（N-异丙基丙烯酰胺）（PNIPAm）单体、APS（过硫酸铵）为引发剂，TEMED（四甲基乙二胺）为催化剂，BIS（N,N'-亚甲基双丙烯酰胺）为交联剂。其中 rGO-PDA 的制备流程大致为：在氧化和碱性条件下，首先采用多巴胺（DA）预聚形成 PDA，然后将一定比例的 GO 分散液添加入 PDA 中，充分搅拌，原位还原获得黏涂于 rGO 纳米片表面的 PDA 分子链，通过 FTIR 光谱分析方法，证实形成了 rGO-PDA 材料。复合水凝胶负载药物盐酸多西环素（DOX），在磷酸盐缓冲溶液中进行药物体外释放测试，表明 DOX 释放具有温度敏感性，与未添加 GO 的水凝胶相比，复合水凝胶优异的热响应自收缩（生物力学活性）特性有助于更加完全、充分释放 DOX，药物持续释放行为符合菲克扩散机制。此外，自收缩特性结合其优异的导电、抗菌、抗氧化和自愈合等生物化学性质，新型水凝胶展现出优异的加速伤口闭合和愈合能力。Feng 等人采用简单的一锅加热法，制备了由 CS 和 GO 混合液组成的剪切减薄、可注射型水凝胶[191]。该水凝胶中 CS 链嵌入 GO 片之间，导致 CS 链的氢键减弱和 GO 结构更加无序，CS 和 GO 之间非共价键的动态可逆断裂和重组，赋予其自修复能力。此外，通过调控 GO 比例，调节 CS 水凝胶的力学和流变性质。CS-GO 水凝胶表现出良好的黏附性和血液相容性。经大鼠体内肝脏出血模型和全层皮肤缺损模型，验证材料出色的止血能力和促伤口愈合能力，表明了用作伤口敷料的广阔前景。Cheng 等人将光热响应特性引入水凝胶中，探讨其对抗细菌感染疾病的治疗[192]。采用 3D 打印技术，分别制备了甲基丙烯酰基明胶（GelMA）、接枝多巴胺复合凝胶（GelMA-DA）、GelMA/C-CNF（羧基化纤维素钠纳米纤维）、GelMA/C-CNF/GelMA-DA、聚多巴胺涂覆 rGO 凝胶（GelMA/C-CNF/GelMA-DA/rGO@PDA），以期提供集光热抗菌、抗氧化、导电、黏附增强及止血等多功能促伤口愈合水凝胶。L929 细胞评估显示，所制备的水凝胶具有优异的细胞相容性，促进了细胞增殖和迁移。光敏材料 GelMA 在近红外激光光照下，对大肠杆菌和金黄色葡萄球菌的抗菌率最高分别可达 99.3% 和 98.6%。此外，复合凝胶可支持金黄色葡萄球菌感染的大鼠全层伤口缺损的修复和再生，体内止血实验采用 SD

雄性大鼠肝脏出血模型和尾部出血模型。图 2.8 显示了多功能 3D 打印水凝胶伤口敷料制备过程和相关止血、促伤口愈合机制。针对关节损伤伤口难以治疗和恢复缓慢的问题，Shan 等人基于智能伤口监测和愈合策略，开发了一种自愈合、可注射、可运动监测及抗菌水凝胶，用于生物电伤口敷料，治疗细菌感染伤口，促进关节伤口愈合[193]。多功能凝胶由多糖生物聚合物、聚乙烯醇和羟基化石墨烯通过动态硼酸酯键合和超分子相互作用形成。该凝胶具有许多优异的特性，如超分子相互作用和动态交联特性赋予了凝胶自愈合性质；明显的剪切减薄特性确保了凝胶的注射特性；优异的细菌敏感性，可在 15 min 内通过电信号变化原位快速感知细菌，同时通过光热疗法迅速消灭大肠杆菌（10 min）和金黄色葡萄球菌（15 min），杀菌率可达 99.99%；展现出优异的机电特性，实时监测人体关节伤口状态，避免再次发生伤口撕裂，适用于人体可拉伸部位如手指、手腕、肘部等处各种不规则伤口的处理。在促进伤口愈合方面的评估显示，此复合水凝胶通过及时检测伤口感染情况及实施抗菌治疗促进伤口愈合。

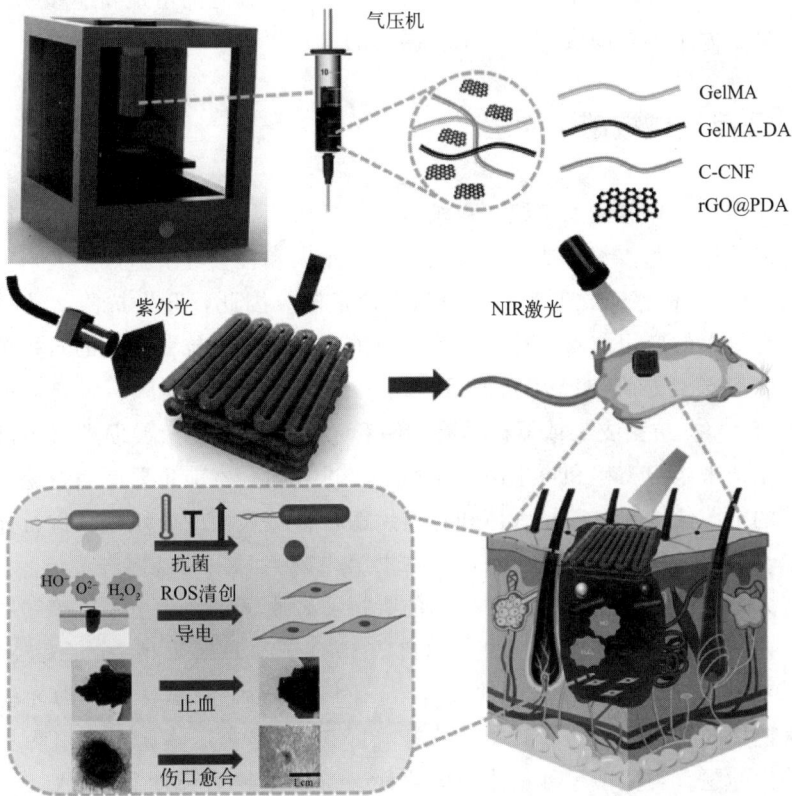

图 2.8　用于伤口感染的水凝胶敷料的 3D 打印制备示意图[192]

针对常常出现在烧伤感染中的抗生素耐药革兰氏阴性菌——铜绿假单胞菌

（*P. aeruginosa*），Karaky 等人采用金属离子与石墨烯颗粒（200 nm～1 μm）或 GO 纳米片（300～700 nm）复合，尝试研究具有抗菌活性的金属离子、石墨烯纳米材料及两者复合材料对浮游菌（*P. aeruginosa*）及其生物膜形成的抑制作用，以期开发一种可用于治疗感染耐药菌 *P. aeruginosa* 的烧伤患者[194]。通过对比分析每种材料的最小抑菌、最小杀菌、部分抑菌浓度，确定银纳米粒子与石墨烯复合材料抗微生物的最佳效果，不仅对浮游菌，也抑制细菌生物膜的形成。

对于糖尿病并发症——慢性伤口不愈合或愈合缓慢问题，与伤口血管形成减少（缺乏血管生成）、细胞增殖量不足和伤口附近细胞迁移能力不佳有关。为此，Rehman 等人开发了一种紫外交联的 rGO 和 GelMA 复合水凝胶[195]。对比研究了 rGO 不同添加浓度对复合水凝胶形貌和物理性质（孔隙率、降解率、溶胀率）的影响；体外研究了水凝胶干预下，细胞增殖、细胞活性和细胞迁移行为；体内测试了鸡胚血管生成，评估了所制备的水凝胶促血管生成潜力。研究结果表明，复合水凝胶具有足够的孔隙率和溶出物吸收能力，生物相容性好；加入一定量的 rGO 在很大程度上提高了成纤维细胞、角质形成细胞和内皮细胞的增殖和迁移率，显著加快鸡胚模型中大量具有高度分支毛细管网络的血管生成。

2.4.2　医疗器械抗感染涂层

生物体内用医疗器械如组织工程植入物、呼吸机、导管等经常面临因微生物感染造成功能减退问题，不仅造成大量浪费，对个人和社会经济造成损失，而且对于严重 AMR 和 ABR 感染的患者甚至面临生命危险。因此，开发抗菌活性材料支架或器械具有重大的应用前景和社会价值。目前，基于具有抗菌活性的石墨烯基纳米材料构建新型支架的研究已经涵盖了骨组织、口腔组织、皮肤、肌肉、神经、气管、心脏等[196]。抗菌支架或器械具有抑制和杀死细菌及真菌、促进组织修复与再生功能，是未来组织工程和再生医学领域的先进方向。本节主要围绕石墨烯基纳米材料独特的抗菌活性在口腔植入体和骨组织医疗器械表面的应用现状进行介绍。有关石墨烯基组织工程材料及其应用详见本书第 4 章。

随着人口老龄化和老年人经常面临的骨折、骨质疏松、牙齿脱落等问题，临床对矫形植入物或假体的需求逐年增加，到 2030 年，全球矫形植入物的需求规模将比 2019 年翻一倍[197]。越来越多的钛合金、陶瓷和聚醚醚酮材料成为牙科和骨科植入物所使用的材料。然而，其相关感染（IAI）也是全球临床矫形植入物或假体面临的共性问题。类似于牙种植体周围疾病，抗微生物耐药性导致 IAI 治疗困难，一旦种植牙齿失败，患者不得不经历二次手术。针对 IAI 的发展涉及诸如细菌生物膜形成与感染、炎症免疫反应和病理性骨吸收三个错综复杂阶段的生理变化，至今除了采用抗生素和手术治疗外，没有其他更为有效的治疗手段。随着纳米科技的不断发展，纳米材料为从源头预防 IAI 的发生及治疗 IAI 提供了一种可能的新途径。石墨烯及其衍生物具有独特的物理化学性质，赋予了纳米材料内禀杀菌活性；而且纳米材料作为多功能平台，可充分发挥多种杀菌机理，达到高效、准确杀菌目的；作为医疗器械植入体表面处理涂层，可抑制细菌附着及形成生物膜。近年来的研究不断发现，石墨烯基材料以其出色的生物学性质显示出有效干预 IAI 发展各阶段的能力，尤其是其抗菌活性，可有效抑制 IAI 第一阶段的发展[198]。

石墨烯基纳米材料对传统的骨科和牙科植入物表面改性处理方法主要涉及各种涂覆方法，包括喷涂法、旋涂法和浸渍法等溶剂助加工技术和等离子体处理、化学气相沉积技术及膜转移技术等[199]。通过调整石墨烯基溶液的成分、浓度和用量，在钛合金、陶瓷或聚合物材料表面制备厚度、形貌和理化性质可调控涂层。充分发挥石墨烯基纳米材料涂层抗病原体和真菌在植入物表面的黏附和生物膜形成，抑制各种微生物如白念珠菌、变形链球菌、铜绿假单胞菌和粪肠球菌等黏附和定植。Murugan 等人采用 Hummers 法制备 GO，钛合金（Ti-6Al-4V）（99.9%）切成 10 mm×10 mm×5 mm 大小，经抛光、清洗等预处理后备用；制备矿化羟基磷灰石（Ca、Mg、Zn、P，M-HAP）、M-HAP/GO 和 M-HAP/PCL/GO 电解液待用。采用电沉积方法，在 Ti 合金基底上分别沉积 M-HAP/GO 和 M-HAP/PCL/GO 涂层[200]。体外研究采用 $E.Coli$ 和 $S.aureus$ 两种实验菌株和人成骨细胞（MG63）；体内研究采用 Wistar 大鼠的股骨模型，通过组织学研究观察带有石墨烯基涂层的植入体对组织和细胞行为的影响。抑菌圈数据显示，涂覆于 Ti 合金表面的两种涂层均形成抑菌圈，加入 PCL 的样品抗菌活性更为优异，并与涂层样品的浓度呈正相关，100 μL 浓度对应的涂层对 $E.Coli$ 和 $S.aureus$ 显示的抑菌直径分别为 20.5 mm 和 16 mm。体内测试评估结果说明涂层生物相容性良好，加入 GO 涂层的 M-HAP/PL 植入体术后 14 天和 28 天均未见明显的临床感染，植入部位组织分析显示形成了海绵骨（小梁骨）；同样，加入 GO 组也没有发生感染现象，存在新形成的海绵骨，术后 28 天发现有新骨形成，骨面积随植入时间呈现增加趋势，植入体周围可见大量成骨细胞内生长（ingrowth），充分显示出 GO 促体内成骨能力。关于石墨烯基纳米材料在牙科方面的应用，Radhi 等人基于石墨基纳米材料的抗微生物活性及影响机理，如图 2.9 所示，较深入全面总结了石墨烯基纳米材料与丙烯酸树脂结合制造假牙，制备树脂和水泥复合材料用于修复治疗；制备黏合材料用于矫形治疗及用于种植牙治疗的种植体涂层[201]。石墨烯基纳米材料在纯金属钛表面展现出耐蚀性、耐久性和促成骨细胞分化的潜质。不仅如此，最新研究尝试将 GO 整合到 TiO_2 涂层中，在近红外光照下，GO-PDA 优异的光热性能和 ROS，使 Ti 及其合金种植体同时拥有优异的生物惰性和足够的抗菌活性和抗感染能力[202]。为了充分发挥牙种植体功效，避免皮肤黏膜反复感染 IAI 疾病，同时规避因引入抗菌活性成分可能伤害牙齿周围组织细胞的生物功能，Gao 等人提出了一种新的涂层策略，即采用 GO 和矿化胶原蛋白功能化种植牙基牙，密封基牙周围软组织，具有抗菌活性，可对细菌实施重复性光助热疗，以期获得无毒副作用，且能够长期、按需和循环使用的抗菌性能[203]。

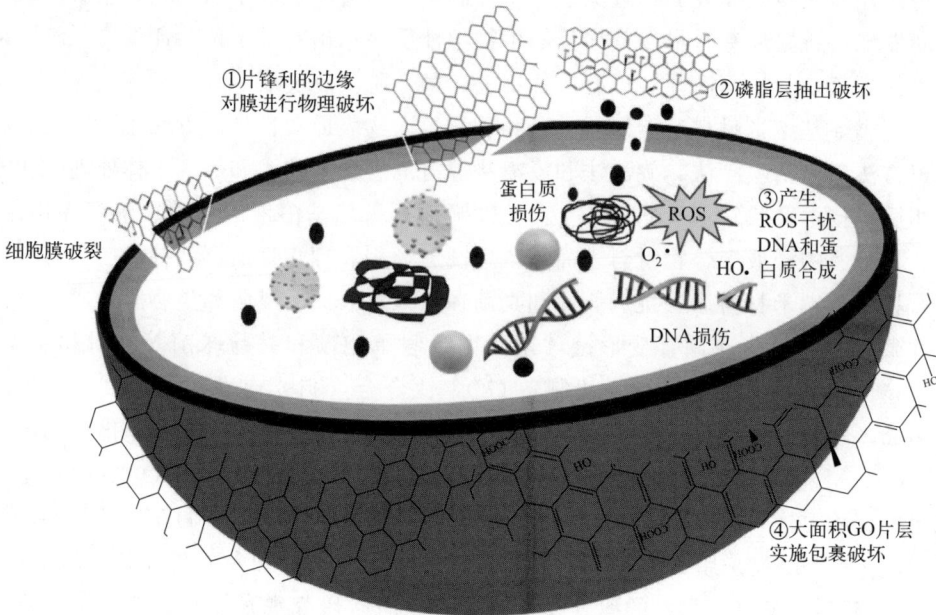

①片锋利的边缘对膜进行物理破坏

②磷脂层抽出破坏

蛋白质损伤

ROS

③产生ROS干扰DNA和蛋白质合成

细胞膜破裂

O₂

HO·

DNA损伤

④大面积GO片层实施包裹破坏

图 2.9　石墨烯基纳米片抗微生物机制[201]

在石墨烯基涂层中添加其他抗菌活性成分，可进一步通过释放杀菌机制提升抗菌效果，如左氧氟沙星、盐酸米诺环素、庆大霉素、盐酸多西环素等抗生素；具有抗菌活性的金属纳米粒子 Zn、Mg、Ag 及亮氨酸、地衣酸等有机化合物[198]。石墨烯及衍生物纳米材料不仅产生膜应力和氧化应激，发挥自身机械破坏和化学破坏细菌，而且作为药物载体，可控制活性成分靶向、长期、定量释放，保证在 IAI 周围达到药物的有效浓度，避免传统的静脉或口服抗生素因过早药物降解和长期药物浓度不够产生的细菌耐药性问题，同时对种植体表面实现长期保护作用，防止口腔细菌形成生物膜。

2.4.3　其他医用抗菌防护品

目前，全球范围内日益关注不同职业人员，尤其是应急响应人员的工作健康安全问题，这使得开发新型高性能的个人防护装备（PPE）日益成为研究焦点，如医护人员的 PPE、消防员和工人的 PPE、执法人员和军事人员的 PPE 等[204]。根据应用的环境和行业不同，对 PPE 性能要求也不同，如具有抗机械、生物、化学、热、辐射危害等特性。但是，目前各种传统类型的 PPE 均在舒适、透气、灵活等方面存在不足，在抵抗病原体相关风险方面不足。新型 PPE 的焦点之一是通过引入具有抗微生物活性的新材料，开发新型抗微生物纺织品，具有杀死或抑制一种或多种微生物生长的功能，同时保证纺织品持久耐用、不脱色，不影响加工和设计，可广泛应用于从家庭到商业各领域，包括医疗保健、卫生和医疗事业[205]。

石墨烯基纳米材料改性的防护服具有多种功能，如图 2.10 所示。2014 年，Castro 等人提出，石墨烯改性的抗菌服用于医院的医务人员、医生或患者，可减少传染病的传播。目前，科学工作者已通过多种技术，制备石墨烯及衍生物纳米材料修饰的复合纺织品（尼龙、聚酯等），如原位聚合、溶液共混、熔融混合等。利用 GO 纳米片良好的分散特性及与聚合物界面相互作用的优势，Zhao 等人制备了 GO/CS 复合织物，用于患者抗病菌感染紧身衣[206]。复合材料呈现出良好的抗菌活性，对大肠杆菌和金黄色葡萄球菌的抑菌率分别为 92.09％和 99.33％。GO 基织物使用耐久性较好，对人体无潜在毒性，也未见引起皮肤刺激性反应。Jin 等人则用高黏附性能的 PDA 涂覆 CS@GO 纤维，并以邻苯二酚结构与 CS 分子中的胺基发生反应，形成儿茶酚胺加合物，同时，PDA 中的胺基侧链为 GO 纳米片堆垛提供活性位点，复合纤维的力学性能得到明显提升[145]。经 PDA 处理的 CS@GO 纤维的拉伸强度可达 400 MPa，杨氏模量大于 20 GPa，优于普通 CS 和 CS@GO 纤维的力学性能。抗菌测试结果表明，单独的 GO 和 PDA 对 CS 纤维抗菌活性均有

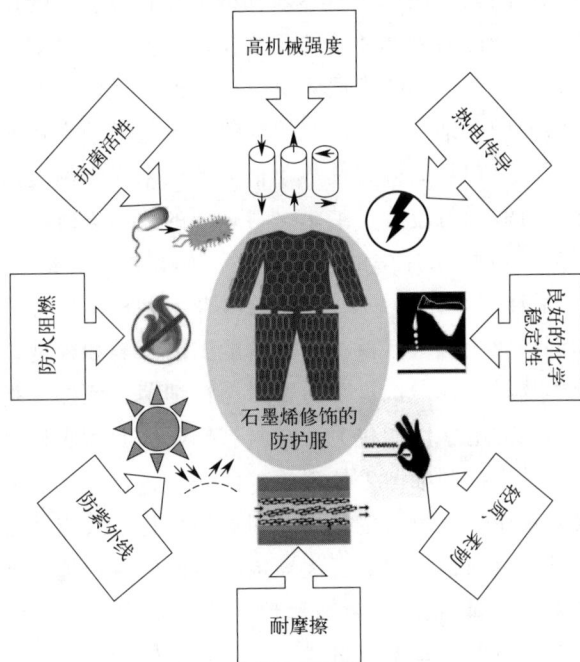

图 2.10　石墨烯改性多功能防护服示意图[204]

提升，复合后，CS@GO@PDA 对大肠杆菌和金黄色葡萄球菌的抑菌率均超过 99.99％。虽然石墨烯基纳米材料在高性能个人防护服领域显示出优异性，但是纺织品普遍存在舒适度差的问题，提升石墨烯在聚合物基体中的分散性和界面相互作用，同时不降低石墨烯固有的高性能是未来的研究方向之一。

2.5 结论与展望

石墨烯及衍生物独特的结构和理化性质赋予了其优异的生物学性质，显示出广谱抗菌活性，成为下一代重要的抗微生物纳米结构碳材料。石墨烯基材料通过物理或化学机制，抑制/消灭浮游细菌、阻止或破坏生物膜，目前已经在包括伤口敷料、药物递送、组织工程和个人防护装置等多个生物医用领域展开了大量研究，显示出巨大的应用潜力。但是，对于一种新型材料，为了成功实现其商品化，势必在基础理论方面、生物体内环境中、临床转化过程中面临亟待解决的诸多问题。

首先，关于石墨烯基纳米材料抗菌活性与抗菌机理方面。影响材料抗菌活性的因素众多，目前公认的抗菌机理为物理刺穿/纳米剪刀切割/纳米片包裹等物理因素和氧化应激相关的化学因素。例如，石墨烯基纳米材料具有大的比表面积，溶液中可以通过包裹方式阻隔细菌与外部环境的相互作用，使其失去新陈代谢的能力。但是质疑之处是，通常石墨烯或 GO 表面为负电位，而革兰氏阴性菌和革兰氏阳性菌表面均为负电位，溶液中，纳米级的石墨烯或氧化石墨烯纳米片通过怎样的方式与细菌细胞接触后，仅通过包裹的方式使数千倍大的微米级细菌失活？其中的抗菌或造成细菌失活的分子机制尚待澄清，纳米材料杀菌的生物学研究仍然是一个重大挑战。再比如，GO 或 rGO 纳米片中的结构缺陷（如孔洞、边缘、空位）和含氧官能团是产生 ROS 的活性位点，但是 ROS 抗菌涉及多种机制或方式，因此尚需开展研究以深入理解和调控影响抗菌活性的含氧官能团的种类和密度，精准开发高性能石墨烯基新型抗微生物材料，对抗抗菌药物耐药性细菌。此外，基于电荷转移机制的氧化应激与抗菌体系的电学性能相关，在具有导电性的基底材料或支架植入体表面，发现因电荷转移导致抑制细菌生长现象，但是对石墨烯基抗菌材料电导率与抗菌效率之间尚未建立规律性认识，生物界面相关的生物学效应及材料在体内的功能效果尚待探讨。而且，目前报道的具有优异抗菌活性的纳米抗菌剂几乎都是石墨烯基纳米材料与抗生素、金属/金属合金纳米粒子或聚合物的混合物，尚少见报道有关抗菌性能优异的单一石墨烯基宏观材料，既具有良好的抗菌活性，又保持石墨烯基纳米材料其他优异的物理化学性质。因此，大量开展石墨烯基材料的合理设计和开发研究，以推动未来真正实现取代抗生素杀菌目标，造福人类。

其次，关于具有抗菌活性的石墨烯基材料应用方面。优异抗菌活性的抗菌材料不一定均具有促进伤口愈合的功能。在实际应用中，抗菌活性材料面临受损的伤口状态、性质和受损时间等问题，需综合考虑伤口愈合的各阶段生物学特点。同样，对于体内用医疗器械抗感染涂层，尤其需关注材料与周围组织的多种"相容性"，不应因引入抗菌活性成分对周围细胞及组织产生毒副作用，且需根据不同受力部位的环境要求，合理选取抗菌涂层材料，长期持续抗菌的重要性远高于高活性抗菌功能。

最后，未来实现同时具有检测和抑菌、杀菌功能的石墨烯基抗菌剂的首要前提是能够大规模生产具有稳定抗菌活性的石墨烯基材料，确保临床，尤其是生物体内大规模使用对材料稳定性能的严格要求，这是实现其应用的重要前提。此外，在评估材料的抗菌活性方面，为了切实发挥材料在实际应用环境中确定的性能，研究中需加大挑战，如增加复杂的生物流体实验，积累大量体内研究数据。总之，低成本、低毒性石墨烯基纳米材料的抗菌活性研究与应用，对世界基础生物医学的发展和人类进步具有深远影响和重大意义。

参考文献

[1] Ergonul O，Yalcin C E，Erkent M A，et al. Who can get the next Nobel Prize in infectious diseases? [J]. Int J Infect Dis，2016，45：88-91.

[2] 沈萍，陈向东. 微生物学 [M]. 2版. 北京：高等教育出版社，2002.

[3] 金秀龙，丁古巧. 石墨烯材料抗菌抗病毒研究进展 [J]. 新材料产业，2020，2：21-26.

[4] Bhatt S，Punetha V D，Pathak R，et al. Graphene in nanomedicine：A review on nano-bio factors and antibacterial activity [J]. Colloid Surface B，2023，226：113323.

[5] Nikolic P，Mudgil P. The cell wall，cell membrane and virulence factors of *Staphylococcus aureus* and their roel in antibiotic resistance [J]. Microorganisms，2023，11：259.

[6] Pulingam T，Parumasivam T，Gazzali A M，et al. Antimicrobial resistance：Prevalence, economic burden，mechanisms of resistance and strategies to overcome [J]. Eur J Pharm Sci，2022，170：106103.

[7] Agnihotri S，Dhiman N K. Development of nano-antimicrobial biomaterials for biomedical applications [J]. Advances in biomaterials for biomedical applications，2017，66：479-545.

[8] Donlan R M. Biofilms：Microbial life on surfaces [J]. Emerging Infect Dis，2002，8：881-890.

[9] Arciola C R，Campoccia D，Montanaro L. Implant infections：adhesion，biofilm formation and immune evasion [J]. Nat Rev M0icrobiology，2018，16：397-409.

[10] Hasan J，Crawford R J，Lvanova E P，et al. Antibacterial surfaces：the quest for a new generation of biomaterials [J]. Trends Biotechnol，2013，31：31-40.

[11] Zaman S B，Hussain M A，Nye R，et al. A review on antibiotic resistance：Alarm bells are ringing [J]. Curreus，2017，9（6）：1-10.

[12] Périchon B，Courvalin P. VanA-type vancomycin-resistant Staphylococcus aureus [J]. Antimicrob

Agents Ch, 2009, 53 (11): 4580-4587.

[13] Saccucci M, Bruni E, Uccelletti D, et al. Surface disinfections: Present and Future [J]. J Nanomater, 2018: 1-9.

[14] Zhu X Y, Loh X J. Layer-by-layer assemblies for antibacterial applications [J]. Biomater Sci, 2015.

[15] Li S Q, D S J, Xu W G, et al. Antibacterial hydrogels [J]. Adv Sci, 2018, 5: 1700527.

[16] Ahmed W, Zhai Z, Gao C. Adaptive antibacterial biomaterial surfaces and their applications [J]. Mater Today Bio, 2019, 2: 100017.

[17] Mehrjou B, Wu Y Z, Liu P, et al. Design and properties of antimicrobial biomaterials surfaces [J]. Adv Healthc Mater, 2022: 2202073.

[18] Rotello V M. Nanomaterials for fighting multidrug-resistant biofilm infections [J]. BME Front, 2023, 4: 0017.

[19] Linklater D P, Baulin V A, Juodkazis S, et al. Mechano-bactericidal actions of nanostructured surfaces [J]. Nat Rev Microbiology, 2020.

[20] Sam S, Joseph B, Thomas S. Exploring the antimicrobial features of biomaterials for biomedical applications [J]. Results Eng, 2023, 17: 100979.

[21] Cai Y J, Bing W, Xu X, et al. Topographical nanostructures for physical sterilization [J]. Drug Deliv Transl Re, 2021, 11: 1376-1389.

[22] Selim M S, Azzam A M, Shenashen M A, et al. Comparative study between three carbonaceous nano-blades and nanodarts for antimicrobial applications [J]. J Environ Sci, 2024, 136: 594-605.

[23] Lewis K. The science of antibiotic discovery [J]. Cell, 2020, 181: 29-45.

[24] Lazzaro B P, Zasloff M, Rolff J. Antimicrobial peptides: Application informed by evolution [J]. Science, 2020, 368: 487.

[25] Xin Q, Shah H, Nawaz A, et al. Antibacterial carbon-based nanomaterials [J]. Adv Mater, 2019, 31: 1804838.

[26] Linklater D P, Saita S, Turata T, et al. Nanopillar polymer films as antibacterial packaging materials [J]. ACS Appl Nano Mater, 2022, 5 (2): 2578.

[27] Jiang R, Hao L, Song L, et al. Lotus-leaf-inspired hierarchical structured surface wih non-fouling and mechanical bactericidal performances [J]. Chem Eng J, 2020, 398: 125609.

[28] Ivanova E P, Hasan J, Webb H K, et al. Natural bactericidal surfaces: Mechanical ruptured of *Pseudomonas aeruginosa* cells by Cicada wings [J]. Small, 2012, 8: 2489-2494.

[29] Miyazaki M, Moriya H, Miyauchi A. Biomimetic design inspired sharkskin denticles for growth suppression of biofilm [J]. J. Photopolym Sci Technol, 2019, 32: 295-301.

[30] Kim S, Jung U T, Kim S K, et al. Nanostructured multifunctional surface with antireflective and antimicrobial characteristics [J]. ACS Appl Mater Interfaces, 2015, 7: 326-331.

[31] Yang Y, Yuen M F, Chen X, et al. Fabrication of arrays of high-aspect-ratio diamond nanoneedles via maskless ECR-assisted microwave plasma etching [J]. CrystEngComm, 2015, 17: 2791-2800.

[32] Du K, Wathuthanthri I, Liu Y, et al. Fabrication of polymer nanowires via maskless O_2 plasma etching [J]. Nanotechnology, 2014, 25 (16): 165301.

[33] Kim J H, Mun C, Ma J, et al. Simple fabrication of transparent, colorless, and self-disinfecting polyethylene terephthalate film via cold plasma treatment [J]. Nanomaterials, 2020, 10 (5): 949.

[34] Alhumaidi M S, Arshad F, Aubry C, et al. Electrostatically coupled SiO_2 nanoparticles/poly (L-DO-

PA) antifouling coating on a nanofiltration membrane [J]. Nanotechnology, 2020, 31 (27): 275602.

[35] Cong C, Junus W, Shen Z, et al. New colloidal lithographic nanopatterns fabricated by combining preheating and reactive ion etching [J]. Nanoscale Res Lett, 2009, 4: 1324-1328.

[36] Wu Y, Zhang C, Yuan Y, et al. Fabrication of wafer-size monolayer close-packed colloidal crystals via slope self-assembly and thermal treatment [J]. Langmuir. 2013, 29: 14017-14023.

[37] Nowlin K, Lajeunesse D R. Fabrication of hierarchical biomimetic polymeric nanostructured surfaces [J]. Mol Syst Des Eng, 2017, 2: 201-213.

[38] Chandramohan A, Sibirev N V, Dubrovskii V G, et al. Model for large-area monolayer coverage of polystyrene nanospheres by spin coating [J]. Sci Rep, 2017, 7: 40888.

[39] Tsui K H, Li X, Tsoi J K H, et al. Low-cost, flexible, disinfectant-free and regular-array three-dimensional nanopyramid antibacterial films for clinical applications [J]. Nanoscale, 2018, 10: 10436-10442.

[40] Hanson L, Lin Z C, Xie C, et al. Characterization of the cell-nanopillar interface by transmission electron microscopy [J]. Nano Lett, 2012, 12: 5815-5820.

[41] Bright R, Hayles A, Wood J, et al. Bio-inspired nanostructure Ti-6Al-4V alloy: The role of two alkaline etchants and the hydrothermal processing duration on antibacterial activity [J]. Nanomaterials, 2022, 12 (7): 1140.

[42] Sjöström T, Nobbs A H, Su B. Bactericidal nanospike surfaces via thermaloxidaiton of Ti alloy substrates [J]. Mater Lett, 2016, 167: 22-26.

[43] Valdez-Salas B, Beltrán-Partida E, Nedev N, et al. Controlled antifungal behavior on Ti6Al4V nanostructured by chemical nanopatterning [J]. Mater Sci Eng C, 2019, 96: 677-683.

[44] Elliott D T, Wiggins R J, Dua R. J. Bioinspired antibacterial surface for orthopedic and dental implants [J]. Biomed Mater Res Part B, 2021, 109: 973-981.

[45] Lorenzetti M, Dogša I, Stošicki T, et al. The influence of surface modification on bacterial adhesion to titanium-based substrates [J]. ACS Appl Mater Interfaces, 2015, 7 (3): 1644-1651.

[46] Li J, Liu X, Qiao Y, et al. Enhanced bioactivity and bacteriostasis effect of TiO_2 nanofilms with favorable biomimetic architectures on titanium surface [J]. RSC Adv, 2013, 3 (28): 11214-11225.

[47] Hayles A, Hasan J, Bright R, et al. Hydrothermally etched titanium: a review on a promising mechano-bactericidal surface for implant applications [J]. Mater Today Chem, 2021, 22: 100622.

[48] Moritz J, Abram A, Cekada M, et al. Nanoroughening of sandblasted 3Y-TZP surface by alumina coating deposition for improved osseointegration and bacteria reduction [J]. J Eur Ceram Soc, 2019, 39 (14): 4347-4357.

[49] Ge X, Zhao J, Esmeryan K D, et al. Cicada-inspired fluoridated hydroxyapatite nanostructured surfaces synthesized by electrochemical additive manufacturing [J]. Mater Des, 2020, 193: 108790.

[50] Izquierdo-Barba I, García-Martín J M, Álvarez R, et al. Nanocolumnar coatings with selective behavior towards osteoblast and *Staphylococcus aureus* proliferation [J]. Acta Biomater, 2015, 15: 20-28.

[51] Sengstock C, Lopian M, Motemani Y, et al. Structure-related antibacterial activity of a titanium nanostructured surface fabricated by glancing angle sputter deposition [J]. Nanotechnology, 2014, 25 (19): 195101.

[52] Mandal P, Ivvala J, Arora H S, et al. Bioinspired micro/nano structured aluminum with multifaceted applications [J]. Colloids Surf B, 2022, 211: 112311.

[53] Tang Y, Sun H, Qin Z, et al. Bioinspired photocatalytic ZnO/Au nanopillar-modified surface for enhanced antibacterial and antiadhesive property [J]. Chem Eng J, 2020, 398: 125575.

[54] Li X, Lovell J F, Yoon J, et al. Clinical development and potential of photothermal and photodynamic therapies for cancer [J]. Nat Rev Clin Oncol, 2020, 17 (11): 657-674.

[55] Jia Q, Song Q, Li P, et al. Rejuvenated photodynamic therapy for bacterial infections [J]. Adv Healthcare Mater, 2019, 8 (14): 1900608.

[56] Seidi F, Shamsabadi A A, Firouzjaei M D, et al. MXenes antibacterial properties and applications: A review and perspective [J]. Small, 2023, 19: 2206716.

[57] Ye S R, Zhang H C, Lai H Y, et al. MXene: A wonderful nanomaterial in antibacterial [J]. Front Bioeng Biotech, 2024, 12: 1338539.

[58] Hu X, Zhang H, Wang Y, et al. Synergistic antibacterial strategy based on photodynamic therapy: Progress and perspectives [J]. Chem Eng J, 2022, 450: 138129.

[59] Qi M, Chi M, Sun X, et al. Novel nanomaterial-based antibacterial photodynamic therapies to combat oral bacterial biofilms and infectious diseases [J]. Int J Nanomed, 2019, 14: 6937-6956.

[60] Sun X, Sun J, Sun Y, et al. Oxygen self-sufficient nanoplatform for enhanced and selective antibacterial photodynamic therapy against anaerobe-induced periodontal disease [J]. Adv Funct Mater, 2021, 31 (20): 2101040.

[61] Grzech-Le'sniak K, Gaspirc B, Sculean A. Clinical and microbiological effects of multiple applications of antibacterial photodynamic therapy in periodontal maintenance patients. A randomized controlled clinical study [J]. Photodiagn Photodyn Ther, 2019, 27: 44-50.

[62] Nawaz F, Yang Y, Zhao S, et al. Innovative salt-blocking technologies of photothermal materials in solar-driven interfacial desalination [J]. J Mater Chem A, 2021, 9 (30): 16233-16254.

[63] Lo W C, Krasnopeeva E, Pilizota T. Bacterial electrophysiology [J]. Annu Rev Biophys, 2024, 53: 487-510.

[64] Schofield Z, Meloni G N, Tran P, et al. Bioelectrical understanding and engineering of cell biology [J]. J R Soc Interface, 2020, 17 (166): 20200013.

[65] Vemuri G N, Eiteman M A, Mcewen J E, et al. Increasing NADH oxidation reduces overflow metabolism in *Saccaromyces cerevision* [J]. Proc Natl Acad Sci USA, 2007, 104 (7): 2402-2407.

[66] Stratford J P, Edwards C L A, Ghanshyam M J, et al. Electrically induced bacterial membrane-potential dynamics correspond to cellular proliferation capacity [J]. Proc Natl Acad Sci USA, 2019, 116 (19): 9552-9557.

[67] Delcour A H. Electrophysiology of Bacteria [J]. Annu Rev Microbiol, 2013, 67: 179-197.

[68] Yu Q, Cho J, Shivapooja P, et al. Nanopatterned smart polymer surfaces for controlled attachment, killing, and release of bacteria [J]. ACS Appl Mater Interfaces, 2013, 5 (19): 9295-9304.

[69] He B, Du Y, Wang B, et al. Grafting embedded poly (ionic liquid) brushes on biomimetic sharklet resin surface for antibiofouling applications [J]. Prog Org Coat, 2021, 157: 106298.

[70] Vargas-Alfredo N, Santos-Coquillat A, Martínez-Campos E, et al. Highly efficient antibacterial surfaces based on bacterial/cell size selective microporous supports [J]. ACS Appl Mater Interfaces, 2017, 9 (51): 44270-44280.

[71] Zhu M, Wang Y, Lou M, et al. Bioinspired transparent and antibacterial electronic skin for sensitive tactile sensing [J]. Nano Energy, 2021, 81: 105669.

［72］ Li J，Wang G，Meng Q，et al. A biomimetic nano hybrid coating based on the lotus effect and its anti-biofouling behaviors ［J］. Appl Surf Sci，2014，315：407-414.

［73］ Ghoshal T，Cruz-Romero M C，Kerry J P，et al. Nanosize and shape effects on antimicrobial activity of silver using morphology-controlled nanopatterns by block copolymer fabrication ［J］. ACS Appl Nano Mater，2019，2：6325-6333.

［74］ Er S G，Edirisinghe M，Tabish T A. Grapheneb-ased nanocomposites as antibacterial，antiviral and antifungal agents ［J］. Adv Healthcare Mater，2023，12 (6)：2201523.

［75］ Sanchez V C，Jachak A，Hurt R H，et al. Biological interactions of graphene-family nanomaterials：an interdisciplinary review ［J］. Chemical Research in Toxicology，2012，25 (1)：15-34.

［76］ Ou L，Song B，Liang H，et al. Toxicity of graphene-family nanoparticles：a general review of the origins and mechanisms ［J］. Particle and fibre toxicology，2016，13 (57)：1-24.

［77］ Matharu R K，Porwal H，Chen B，et al. Viral filtration using carbon-based materials ［J］. Med Devices Sens，2020，3：e10107.

［78］ Du X，Xiao R，Fu H，et al. Hypericin-loaded graphene oxide protects ducks against a novel duck reovirus ［J］. Mater Sci Eng C，2019，105：110052.

［79］ Chen Y N，Hsueh Y H，Hsieh C T，et al. Antiviral activity of graphene-silver nanocomposites against non-enveloped and enveloped viruses ［J］. Int J Environ Res Public Health，2016，13 (4)：430.

［80］ Ye S，Shao K，Li Z，et al. Antiviral activity of graphene oxide：How sharp edged structure and charge matter ［J］. ACS Appl Mater Interfaces，2015，7 (38)：21571-21579.

［81］ Yang X X，Li C M，Li Y F，et al. Synergistic antiviral effect of curcumin functionalized graphene oxide against respiratory syncytial virus infection ［J］. Nanoscale 2017，9 (41)：16086-16092.

［82］ Arifin N F T，Yusof N，Nordin N A H M，et al. Potential application of biomass derived graphene for COVID-19 pandemic ［J］. Mater Today：Proc，2021，46：1959-1962.

［83］ Zou X F，Zhang L，Wang Z J，et al. Mechanism of the antimicrobial activities of graphene materials ［J］. J Am Chem Soc，2016，138：2064-2077.

［84］ Liu S B，Hu M，Zeng T Y H，et al. Lateral dimension-dependent antibacterial activity of graphene oxide sheets ［J］. Langmuir，2012，28：12364-12372.

［85］ Perreault F，Faria A F，Nejati S，et al. Antimicrobial properties of graphene oxide nanosheets：Why size matters ［J］. ACS Nano，2015，9 (7)：7226-7236.

［86］ Wang J L，Wei Y J，Shi X H，et al. Cellular entry of graphene nanosheets：the role of thickness，oxidation and surface adsorption ［J］. RSC Adv，2013，3：15776.

［87］ Mangadlao J D，Santos C M，Felipe M J L，et al. On the antibacterial mechanism of graphene oxide (GO) Langmuir-Blodgett films ［J］. Chem Comm，2015，51：2886.

［88］ Ruiz O N，Fernando K A S，Wang B J，et al. Graphene oxide：a nonspecific enhancer of cellular growth ［J］. ACS Nano 2011，5 (10)：8100-8107.

［89］ Akhavan O，Ghaderi E. Toxicity of graphene and graphene oxide nanowalls against bacteria ［J］. ACS Nano，2010，4 (10)：5731-5736.

［90］ Lu X L，Feng X D，Werber J R，et al. Enhanced antibacterial activity through the controlled alignment of graphene oxide nanosheets ［J］. PNAS，2017：E9793-E9801.

［91］ Liu Y，Wen J，Gao Y，et al. Antibacterial graphene oxide coatings on polymer substrate ［J］. Appl Surf Sci，2018，436：624-630.

[92] Zou F M, Zhou H J, Jeong D Y, et al. Wrinkled surface-medicated antibacterial activity of graphene oxide nanosheets [J]. ACS Appl Mater Interfaces, 2017, 9: 1343-1351.

[93] Park S, Mohanty N, Suk J W, et al. Biocompatible, robust free-standing paper composed of a TWEEN/graphene composite [J]. Adv Mater, 2010, 22: 1736-1740.

[94] Ameen S, Akhtar M S, Seo H-K, et al. Advanced ZnO-graphene oxide nanohybrid and its photocatalytic applications [J]. Mater Lett, 2013, 100: 261-265.

[95] Akhavan O, Ghaderi E. Escherichia coli bacteria reduce graphene oxide to bactericidal graphene in a self-limiting manner [J]. Carbon, 2012, 50: 1853-1860.

[96] Hui L W, Piao J G, Auletta J, et al. Availability of the basal planes of graphene oxide determines whether it is antibacterial [J]. ACS Appl Mater Interfaces, 2014, 6: 13183-13190.

[97] Musico Y L F, Santos C M, Dalida M L P, et al. Surface modification of membrane filters using graphene and graphene oxide-based nanomaterials for bacterial inactivation and removal [J]. ACS Sustainable Chem Eng, 2014, 2: 1559-1565.

[98] Tian T F, Shi X Z, Cheng L, et al. Graphene-based nanocomposite as an effective, multifunctional and recyclable antibacterial agent [J]. ACS Appl Mater Interfaces, 2014, 6: 8542-8548.

[99] Liu S B, Zeng T Y H, Hofmann Mario, et al. Antibacterial activity of graphite, graphite oxide, graphene oxide, and reduced graphene oxide: Membrane and oxidative stress [J]. ACS Nano, 2011, 5 (9): 6971-6980.

[100] Akhavan O, Ghaderi E, Esfandiar A. Wrapping bacteria by graphene nanosheets for isolation from environment, reactivation by sonication, and inactivation by near-infrared irradiation [J]. J Phys Chem B, 2011, 115: 6279-6288.

[101] Hu W B, Peng C, Luo W J, et al. Graphene-based antibacterial paper [J]. ACS Nano, 2010, 4 (7): 4317-4323.

[102] Mohammed H, Kumar A, Bekyarova E, et al. Antimicrobial mechanisms and effectiveness of graphene and graphene-functionalized biomaterials. A scope review [J]. Front Bioeng Biotech, 2020, 8: 465.

[103] Shankar K, Agarwal S, Mishra S, et al. A review on antimicrobial mechanism and applications of graphene-based materials [J]. Biomaterials Adv, 2023, 150: 213440.

[104] Pulingam T, Thong K L, Appaturi J N, et al. Mechanistic actions and contributing factors affecting the antibacterial property and cytotoxicity of graphene oxide [J]. Chemosphere, 2021, 281: 130739.

[105] Bhatt S, Pathak R, Punetha V D, et al. Recent advances and mechanism of antimicrobial efficacy of graphene-based materials: a review [J]. J Mater Sci, 2023, 58: 7839-7867.

[106] Chen S, Li L, Zhao C, et al. Surface hydration: Principles and applications toward low-fouling/non-fouling biomaterials [J]. Polymer, 2010, 51 (23), 5283-5293.

[107] Zhu X, Janczewski D, Guo S, et al, Polyion multi layers with precise surface charge control for anti-fouling [J]. ACS Appl. Mater. Interfaces, 2015, 7 (1): 852-861.

[108] Lichter J A, Thompson M T, Delgadillo M, et al. Substrata mechanical stiffness can regulate adhesion of viable bacteria [J]. Biomacromolecules, 2008, 9: 1571-1578.

[109] Pulingam T, Thong K L, Ali Md E, et al. Graphene oxide exhibits differential mechanistic action towards Gram-positive and Gram-negative bacteria [J]. Colloids Surf B Biointerfaces, 2019, 181: 6-15.

[110] Lal A, Porat H, Hirsch L O, et al. Laser-assisted direct coating of graphene-based films on plastic substrates with bactericidal properties [J]. Appl Surf Sci, 2024, 643: 158660.

[111] West J D, Marnett L J. Endogenous reactive intermediates as modulators of cell signaling and cell death [J]. Chem Res Toxicol, 2006, 19: 173-194.

[112] Gurunathan S, Woong H, Abdal D, et al. Oxidative stress-mediated antibacterial activity of graphene oxide and reduced graphene oxide in *Pseudomonas aeruginosa* [J]. Int J Nanomed, 2012, 7: 5901-5914.

[113] Liu X, Sen S, Liu J, et al. Antioxidant deactivation on graphenic nanocarbon surfaces [J]. Small, 2011, 7: 2775-2785.

[114] Romero-Vargas C, Perreault F, De Faria A F, et al. Interaction of graphene oxide with bacterial cell membranes: insights from force spectroscopy [J]. Environ Sci Technol Lett, 2015, 2: 112-117.

[115] Li J, Wang G, Zhu H, et al. Antibacterial activity of large-area monolayer graphene film manipulated by charge transfer [J]. Sci Rep, 2015, 4: 4359.

[116] Rizzello L, Pompa P P. Nanosilver-based antibacterial drugs and devices: Mechanisms, methodological drawbacks, and guidelines [J]. Chem Soc Rev, 2014, 43: 1501-1518.

[117] Lemire J A, Harrison J J, Turner R J. Antimicrobial activity of metals: mechanisms, molecular targets and applications [J]. Nat Rev Micro biol, 2013, 11: 371-384.

[118] Silver S, Phung L T, Silver G. Silver as biocides in burn and wound dressings and bacterial resistance to silver compounds [J]. J Ind Microbiol Biotechnol, 2006, 33: 627-634.

[119] Paná˘cek A, Kvitek L, Prucek R, et al. Silver colloid nanoparticles: Synthesis, characterization, and their antibacterial activity [J]. J Phys Chem B, 2006, 110: 16248-16253.

[120] Cassagneau T, Fendler J H. Preparation and layer-by-layer self-assembly of silver nanoparticles capped by graphite oxide nanosheets [J]. J Phys Chem B, 1999, 103: 1789-1793.

[121] Zhou X Z, Huang X, Qi X Y, et al. In situ synthesis of metal nanoparticles on single-layer graphene oxide and reduced graphene oxide surfaces [J]. J Phys Chem C, 2009, 113 (25): 10842-10846.

[122] Xu C, Wang X. Fabrication of flexible metal-nanoparticle films using graphene oxide sheets as substrates [J]. Small, 5 (19): 2212-2217.

[123] Xu W P, Zhang L C, Li J P, et al. Facile synthesis of silver@graphene oxide nanocomposites and their enhanced antibacterial properties [J]. J Mater Chem, 2011, 21: 4593-4597.

[124] Das M R, Sarma R K, Saikia R, et al. Synthesis of silver nanoparticles in an aqueous suspension of graphene oxide sheets and its antimicrobial activity [J]. Colloids Surf B, 2011, 83: 16-22.

[125] Li Z, Zhang P, Wang K L, et al. Graphene buffered galvanic synthesis of graphene-metal hybrids [J]. J Mater Chem, 2011, 21: 13241-13246.

[126] Liu L, Liu J C, Wang Y J, et al. Facile synthesis of monodispersed silver nanoparticles on graphene oxide sheets with enhanced antibacterial activity [J]. New J Chem, 2011, 35: 1418-1423.

[127] Han W, Wu Z N, Li Y, et al. Graphene family nanomaterials (GFNs) - promising materials for antimicrobial coating and film: A review [J]. Chem Eng J, 2019, 358: 1022-1037.

[128] Kumar P, Huo P P, Zhang R Z, et al. Antibacterial properties of graphene-based nanomaterials [J]. Nanomaterials, 2019, 9: 737.

[129] Yaragalla S, Bhavitha K B, Athanassiou A. A review on graphene based materials and their antimicrobial properties [J]. Coatings, 2021, 11: 1197.

[130] Zhu K X, Tian H B, Zheng X L, et al. Triangular silver nanoparticles loaded on graphene oxide sheets as an antibacterial film [J] . Mater Lett, 2020, 275: 128162.

[131] Williams G, Seger B, Kamat P V, TiO$_2$-graphene nanocomposites. UV-assisted photocatalytic reduction of graphene oxide [J] . ACS Nano, 2008, 2 (7): 1487-1491.

[132] Baruah S, Dutta J. Hydrothermal growth of ZnO nanostructures [J] . Sci Technol Adv Mater, 2009, 10: 013001.

[133] Linsebigler A L, LU G, Yates J T. Photocatalysis on TiO$_2$ surfaces: principles, mechanisms, and selected results [J] . Chem Rev, 1995, 95: 735-785.

[134] Akhavan O, Ghaderi E. Photocatalytic reduction of graphene oxide nanosheets on TiO$_2$ thin film for photoinactivation of bacteria in solar light irradiation [J] . J Phys Chem C, 2009, 113: 20214-20220.

[135] Franklin N M, Rogers N J, Apte S C, et al. Comparative toxicity of nanoparticulate ZnO, bulk ZnO, and ZnCl$_2$ to afreshwater microalga (Pseudokirchneriella subcapitata): the importance of particle solubility [J] . Environ Sci Technol, 2007, 41: 8484-8490.

[136] Kavitha T, Gopalan A I, Lee K P, et al. Glucose sensing, photocatalytic and antibacterial properties of graphene-ZnO nanoparticles hybrids [J] . Carbon, 2012, 50: 2994-3000.

[137] Sandhya P K, Jose J, Sreekala M S, et al. Reduced graphene oxide and ZnO decorated graphene for biomedical applications [J] . Ceram Int, 2018, 44: 15092-15098.

[138] Das T K, Prusty S. Graphene-based polymer composites and their applications [J] . Poly-plast Technol Eng, 2013, 52: 319-331.

[139] Du J H, Cheng H M. The fabrication, properties, and uses of graphene/polymer composites [J] . Macromol Chem Phys, 2012, 213: 1060-1077.

[140] Santos C M, Tria M C R, Vergara R A M V, et al. Antimicrobial graphene polymer (PVK-GO) nanocomposite films [J] . Chem Comm, 2011, 47: 8892-8894.

[141] Santos C M, Managadlao J, Ahmed F, et al. Graphene nanocomposite for biomedical applications: fabrication, antimicrobial and cytotoxic investigations [J] . Nanotechnology, 2012, 23: 395101.

[142] Carpio I E M, Santos C M, Wei X, et al. Toxicity of a polymer-graphene oxide composite against bacterial planktonic cells, biofilms, and mammalian cells [J] . Nanoscale, 2012, 4: 4746.

[143] Palmieri V, Papi M, Conti C, et al. The future development of bacteria fighting medical devices: the role of graphene oxide [J] . Expert Rev Med Devic, 2016, 13: 1013-1019.

[144] Ruiz S, Tamayo J A, Ospina J D, et al. Antimicrobial films based on nanocomposites of chitosan/poly (vinyl alcohol)/graphene oxide for biomedical applications [J] . Biomolecules, 2019, 9: 109.

[145] Jin L J, Chen Q J, Hu X J, et al. Enhanced mechanical strength and antibacterial properties of chitosan/graphene oxide composite fibres [J] . Cellulose, 2022, 29: 3889-3900.

[146] Khubiev O M, Egorov A R, Kirichuk A A, et al. Chitosan-based antibacterial films for biomedical and food applications [J] . Int J Mol Sci, 2023, 24: 10738.

[147] Avcu E, Bastan F E, Abdullah H Z, et al. Electrophoretic deposition of chitosan-based composite coatings for biomedical applications: A review [J] . Progress in Mater Sci, 2019, 103: 69-108.

[148] Xiao Y Q, Pang Y X, Yan Y X, et al. Synthesis and functionalization of graphene materials for biomedical applications: Recent advances, challenges, and perspective [J] . Adv Sci, 2023, 10: 2205292.

[149] Luo C J, Stoyanov S D, Stride E, et al. Electrospinning *versus* fibre production methods: from specif-

ics to technological convergence [J]. Chem Soc Rev, 2012, 41: 4708-4735.

[150] Badrossamay M R, McIlwee H A, Goss J A, et al. Nanofiber assembly by rotary jet-spinning [J]. Nano Lett, 2010, 10: 2257-2261.

[151] Mahalingam S, Edirisinghe M, Macromol. Forming of polymer nanofibers by a pressurized gyration process [J]. Rapid Commun, 2013, 34: 1134-1139.

[152] Matharu R K, Porwal H, Ciric L, et al. The effect of graphene-poly (methyl methacrylate) fibres on microbial growth [J]. Interface Focus, 2018, 8: 20170058.

[153] Matharu R K, Tabish T A, Trakoolwilaiwan T, et al. Microstructure and antibacterial efficacy of graphene oxide nanocomposite fibres [J]. J Colloid Inter Sci, 2020, 571: 239-252.

[154] Zheng H Z, Ma R L, Gao M, et al. Antibacterial applications of graphene oxides: structure-activity relationships, molecular initiating events and biosafety [J]. Sci Bulletin, 2018, 63: 133-142.

[155] Talreja N, Chuahan D, Ashfaq M. Carbon-based two-dimensional (2D) materials: a next generation biocidal agent [J]. Mater Adv, 2024, 5: 1454-1461.

[156] Huang T F, Zhang L, Chen H L, et al. A cross-linking graphene oxide-polyethyleneimine hybrid film containing ciprofloxacin: one-step preparation, controlled drug release and antibacterial performance [J]. J Mater Chem B, 2015, 3: 1605-1611.

[157] Mishra R K, Segal E, Lipovsky A, et al. New life for an old antibiotic [J]. ACS Appl Mater Interfaces, 2015, 7: 7324-7333.

[158] Marapureddy S G, Thareja. Synergistic effect of chemical crosslinking and addition of graphene-oxide in chitosan-hydrogels, films, and drug delivery [J]. Mater Today Commun, 2022, 31: 103430.

[159] Sun K X, Dong S N, Sun Y Y, et al. Graphene oxide-facilitated transport of levofloxacin and ciprofloxacin in saturated and unsaturated porous media [J]. J Hazardous Mater, 2018, 348: 92-99.

[160] Weng W Z, Nie W, Zhou Q R, et al. Controlled release of vancomycin from 3D porous graphene-based composites for dual-purpose treatment of infected bone defects [J]. RSC Adv, 2017, 7 (5): 2753-2765.

[161] Liang Y P, Chen B J, Li M, et al. Injectable antimicrobial conductive hydrogels for wound disinfection and infectious wound healing [J]. Biomacromolecules, 2020, 21: 1841-1852.

[162] Liang Y P, Zhao X, Hu T L, et al. Adhesive hemostatic conducting injectable composite hydrogels with sustained drug release and photothermal antibacterial activity to promote full-thickness skin regeneration during wound healing [J]. Small, 2019, 15: 1900046.

[163] Fan Z T, Po K H L, Wong K K, et al. Polyethylenimine-modified graphene oxide as a novel antibacterial agent and its synergistic effect with daptomycin for methicillin-resistant *Staphylococcus aureus* [J]. ACS Appl Nano Mater, 2018, 1: 1811-1818.

[164] Ningrum D R, Hanif W, Mardhian D F, et al. In vitro biocompatibility of hydrogel polyvinyl alcohol/moringa oleifera leaf extract/graphene oxide for wound dressing [J]. Polymers, 2023, 15: 468.

[165] Kanchanapally R, Nellore B P V, Sinha S S, et al. Antimicrobial peptide-conjugated graphene oxide membrane for efficient removal and effective killing of multiple drug resistant bacteria [J]. RSC Adv, 2015, 5: 18881-18887.

[166] Duverger E, Picaud F. Theoretical study of ciprofloxacin antibiotic trapping on graphene or boron nitride oxide nanoflakes [J]. J Mol Model, 2020, 26: 135.

[167] Xu L Q, Liao Y B, Li N N, et al. Vancomycin-assisted green synthesis of reduced graphene oxide for

antimicrobial applications [J]. J Colloid Inter Sci, 2018, 514: 733-739.

[168] Thakur R, Jain N, Pathak R, et al. Practices in Wound Healing Studies of Plants [J]. Evid Based Complement, Alternat Med, 2011, 2011: 438056.

[169] Kasolo J N, Bimenya G S, Ojok L, et al. Phytochemicals and Uses of Moringa oleifera Leaves in Ugandan Rural Communities [J]. J Med Plants Res, 2010, 4: 753-757.

[170] Marrufo T, Nazzaro F, Mancini E, et al. Chemical Composition and Biological Activity of the Essential Oil from Leaves of Moringa oleifera Lam Cultivated in Mozambique [J]. Molecules, 2013, 18: 10989-11000.

[171] Mbikay M. Therapeutic Potential of Moringa oleifera Leaves in Chronic Hyperglycemia and Dyslipidemia: A Review [J]. Front Pharmacol, 2012, 3: 24.

[172] Mateo C, Palomo J M, Fernandez-Lorente G, et al. Improvement of enzyme activity, stability and selectivity via immobilization techniques [J]. Enzym Microb Technol, 2007, 40: 1451-1463.

[173] Saeki D, Nagao S, Sawada I, et al. Development of antibacterial polyamide reverse osmosis membrane modified with a covalently immobilized enzyme [J]. J Membrane Sci, 2013, 428: 403-409.

[174] Bhattacharjee N, Alonso-Cotchico L, Lucas M F. Enzyme immobilization studied through molecular dynamic simulations [J]. Front Bioeng Biotech, 2023, 11: 1200293.

[175] Duan L, Wang Y, Zhang Y, et al. Graphene immobilized enzyme/polyethersulfone mixed matrix membrane: Enhanced antibacterial, permeable and mechanical properties [J]. Appl Surf Sci, 2015, 355: 436-445.

[176] Hao X P, Chen S G, Zhu H Z, et al. The synergy of graphene oxide and polydopamine assisted immobilization of lysozyme to improve antibacterial properties [J]. ChemistrySelect, 2017, 2: 2174-2182.

[177] Jan B, Jan R, Afzal S, et al. Treatment Strategies to Combat Multidrug Resistance (MDR) in Bacteria. In Non-Traditional Approaches to Combat Antimicrobial Drug Resistance [M]. Berlin: Springer Nature, 2023: 79-100.

[178] Chopra H, Kumar S, Singh, I. Strategies and Therapies for Wound Healing: A Review [J]. Curr Drug Targets, 2021, 23: 87-98.

[179] Sangnim T, Puri V, Dheer D, et al. Nanomaterials in the wound healing process: New insights and advancements [J]. Pharmaceutics, 2024, 16: 300.

[180] Liu Y, Shi L Q, Su L Z, et al. Nanotechnology-based antimicrobials and delivery systems for biofilm-infection control [J]. Chem Soc Rev, 2019, 48: 428.

[181] Zhou Y, Li M, Gao W, et al. Microstructure-United Heterogeneous Sodium Alginate Doped Injectable Hydrogel for Stable Hemostasis in Dynamic Mechanical Environments [J]. Int J Biol Macromol, 2023, 248: 125877.

[182] Tuli H S, Joshi R, Kaur G, et al. Metal Nanoparticles in Cancer: From Synthesis and Metabolism to Cellular Interactions [J]. J Nanostructure Chem, 2023, 13: 321-348.

[183] Lu Z, Li J, Chen B, et al. Mitochondria Targeted Nanoparticles Potentiate Tumor Chemo-Phototherapy by Toxic Oxidative Stress Mediated Oxeiptosis [J]. Macromol Biosci, 2023, 23: e2300151.

[184] Lee J, Kang S, Park H, et al. Nanoparticles for Lymph Node-Directed Delivery [J]. Pharmaceutics, 2023, 15: 565.

[185] Lu B G, Li T, Zhao H T, et al. Graphene-based composite materials beneficial to wound healing [J]. Nanoscale, 2012, 4: 2978-2982.

[186] Fan Z J, Liu B, Wang J Q, et al. A novel wound dressing based on Ag/graphene polymer hydrogel: Effectively kill bacteria and accelerate wound healing [J]. Adv Funct Mater, 2014, 24: 3933-3943.

[187] Esmaeili E, Eslami-Arshaghi T, Hosseinzadeh S, et al. The biomedical potential of cellulose acetate/ polyurethane nanofibrous mats containing reduced graphene oxide/silver nanocomposites and curcumin: Antimicrobial performance and cutaneous wound healing [J]. Int J Biol Macromol, 2020, 152: 418-427.

[188] Saharan R, Paliwal S K, Tiwari A, et al. Beyond traditional hydrogels: The emergence of graphene oxide-based hydrogels in drug delivery [J]. J Drug Deliv Sci Tec, 2024, 94: 105506.

[189] Yu R, Zhang H L, Guo B L. Conducting biomaterials as bioactive wound dressing for wound healing and skin tissue engineering [J]. Nano-Micro Lett, 2022, 14: 1.

[190] Li M, Liang Y P, He J H, et al. Two-pronged strategy of biomechanically active and biochemically multifunctional hydrogel wound dressing to accelerate wound closure and wound healing [J]. Chem Mater, 2020, 32: 9937-9953.

[191] Feng W J, Wang Z K. Shear-thinning and self-healing chitosan-graphene oxide hydrogel for hemostasis and wound healing [J]. Carbohyd Polym, 2022, 294: 119824.

[192] Cheng F, Xu L, Zhang X, et al. Generation of photothermally responsive antimicrobial, bioadhesive gelatin methacryloyl (GelMA) based hydrogel through 3D printing for infectious wound healing [J]. Int J Bio Macromol, 2024, 260: 129372.

[193] Shan M Y, Chen X, Zhang X Y, et al. Injectable conductive hydrogel with self-healing, motion monitoring, and bacteria theranostics for bioelectronics wound dressing [J]. Adv Health Mater, 2024, 13: 2303876.

[194] Karaky N, Kirby A, McBain A J, et al. Metal ions and graphene-based compounds as alternative treatment options for burn wounds infected by antibiotic-resistant *Pseudomonas aeruginosa* [J]. Arch Microbiol, 2020, 202: 995-1004.

[195] Rehman S R U, Augustine R, Zahid A A, et al. Reduced graphene oxide incorporated GelMA hydrogel promotes angiogenesis for wound healing applications [J]. Int J Nanomedicine, 2019, 14: 9603-9617.

[196] Serrano-Aroca Á, Cano-Vicent A, Serra R S I, et al. Scaffolds in the microbial resistant era: Fabrication, materials, properties and tissue engineering applications [J]. Mater Today Bio, 2022, 16: 100412.

[197] Wu Z, Chan B, Low J, et al. Microbial resistance to nanotechnologies: an important but understudied consideration using antimicrobial nanotechnologies in orthopaedic implants [J]. Bioact Mater, 2022, 16: 249-270.

[198] Huang S, Zhong Y J, Fu Y, et al. Graphene and its derivatives: "One stone, three birds" strategy for orthopedic implant-associated infections [J]. Biomater Sci, 2023, 11: 380-399.

[199] Henriques P C, Borges I, Pinto A M, et al. Fabrication and antimicrobial performance of surfaces integrating graphene-based materials [J]. Carbon, 2018, 132: 709-732.

[200] Murugan N, Murugan C, Sundramoorthy A K. *In vitro* and *in vivo* characterization of mineralized hydroxyapatite/polycaprolactone-graphene oxide based bioactive multifunctional coating on Ti alloy for bone implant applications [J]. Arabian J Chem, 2018, 11: 959-969.

[201] Radhi A, Mohamad D, Rahman F S A, et al. Mechanism and factors influence of graphene-based

nanomaterials antimicrobial activities and application in dentistry [J] . J Mater Res Technol，2021，
11：1290-1307.

[202] Chai M Z，An M W，Zhang X Y，et al. In vitro and in vivo antibacterial activity of graphene oxide-
modified porous TiO$_2$ coatings under 808-nm light irradiation [J] . Rare Met，2022，41（2）：
540-545.

[203] Gao Y C，Kang K，Luo B，et al. Graphene oxide and mineralized collagen-functionalized dental implant
abutment with effective soft tissue seal and remotely repeatable photodisinfection [J] . Regen Bio-
mater，2022，00：rbac024.

[204] Bhattacharjee S，Joshi R，Chughtai A A，et al. Graphene modified multifunctional personal protective
clothing [J] . Adv Mater Interfaces，2019，6：1900622.

[205] Gulati R，Sharma S，Sharma R K. Antimicrobial textile：recent developments and functional perspec-
tive [J] . Polym Bull，2022，79：5747-5771.

[206] Zhao L H，Zhang S Y，Wang Y W，et al. Antibacterial graphene oxide/chitosan composite compres-
sion garment fabric [J] . Fiber Polym，2022，23（7）：1834-1845.

第 3 章
石墨烯基药物载体材料

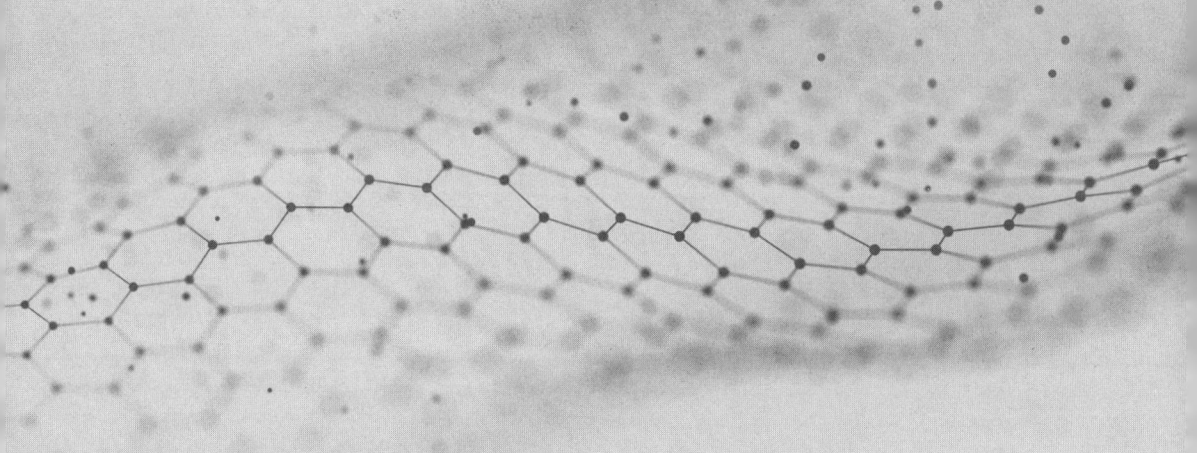

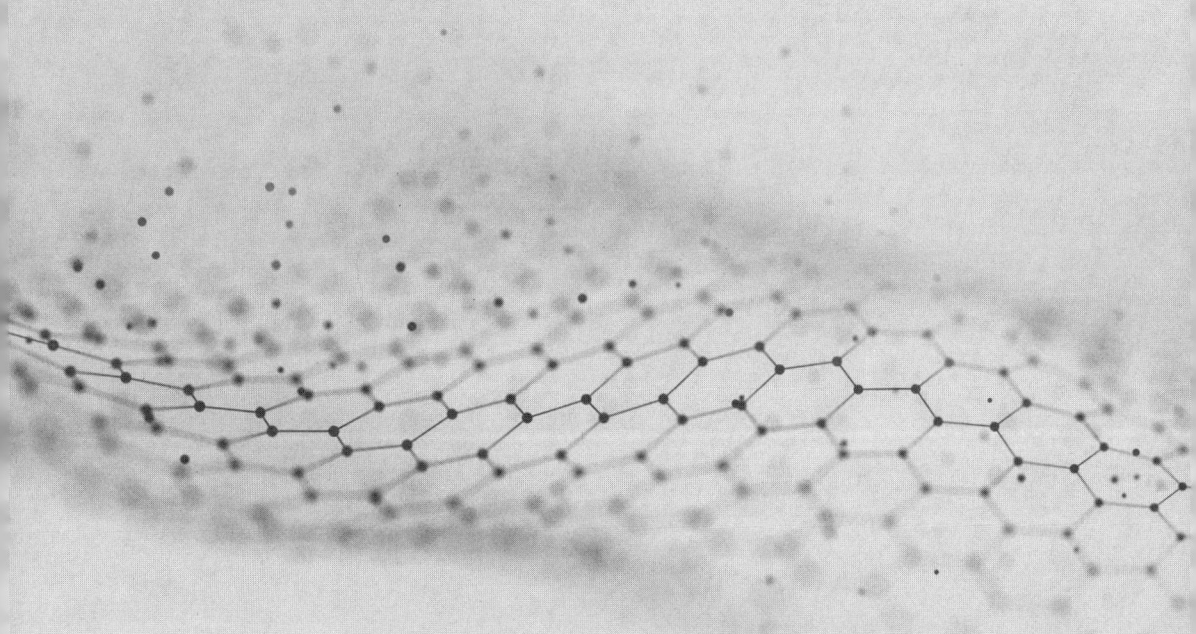

3.1 概述

药物载体是辅助药物在生物体内运转和发挥功能的一种具有运输性质的材料，以药物定点、定时、定量释放为目的，以提高药物的稳定性、减少毒性、增加药物在体内的吸收和生物利用度为最终目标。传统的药物递送系统在输送药物时，通常不具备与目标细胞或组织器官之间的特异性识别能力，因此药物在生物体内运行的过程中，在一定程度上对周围的正常细胞产生毒副作用，也无法实现靶向治疗。此外，传统的药物递送系统难以准确控制药物的代谢和清除方式，导致药物无法在体内充分发挥最佳的血药浓度，进而影响治疗效果。随着纳米技术的快速发展，纳米药物载体已经被广泛研究和用于构建纳米递送系统（nano delivery system），多种纳米药物载体被相继开发出来[1]。纳米药物载体具有结构、理化性质和生物相容性优势，无论是负载小分子药物，还是生物大分子药物，均可形成稳定的药物递送系统，在药物负载率、递送效率和缓释释放等功能方面均展现出可设计制备和调控的特点。目前纳米药物载体已在肿瘤靶向药物递送、基因和生长因子递送、跨越血脑屏障脑靶向药物递送、免疫治疗等试验和临床中得到广泛应用研究。一般地，将纳米药物载体按照材料组成分为四类，分别是无机金属和碳材料纳米载体，有机聚合物、脂质基分子和树枝状大分子纳米载体，病毒体、细胞外囊泡和类病毒颗粒等生物源性纳米载体，复合纳米载体[2-4]。本章将较为系统地介绍目前纳米药物载体材料种类与应用，展示纳米药物载体的理化性质对生物相容性、载药功能及载药稳定性等影响机理、设计策略。

3.1.1 纳米药物载体的性质特点和功能

作为药物载体的纳米材料通常指小于 100 nm 或小于 1000 nm 的纳米、亚微米颗粒[1,4]。其中，尺寸处于 200 nm 以内的纳米药物载体，由于其尺寸与细胞中生物分子的尺寸相当，能够更加充分发挥纳米材料的小尺寸效应和表面、界面效应，更易于穿过细胞膜，将药物递送至细胞内部。研究表明，纳米载体通常以物理交联（氢键、静电相互作用、π-π 相互作用等）或化学交联（自由基反应、缩合反应、点击反应等温和反应成键）方式负载药物。纳米药物载体的理化性质如表面电势（正电势、负电势、电中性）、疏水性、溶解性、尺寸、形状、聚集性等与载体的生物相容性和功能特性密切相关。例如，纳米药物载体以其高比表面积特性，通过载体分子与药物分子之间的物理或化学相互作用，实现对药物的包装或吸附，从而携带高负载量的药物，形成相对稳定的药物递送系统，使给药部位药物浓度达到治疗所需药量。研究表明，纳米药物载体尺寸范围在 20 nm～1 μm 之间时，在体内的循环时间最长，小于 20 nm 的纳米颗粒易于通过内皮缝隙在各组织器官中扩散，并迅速地被肾小球代谢出体外；而尺寸大于 1 μm 的纳米药物载体在生理环境下易于聚集，如在肝脏和脾脏中大量积累。再比如表面电荷属性方面，对于正电荷载体，可以与具有负电荷属性的细胞膜相互作用，从而增加抗肿瘤药物或基因对细胞的渗透，增强药物的吸附和内化效果，但是不足之处是可能与免疫蛋白结合，导致免疫系统出现问题；而带有负电荷的载体虽然可以避免被蛋白质识别的风险，但是由于和细胞膜之间较强的静电斥力，导致药物摄取量降低；电中性载体则以其低于正电荷载体的毒性、与带有负电荷载体同样的长时间体内循环能力及更优异的生物相容性，在负载抗肿瘤抗生素方面具有优势[5]。载体的不同几何形状（主要分为球形和非球形两大类）也会影响药物在体内的分布和循环稳定性。例如，球形载体易于被细胞吞噬和累积在肝脏部位，非球形纳米药物载体可以克服网状内皮系统的清除作用，表现出长的血液循环时间和更为优异的细胞内化作用[6,7]。但是，对于石墨烯基纳米药物载体而言，由于尚缺少临床病史和目前有限了解其毒理学等特征，在设计和选取石墨烯基纳米片时面临诸多挑战。

通过合理选材和设计，实现纳米药物载体的特异性和靶向性，如采用目标细胞膜特异性识别的功能性分子修饰和外包装药物，使其将药物主动在靶位点释放；基于病灶的具体生化微环境不同，使药物在机体内运输过程中并不发生释放，可以减少给药剂量和次数，降低药物可能产生的毒副作用，并增强药物的利用率。纳米药物载体还具有缓释功能，一般可通过控制药物载体材料的结构变化、内源性刺激（pH 值、酶或氧化还原梯度等）、外源性刺激（超声波、光、电、磁和温度等）来调节药物特异性释放的速度和释放量，提高血药浓度，延长药物在体内的半衰期，避免过高的药物浓度引发药物中毒等副作用[8,9]。此外，作为药物递送载体，在完成"使命"后，能够被生物降解，降解产物无毒，易于排出体外。

3.1.2　无机纳米载体

无机纳米材料是一类通过物理或化学方法合成的具有多种形态的纳米粒子，主要有金、银、钙离子等纳米粒子，介孔二氧化硅和顺磁性或超顺磁性铁氧体、氧化锰等金属氧化物纳米粒子、碳纳米粒子等。无机纳米材料在靶向治疗和药物递送方面的应用研究越来越广泛，包括设计制备多功能型无机纳米材料对肿瘤的光免疫治疗，如图 3.1 所示[2]。目前，基于无机纳米载体研发的大多数纳米药物粒子已处于临床试验阶段[3,10-15]。

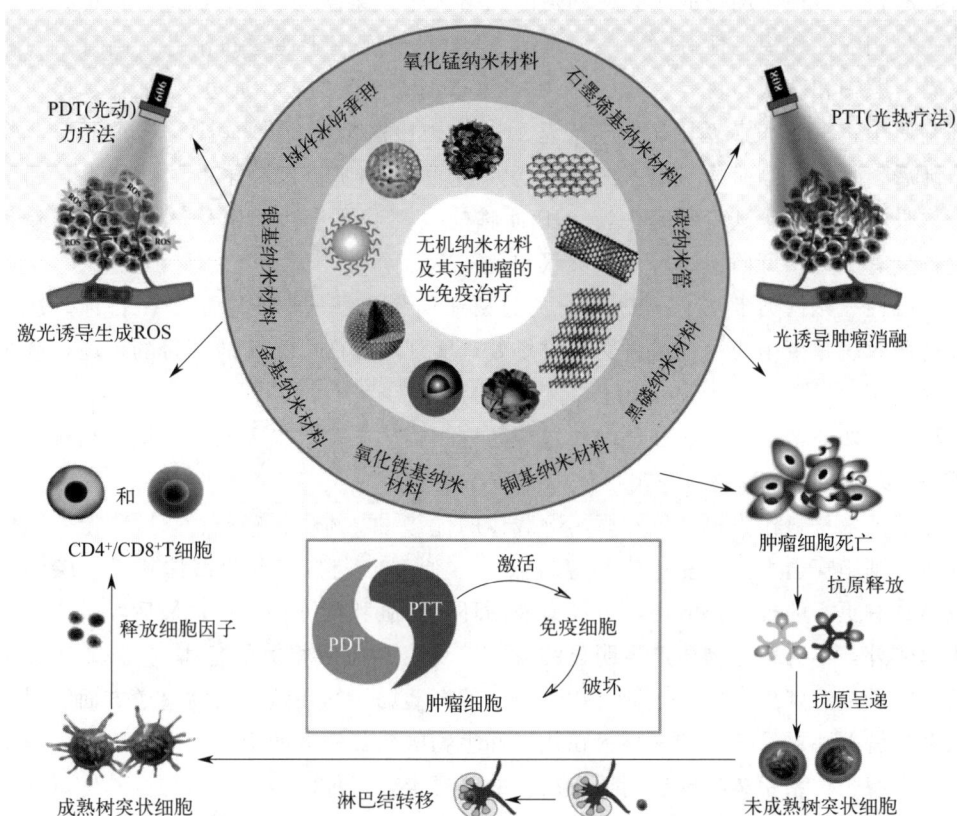

图 3.1　各种无机纳米材料及其对肿瘤的光免疫治疗作用示意图[2]

金属纳米粒子通常以胶体形式递送药物，具有大的比表面积，可携带大剂量药物，并延长药物在体内循环半衰期，通过被动或主动靶向提高抗癌药物的治疗功效[16]。此外，经金属纳米粒子负载药物，在一定程度上限制了药物暴露于健康的细胞和组织，减轻了药物的毒性作用。金纳米粒子是纳米医学中使用最广泛的金属粒子，其尺寸和形状易于调控，目前已制备出包括纳米球、纳米棒、纳米壳和纳米笼等形状，满足负载蛋白质、核酸或各种小分子及大分子药物、配体和造影剂等需求[17-19]。此外，金纳米粒子还具备表面等离子体共振等特殊性质，经表面功能化处理后，展现出良好的生物相容性和多功能特性。研究表明，纳米药物通过离子或共价键、物理吸附方式与无机纳米粒子结合，在生物刺激和光刺激下，对药物可控释放；对于金纳米粒子，可发挥其对近红外光高的吸收系数的特点，结合光动力疗法和光热疗法，开发增强实体瘤治疗效果的新策略[15,20]。即便如此，金属纳米载体在药物的递送过程中，可能同时产生金属离子，存在潜在的金属毒性，因此，生物安全性始终是限制金属纳米载体发展的一个重要原因。

二氧化硅纳米粒子（SNP）作为无机载体的优势比较明显，如无机化合物来源广、原料丰富；可调控的多孔、均匀的孔结构和尺寸；易于对表面进行修饰；良好的生物相容性和稳定性[21,22]。目前，SNP被研究用于递送布洛芬、阿霉素、喜树碱、顺铂和基因药物等[23]。对于不可渗透型天然蛋白质，通过SNP将其递送入细胞质中；SNP负载基因，可避免基因药物被核酸酶降解，而且经阳离子聚合物修饰后，带有正电荷的SNP为带负电荷的基因和细胞提供更多的活性位点，利于药物吸收。在临床试验研究中，SNP面临的主要挑战包括如何从体内安全清除和制备具有均匀、可调控的尺寸、形状和孔隙率等问题[15]。

磁性氧化铁纳米粒子（IONP）通过磁靶向将负载的药物递送于靶目标，达到提高药效、减少用药量、通过交变磁场处理实现药物的可控释放等目的，在负载多种肿瘤靶向治疗药物中显示出提高疗效的作用[14]。目前，研究已经涵盖阿霉素、紫杉醇、四环素、青霉素和环丙沙星等药物。临床试验结果表明，与裸药相比，经IONP负载的化疗药物呈现出更优异的治疗效果[24]。

碳纳米材料作为包括抗肿瘤药物载体的优势主要体现在轻质、高度稳定的理化性质、细胞穿透力强和易于修饰等特点[25]。此外，与传统药物载体相比，碳纳米载体具有更好的排泄降解性，可经血液循环至肝脏和肾脏等部位，最后经排泄系统排出体外，不会对生物体产生明显的炎症、免疫和血液相关的危害[26]。纳米金刚石、富勒烯、碳点、碳纳米管、化学修饰的石墨烯，均在纳米药物递送方面吸引了众多学者关注。虽然碳纳米材料在化工和生物医药等领域的应用越来越广泛，但是碳纳米载药体系距离临床应用还有很长的路要走，每种碳纳米材料均有其优点和不足，载药和药物递送的理论机制尚需深入研究，与材料制备、载药和控释等相关的技术亟待突破[27]。

无机纳米粒子是生物医学领域研究的焦点材料之一。目前临床应用的无机纳米粒子多数用于体内成像，用于药物递送的无机纳米粒子还很少[15]。未来，无机纳米粒子药物载体的临床转化，或者无机纳米粒子与有机材料结合应用于临床转化，是无机纳米材料开发所面临的重要机遇与挑战。

3.1.3　有机纳米载体

有机纳米载体主要指常规的嵌段聚合物和脂质基分子材料，也包括树枝状大分子。其中，聚合物主要有天然材料白蛋白、胶原、明胶、丝素蛋白、壳聚糖等，合成多肽和其他聚合物和共聚物。脂质基分子主要有天然磷脂分子和合成阳离子、阴离子脂质分子。作为纳米药物载体，这些有机材料具有突出的生物降解特性、良好的细胞亲和力和各自的性能特点，已经以纳米粒子、脂质基（脂质体、固体脂质纳米粒子、纳米结构脂质体、聚合物脂质杂化纳米粒子）、聚合物胶束、微球、囊泡、凝胶等载体形态在临床多种药物递送应用中取得可喜进展[28,29]。

聚合物纳米载体多为两亲性嵌段材料，通常由两条或多条具有不同化学结构和性质的聚合物链组成线型共聚物，具有自组装成多种形态的特性。载药特性上，突出表现为高的载药量、靶向性和药物可控释放特性，药物在目标病灶区域富集量明显高于传统的载药递送方式。此外，天然聚合物材料本身具有绿色可降解、可再生、来源广泛、价格低廉等优点。

脂质基纳米载体多为球形，作为纳米载药系统，其独特之处在于结构类似于生物膜，而且制作工艺简单、体内循环稳定性好、生物利用度高和易于连接不同配体[30,31]。其中脂质体是一种由两亲性分子组成的囊泡，成分多为磷脂，经修饰可提高体内循环稳定性，目前已广泛应用于药物递送。据统计，已有 20 多种脂质体产品经 PDF 批准用于临床，治疗范围涵盖肿瘤、细菌和真菌感染等疾病[32-34]。纳米脂质体通过天然脂质或合成固态脂质溶解在水溶液中，自发形成纳米药物载体，具有可负载水溶性和难溶抗癌药物的能力。在溶解过程中，固体脂质的晶格结构被破坏，增加了非晶结构，使空间得到扩容，在提高载药量方面具有优势。靶向递送方面，纳米结构脂质载体以主动靶向和被动靶向方式输送药物，其中被动靶向是在流体内将药物通过渗漏的肿瘤血管系统输运至肿瘤间质区域；主动靶向则是通过脂质体表面的靶向配体与目标部位过表达的受体结合，实现药物靶向递送[35]。在药物缓释方面，纳米结构载体调整其内部的骨架结构，达到控制药物释放速率的目的，具有比固体脂质粒子更稳定的药物缓释效果[36]。

树枝状大分子是自然界中存在的一类独特的球状纳米聚合物，拥有一个中心核和多个来自核心的分支，其中至少有一个分支接头的重复单元，因末端富含官能团，成为连接药物的活性位点，通过化学方式与药物相互作用，实现负载药物的目的。此外，药物分子也可以以物理相互作用的方式被封装于树枝状聚合物的疏水腔中，如图 3.2 所示[37]。

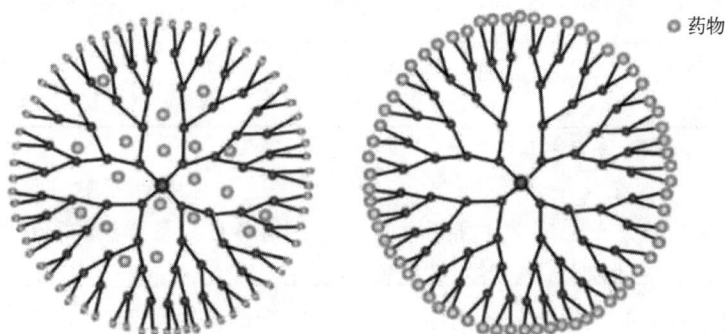

图 3.2　树枝状大分子载药结构示意图[37]

3.1.4 有机-无机杂化纳米载体

复合纳米载体主要是指有机-无机杂化纳米结构药物递送平台，研究用于抗肿瘤治疗、骨组织工程和构建脑靶向药物递送系统等方面，旨在克服有机药物载体低的热、化学和生物稳定性，解决无机纳米粒子低的分散性、生物相容性和生物降解性等问题，同时发挥二者的协同作用，产生新的物理化学性质，在药物高负载量和多种方式控制药物释放方面具有突出表现，成为药物递送领域研究的一个新型分支[38]。目前，科研工作者开发出多种方法制备有机-无机纳米混合载体，常见的包括接枝法（grafting on to[39]，grafting onto[40]，grafting on[41]）、自组织法[42]、一锅合成法[43]、包裹法[44]、电纺丝法[45]等。各种方法制备复合药物载体的适用范围和优缺点列为表 3.1。

表 3.1 有机-无机纳米药物复合载体的制备方法及常用的无机材料

制备方法	无机材料	基本原理	优点	缺点
接枝法	$Au, ZnO, SiO_2,$ Fe_3O_4, GO, HAP, Ag	化学键合	易于多功能化 操作简单 载体稳定性高	药物包封率低 存在免疫原性问题 药物毒性风险高
自组织法	SiO_2, Fe, Si	自发或触发式 形成聚集体	生物相容性好 载体稳定性高	药物包封率低 药物毒性风险高
一锅合成法	$CaP, HAP, CNT, Fe, Au,$ Si, Fe_3O_4, GO	有机合成	原料丰富 成本低 产率高	药物纯度问题
包裹法	$Fe_3O_4, MOF, TiO_2,$ ZnO, GO, HAP, CNT, MMT	亲/疏水，物理 吸附或包覆	药物稳定性高 缓释效果好 消除药物异味	药物负载率低 载体要求严格（极性分子）
电纺丝法	SiO_2, HAL, LDH	药物同高分子溶/ 熔体共纺	含药纤维 透气性好	产量低 成本高

注：HAL 为埃洛石黏土纳米管；LDH 为层状双氢氧化物；MMT 为蒙脱石。

虽然有机-无机杂化纳米药物载体在靶向药物递送应用研究中引起了科研工作者的广泛关注，但是正如表 3.1 所示，目前采用的各种制备方法均存在不足，其共性问题之一是制备过程中，制备工艺的微小变化对产品质量产生不可忽视的影响，由此导致纳米制剂的规模化制备问题及其引起的产品的性能高度不稳定性。此外，由于杂化纳米系统富含多种有机和无机组分，在体内输运时，在复杂的生理系统中如何保持每个组分的稳定性和安全性也是亟待深入研究和探讨的问题。

3.1.5 生物纳米载体

生物纳米载体，如病毒性载体、细胞膜、细胞外囊泡（extracellular vesicles，EVs），作为一种细胞衍生的生物材料，免疫原性低，在体内进入血液循环后可免于被网状内皮系统识别和快速清除，因此所构建的纳米药物递送系统具有高度的生物相容性和高效递送效率。尤其是 EVs，通过各种内源性或外源性诱导，可从细胞中被释放出来，以外泌体（exosome）、微泡（microvesicles）、凋亡小体（apoptotic bodies）等亚群形式参与构建纳米药物递送系统，是近些年本领域的研究热点，被广泛用于核酸类药物、蛋白类药物及小分子治疗药物的靶向递送，在包括癌症和神经退行性疾病的诊断和治疗中具有巨大的潜力[3]。为了提升基于 EVs 载药体系的载药功能和诊治效果，通过主动加载或被动加载的方式，将无机纳米粒子或有机材料修饰 EVs，构成复合型纳米药物载体；或者将 EVs 与纳米药物载体复合成壳-核结构[46-48]。电穿孔法[49] 和超声法[50] 是两种主动加载制备 EVs 负载药物的方法，但是这两种方法易破坏 EVs 结构；被动法则通过 EVs 或供体细胞与装载物共孵育制取。两种方法各有优缺点，前者对药物的封装效果好，但是成本高；后者成本低，药物封装率也低。目前，既保持完整 EVs 结构和生理功能，同时又提高药物包封率和体内输送效率成为了研究的焦点问题。

3.2 石墨烯基药物载体材料结构与药物释放机理

在过去几十年间，纳米技术和纳米材料的长足进步为生物医学带来了无限光明的发展前景。作为众多纳米材料中的一员，石墨烯及衍生物以超高的比表面积、出色的力学强度、良好的生物相容性和低毒性，对未来医学的发展产生极其深远的影响，尤其是氧化石墨烯和还原氧化石墨烯基药物递送系统的研究与开发，过去十年中的报道呈现出爆发式增长态势[51,52]。研究表明，以 GO 或 rGO 纳米片构筑的药物载体负载非水溶性抗肿瘤药物的负载量明显高于目前已经开发的其他任何载体材料[53]。不仅如此，通过在 GO 载体上装载，有效提高了药物的特异性靶向、药物血液循环时间和药物在体内的滞留时间，使多种抗肿瘤药物如化疗药物、蛋白质、基因、光敏剂和放射性物质显示出更优异的治疗效果[54]。在药物靶向递送和有效释放方面，GO 纳米片表面丰富的含氧官能团使其易于连接靶向分子和被其他纳米材料修饰，显示出内源性和外源性刺激响应特性，通过多种机制释放药物。纳米药物载体的功能依赖于纳米材料的结构特性，因此，本章将首先概括化学修饰的石墨烯纳米材料的表面结构和载药机理，随后对 GO 基纳米药物的释放机理给予相关介绍。

3.2.1　氧化石墨烯基药物载体的结构与载药简介

石墨烯及衍生物纳米片/颗粒的层数、表面化学、纯度、横向尺寸、缺陷密度和成分等因素均可能对其在药物递送领域的应用产生重要影响。GO 是化学修饰的石墨烯的一种形式，具有高度氧化的单层原子结构，富含羧基亲水含氧官能团、环氧基和羟基极性基团并保有疏水特性的碳原子共轭骨架。GO 独特的结构使其易于通过多种方式进行功能化修饰。通过 GO 纳米片面内的 π 电子，与药物和其他相关分子产生 π-π 相互作用；通过—OH 发生氢键相互作用，通过带有负电荷的—COOH 与带有正电荷的有机或无机聚合物或药物分子发生静电等非共价作用。非共价功能化的突出优势是提高 GO 纳米片在溶液中的稳定性和均匀分散性，同时不破坏 GO 内禀性质。GO 纳米片边缘的—COOH 在表面活性剂如 SOCl$_2$、EDC[1-(3-二甲氨基丙基)-3-乙基碳二亚胺盐酸盐]、DCC（二环己基碳二亚胺）等作用下，与醇类（如 PEG）或氨基发生酯化或酰胺化反应，分别形成酯键和酰胺键，参与共价功能化修饰 GO 纳米片；面内的环氧基则以开环反应方式实现共价功能化修饰。目前报道的代表性研究结果已列于表 3.2[55-76]。经过功能化修饰后，GO 纳米片在水溶液和生理溶液中的分散性得到显著提高，避免与蛋白质分子发生非特异性绑定和静电相互作用，因此不仅进一步提高了 GO 的生物相容性，而且有助于负载疏水性药物，明显增强载药量和药物靶向递送功能，对提高药物的生物利用度意义重大。

表 3.2　GO 结构与药物缓释系统

GO 载体功能化方式	GO 结构	负载的药物	载药机理	液体/固体	靶向性
共价法	GO-PEG[55]	SN38,CPT,10-OHCPT,GEF	疏水，π-π 作用	水剂	—
	GO-PEI[56]	基因	静电作用	水剂	—
	GO-PSA[57]	LOF	π-π 作用	药丸	—
	GO-PAA[58]	BCNU	共价连接	水剂	—
	GO-PVA[70]	Curcumin	氢键	水剂	—
	GO-PEA[71]	Que	π-π 作用		—
	GO-CS[59]	IBU,5-FU	疏水，π-π 作用，氢键	水剂	

GO 载体功能化方式	GO 结构	负载的药物	载药机理	液体/固体	靶向性
共价法	GO-CO[60]	DOX	π-π 作用	水剂	—
	GO-PF127[61]	DOX	π-π 作用	水剂	—
	GO-PF127[76]	Tul	π-π 作用	凝胶	—
	GO-FA[62]	DOX,CPT	疏水, π-π 作用	水剂	FA 靶向 MCF-7 细胞
	GO-R8/antiHER2[63]	基因	静电作用	水剂	Anti-HER2 抗体
	GO-AA[72]	CDDP	氢键等多种物理吸附方式	泡沫	—
非共价法	GO[61]	DOX	π-π 作用	水剂	MCF-7 细胞
	GO[64]	DOX	π-π 作用	水剂	FA 修饰的 β-环糊精
	GO(rGO)[65]	β-lap	静电作用,氢键	水剂	Fe_3O_4 磁靶向
	GO[66]	DXR	配位键	水剂	Fe_3O_4 磁靶向
	GOF-DPPC[67]	DXR	—	水剂	FA 靶向 MDA-MB-231,4 T1
	GO-CS[68]	DOX	静电, π-π 作用	水剂	
	XG-g-PAA/GO[69]	DCFP	氢键,疏水,静电, π-π 作用	凝胶	
	GO-CS-PVA[73]	PCM	—	凝胶膜	
	GO-LDH[74]	BP	离子交换	固体膜	
	GO-HPG[75]	DOX	π-π 作用	水剂	

注:AA 为氨基酸;BCNU 为 1,3-双(2-氯乙基)-1-亚硝脲,一种商业化疗药剂;β-lap 为 β-拉帕酮,一种抗肿瘤药剂;BP 为青霉素;CDDP 为顺铂;CPT 为喜树碱;CS 为壳聚糖;CO 为壳寡糖;DCFP 为双氯芬酸钾;DOX 为阿霉素;DPPC 为二棕榈酰磷脂酰胆碱;DXR 为盐酸阿霉素;FA 为叶酸;GEF 为表皮生长因子受体抑制剂;GOF 为氧化石墨烯纳米片;HPG 为超支化聚甘油;IBU 为布洛芬,抗炎药物;LDH 为层状双金属氢氧化物;LOF 为左氧氟沙星;MCF-7 为人乳腺癌细胞;MDA-MB-231,4T1 为乳腺癌细胞;PAA 为聚丙烯酸;PCM 为扑热息痛,对乙酰氨基酚;PEA 为聚醚胺;PEG 为聚乙二醇;PEI 为聚乙烯亚胺;PF127 为普朗尼克 127,一种两亲性聚合物;PSA 为聚癸二酸酐;Que 为槲皮素;SN38,CPT,10-OHCPT 为疏水性芳香环药物;Tul 为妥洛特罗,丁氯喘;5-FU 为 5-氟尿嘧啶,化疗药物;XG-g-PAA 为黄原胶接枝聚丙烯酸。

在生物医学应用领域,石墨烯基纳米材料的物理化学性质通常指其独特的 2D 平面结构、高的比表面积和面内自由 π 电子结构,这些理化性质赋予了材料与有机分子相互作用的能力,是其成为药物载体的必要条件,尤其易于装载各种芳香类的药物分子[77]。首先,许多化学反应如点击反应、环化加成反应、卡宾插入反应等都可以在二维结构碳原子平面上发生,通过这些方式对 GO 实施共价功能化[78]。

其次，经化学修饰后，GO 纳米片中 sp^2 结构的碳原子发生了 sp^3 杂化结构转化，从而形成了由五元环和七元环组成的拓扑缺陷、空位、裂缝、边缘结构和吸附型杂质原子等，提升了 GO 的化学活性。GO 这些独特的物理化学性质在设计靶向递送功能载体时优势十分明显[79]。目前研究发现的靶向配体主要是叶酸、适体（aptamers）和乳铁蛋白，对 GO 功能化后，增强了 GO 纳米载体的靶向性，高效地提升了 GO 负载的药物在目标细胞附近的积累，通过提高其局部浓度增强治疗效率。

3.2.2　氧化石墨烯基载体的药物释放机理

将药物经特定载体（host material）以包裹或物理、化学吸附方式构筑缓释系统，进入生物体后，通过扩散或渗透等方式，在靶向目标局域区均匀且持续释放，达到发挥药物药效的目的。理想的药物缓释系统不仅具有足够的载药量和高的包封率，而且药物在生物体内可通过一种或多种刺激方法（图 3.3），以一定速度和时间可控释放，维持药物分子在规定时间内，保持血液中的浓度在有效的治疗范围内[80]。

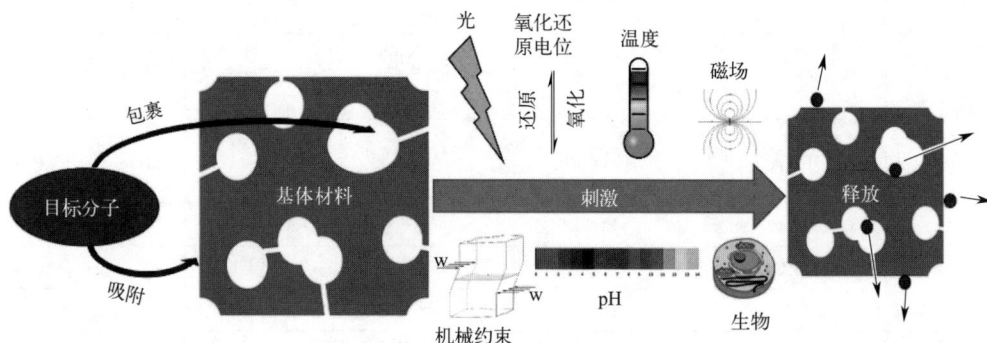

图 3.3　各种物理和化学诱导药物可控释放示意图[80]

研究表明，GO 纳米片可双面吸附或连接药物分子，一个 GO 纳米片可负载其自身重量两倍以上的药物，而且以其优异的导电和导热性、高的近红外吸收特性、负载磁性纳米粒子等功能，吸引了众多研究者开发基于 GO 的智能响应型药物缓释系统[81-83]。

早期，Hou 等人开展了具有半导体光催化性质的氧化亚铜（Cu_2O）与石墨烯混合材料在生物医学领域的应用研究[84]。采用生物相容的聚 4-苯乙烯磺酸钠（PSS）对 Cu_2O 纳米晶/还原氧化石墨烯（rGO）进行功能化处理，获得具有良好水溶液分散性的药物复合载体。在可见光下，Cu_2O/rGO 产生活性氧自由基（ROS），通过光催化选择性杀死癌细胞，如图 3.4 所示，有望治疗眼部和表皮等对近红外光热不耐受的组织和器官。但是在利用光热功能转换促进药物释放方面尚需深入研究。相比而言，Kim 等人构筑的负载 DOX 的 rGO-PEI 药物载体，在生物体内被细胞内吞后，通过近红外光辐照产热，造成纳米载药复合体逸出并释放出 DOX，比未经光照的复合载体的抗肿瘤效果更优异[85]。

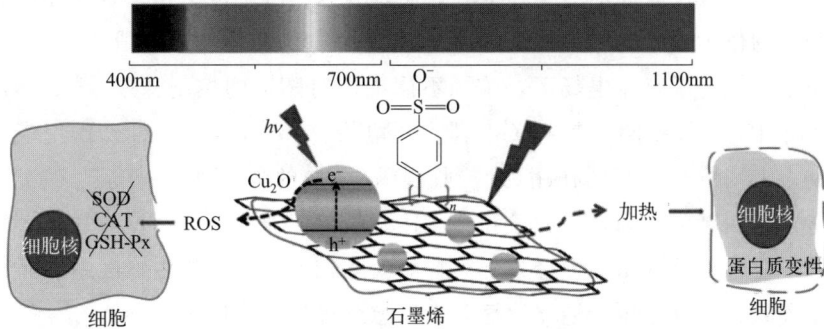

图 3.4　光动力效应机制（左：光催化效应；右：光热效应）[84]

Zhang 等人采用改进的 Hummers 方法制备少层 GO 纳米片，通过共价功能化将海藻酸钠（ALG）和羧甲基纤维素接枝于 GO 纳米片上，批量制备了 ALG-GO 药物载体，研究抗肿瘤药物甲氨蝶呤（MTX）的负载与释放功能[86]。体内外释放结果表明，MTX/ALG-GO 缓释体系具有 pH 敏感特性，可利用胃肠道不同区段的 pH 变化（胃部 pH 1~2，小肠 pH 6~7，大肠 pH 7.5±0.4），通过灌胃给药方式，将药物递送至结肠并释放，实现了结肠长效控释效果，为解决传统的结肠靶向给药系统载药量不足、靶向性差、药物稳定性差和释放速率难以控制等问题提供了一个新的解决方案。

将 GO 与磁性纳米粒子复合，通过调节外部磁场，实现药物的靶向给药和磁热功能转换释药。Wang 等人采用水热共沉淀法，通过 Fe—O、Fe—C 和氢键修饰方式，制备了 GO-Fe$_3$O$_4$ 纳米药物载体，负载的药物为 TMZ（替莫唑胺——一种治疗脑胶质瘤的化疗药物），以期取代脂质体或纳米胶囊等载体，提升载药率，达到临床应用需求[87]。研究结果表明，磁性 GO 载体的载药率与载体的亲水处理有关，同时也与 TMZ 药物浓度有一定的对应关系，对于羧基化的 GO，浓度为 0.9 mg/mL 时，载体的载药量可达（0.89±0.20）mg，载药率为（89.52±0.19）%。药物具有缓释功能，外加磁场下，相比于单一 TMZ 药物，GO-Fe$_3$O$_4$-TMZ 制剂呈现出对靶向细胞生长更高的抑制率，且抑制作用与药物剂量和作用时间呈正相关。

Wen 等人利用肿瘤细胞内外谷胱甘肽（GSH）浓度不同，设计制备了基于纳米氧化石墨烯（nGO）的药物控释载体[88]。他们采用含有二硫键的单甲氧基聚乙二醇（mPEG），通过共价功能化方式与 nGO 形成 nGO-SS-mPEG 复合载体，通过 π-π 相互作用和疏水作用负载 DOX。研究表明，引入 SS 有效缓解了 PEG 引起的药物难以释放的问题。不仅如此，由于 GSH 对 SS 的切断作用，当纳米药物复合载体进入细胞后，在高浓度的 GSH 的作用下，明显提升了 DOX 在细胞内的释放速率。

为解决导电水凝胶临床应用面临电刺激下结构不稳定的问题，Liu 等人拟通过添加 rGO 提升 PVA 凝胶的力学和电学性质，并以一种临床上用于缓解疼痛的水溶性麻醉剂药物作为模型药，制备了 rGO-PVA 药物载体，并组装成 ITO 电极，如图 3.5 所示，探讨了直流电场下，施加不同电压对药物的控制释放[89]。研究结果表明，rGO-PVA 凝胶网格带有负电荷，在电渗（electro-osmosis）作用下，rGO 和药物利多卡因分子之间的作用力遭到破坏，施加的电场强度越高、rGO 加入量越大，电渗作用越强，药物释放量和释放速率越快。通过参数调控，复合水凝胶药物载体的药物释放呈现出缓慢释放到突释的变化特点，在药物生物医用方面具有潜在的应用前景，尤其适用于透皮治疗和伤口愈合等生物应用。

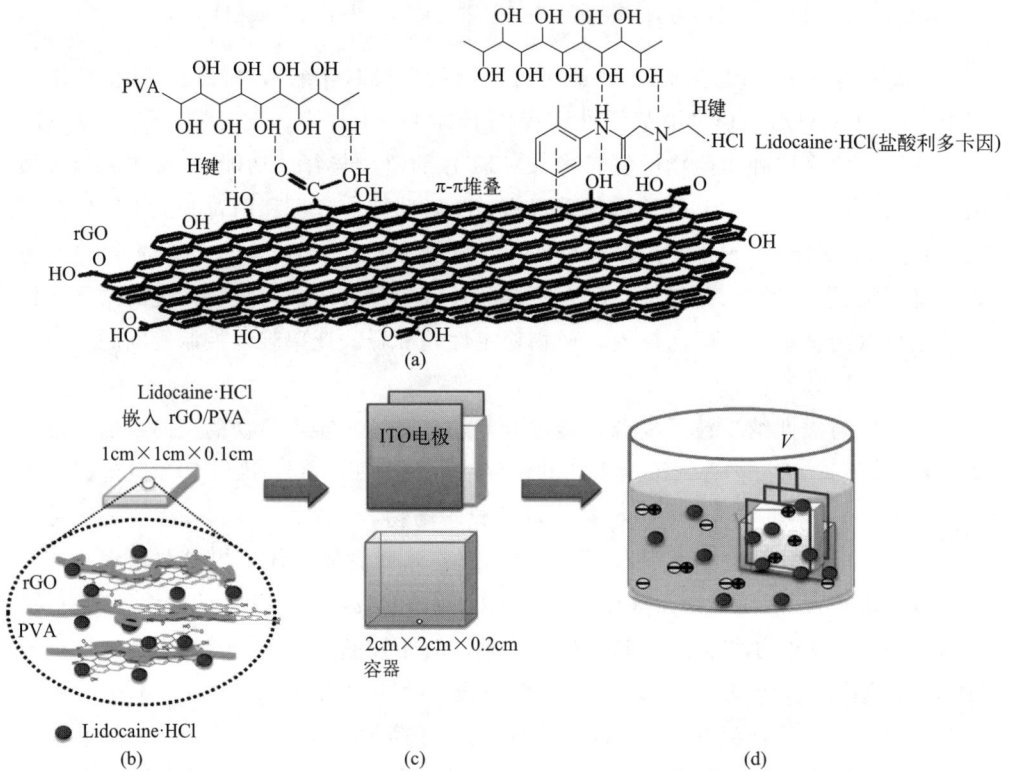

图 3.5　rGO-PVA 水凝胶制备过程及电刺激药物释放示意图[89]

（a）PVA 通过氢键与 rGO 交联形成凝胶，盐酸利多卡因药物通过氢键和 π-π 相互作用与 rGO、PVA 连接；
（b）负载药物的 rGO-PVA 凝胶；（c）药物递送芯片结构示意图；（d）水凝胶结构装置，
不同强度电场施加在 ITO 电极之间用于可控释放药物分子

3.3 石墨烯基药物载体的种类及制备

石墨烯及其衍生物经功能化处理后，拥有良好的生物相容性、水溶液稳定性、高载药率和靶向给药等优点，可负载包括中药和化学合成的难溶性药物，降低药物不良反应，对发挥中药中难溶的活性成分药效具有独特的作用。目前，围绕 GO 纳米材料已经研究了多种抗肿瘤、抗菌、抗高血压、基因治疗等药物递送载体[90]。按照药剂物理状态可分为水剂、膜剂、凝胶、泡沫或药丸等固体药剂。本节将聚焦 GO 药物载体的制备，分别详细介绍每种类型药剂的制备技术。

3.3.1 石墨烯基水剂

石墨烯基水剂药物是研究最早、目前研究最多的药物载体形式。2008 年，有研究者率先开展了石墨烯及衍生物在生物载药方面的探索研究，构筑了纳米氧化石墨烯（nGO）载体[55]。通过 PEG 共价修饰后，将不溶于水的抗癌药物喜树碱衍生物（SN38）通过与 GO 碳骨架的 π-π 相互作用实现药物负载，形成具有良好水溶性的 nGO-PEG-SN38 载药系统。后续大量研究证实，PEG 以其强亲水性，引入 GO 纳米片中，明显增强了衍生物在水溶液中的稳定性，有助于疏水性药物通过多种物理吸附方式在 GO 溶液中实现原位负载，制备注射型或口服型水剂药物[77]。当然，PEG 的共价修饰在一定程度上会干扰药物的有效释放，因此尝试研究多种刺激诱导功能化 GO 或其他方式提高 GO 的亲水性和生物相容性，是研究高效药物缓释体系的研究目标之一。

普朗克 127（PF127）是一种双亲性物质，广泛应用于载药系统[91,92]。早期研究表明，石墨烯纳米片通过其表面的疏水结构与 PF127 疏水性聚环氧丙烷链段发生相互作用，实现对石墨烯的改性[93]。为了制备高负载 DOX、低毒性、具有穿越血脑屏障特性的纳米载药系统，Wang 等人率先采用 PF127 对 GO 进一步功能化修饰，确定低于 50 μg/mL 的 PF127-GO（PG）及 GO 对人神经胶质瘤细胞 U251 无明显的毒性，并成功制备了负载 DOX 的药物递送体系 GO-PF127-DOX（PGD）[94]。DOX 以 π-π 堆垛方式与 GO 载体相互作用，纳米片的载药量高达 0.83 mg/mg，包封率为 83%，远高于很多其他载体，如碳纳米管（32 μg/mg）和聚合物胶束（32.3%）。以人源性星形胶质细胞和 U251 为例，评估了负载 DOX 的药物递送体系 GO-PF127-DOX 的体外细胞毒性，24 h 结果显示，U251 细胞凋亡率为

$(12.27\pm0.06)\%$，高于 DOX 裸药 $(8.20\pm0.06)\%$，如图 3.6 所示。他们进一步探讨了纳米载药体系抗 U251 细胞的分子机制，其中 PGD 通过上调 P53（促凋亡蛋白）、JNK（氨基末端激酶）、Caspase-3（半胱氨酸天冬氨酸特异性蛋白酶-3），激活信号通路，下调 ERK1/2（细胞外信号调节蛋白激酶 1/2）表达，抑制信号传导通路，诱导肿瘤细胞凋亡，发挥抗胶质瘤作用。

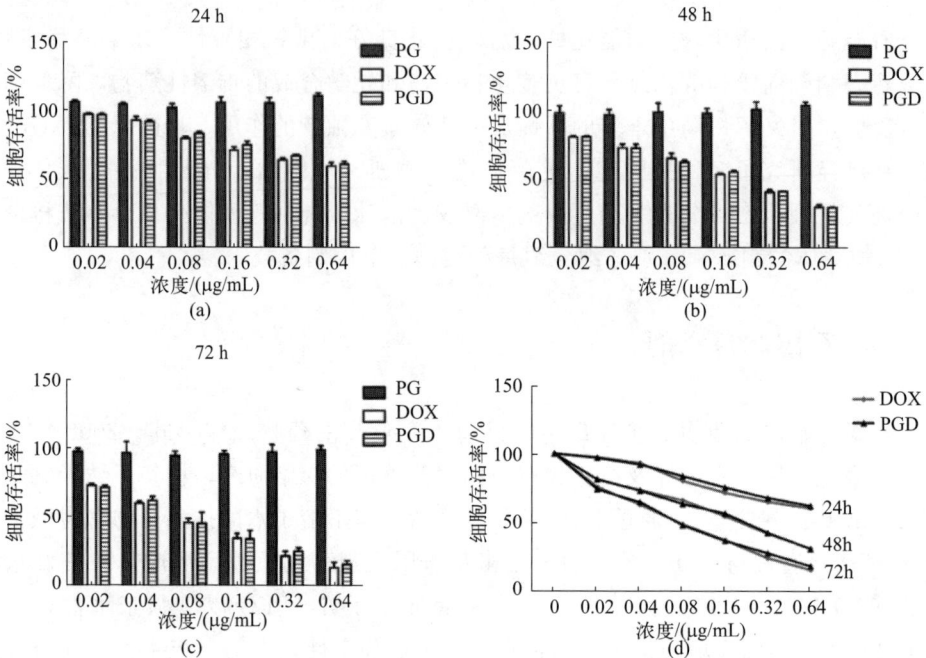

图 3.6　样品 PG、DOX、PGD 与 U251 细胞共培养，
不同培养时间节点浓度与细胞毒性对应关系示意图[94]

GO 高的载药量与其结构特性和表面改性密不可分。为了提高 GO 纳米片中羧基、羟基等含氧官能团的比例，同时保持高密度 π-π 共轭结构和大的比表面积，为药物分子提供更多的结合位点，Wang 等人采用石墨预氧化结合改进的 Hummers 方法制备 GO 纳米片，图 3.7 为样品的 X 射线晶体结构谱图。实验采用的石墨原料为 325 目高纯粉（Alfa Aesar），首先经浓硫酸、过硫酸钾、五氧化二磷完全溶解，氧化反应 6 h 后，用去离子水反复洗涤至中性；再采用硝酸钠、浓硫酸、高锰酸钾继续梯度氧化（冰水浴、4 h→40 ℃、1 h→60 ℃、18 h→98 ℃），在 98 ℃下持续搅拌后，加入 500 mL 去离子水制备 GO-1 和 GO-2 胶体溶液；将上述 GO-1 和 GO-2 分别经 60℃ 恒温超声处理，获得 GO-3 和 GO-4；将 GO-1～GO-4 胶体降温至室温后，加入双氧水至无气泡产生，再离心，经 30% 盐酸清洗至中性；最后，经超声、离心、上清液透析等一系列操作，得到待载药

样品 GO-1～GO-4。石墨经不同程度的氧化处理后，在碳原子层间插入了含氧官能团，形成层间化合物，因此晶体沿 c 轴方向的层间距增大，碳原子的有序排列降低。引入的含氧官能团增强了石墨烯的亲水性，水分子与层间官能团以氢键形式结合，进一步增加了 GO 的层间距。从图 3.7 中可以看出，提高高锰酸钾与石墨的质量比，XRD 衍射峰会更加宽化，峰位向低角度漂移，说明 GO 的层间距增加，晶体的结晶度降低。

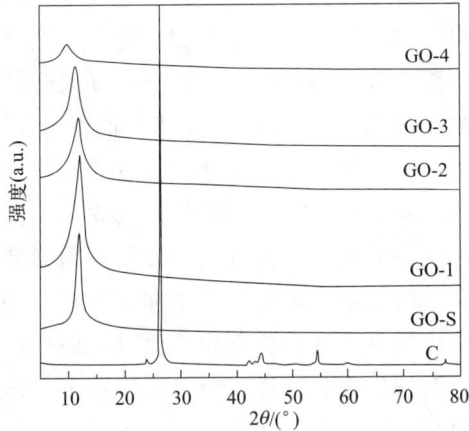

图 3.7　石墨（C）、五种 GO 样品的 XRD 图

GO-S：未经预氧化，C∶KMnO₄＝1∶3（质量比）；

GO-1～GO-4：预氧化，C∶KMnO₄ 分别为 1∶3、1∶4、1∶3（并持续超声）、1∶4（并持续超声）[94]

　　为了进一步提高 GO 纳米片在生理溶液中的稳定性和载药能力，将一定量的 PF127（如 200 mg）加入 GO 溶液中（20 mL，0.25 mg/mL），经室温、80 W 下超声 10 min 后，获得 PF127-GO 溶液，再将一定量（0.2～1.6 mg）的 DOX 经二甲亚砜分散溶解，与 PF127-GO 溶液共混，室温下充分搅拌，离心处理去除未成功负载的 DOX 分子，即获得不同载药量的 PF127-GO-DOX 纳米载药体系。

3.3.2　石墨烯基膜剂

　　近年来，基于化学修饰的石墨烯载药膜剂、敷料的研究被不断报道，丰富了药剂类型，拓宽了石墨烯基纳米载药体系的应用范围[95,96]。石墨烯基自支撑膜的制备方法很多，目前已经采用的技术主要为真空抽滤法、气-液界面溶剂蒸发自组装法、静电纺丝法[97-99]。真空抽滤法制备膜材料优点很多。首先，制备过程经济、环保且高效，适用于大规模生产；其次，真空抽滤法制备石墨烯膜生成效率高，经济效益明显；在产品性能方面，石墨烯膜电导率高、力学强度和热传导性能优异。制备负载药物的石墨烯膜，首先将 GO 或 rGO 与药物溶液混合，再通过真空抽滤装置将混合液中的溶剂抽出，GO 形成自支撑膜的同时药物以物理吸附方式与 GO 片结合形成载药膜。药膜的厚度易于通过抽滤参数调控。真空抽滤膜剂通常具有较高的载药量和释放率。但是，如果未经功能化修饰，石墨烯纳米片易团聚，影响薄膜的均匀性和载药效率，此外，真空抽滤技术不适于负载不溶于常用溶剂的药物。静电纺丝是一种制备纤维膜材料的有效方法，纤维材料组分、纤维膜微观形貌和结构等参数易于调控，通过改变纤维表面的物理化学性质，赋予纤维膜多种功能。采用静电纺丝法制备 GO 载药纤维膜操作简单、适合规模化生产。首先需制备含有 GO 或 rGO 和药物的纺丝液，然后通过静电纺丝技术将纺丝液纺成纳米纤维，最后再将纳米纤维进行包括热处理在内的后处理，形成稳定的纳米纤维载药膜。静电纺丝制备的载药膜具有如下突出优点：适用于负载各种药物，药物负载能力高，可实现高浓度的药物封装，药物分子在纤维膜中成分和结构稳定性高，耐存储。静电纺丝是在高压静电场的作用下制备超细纤维，因此纺丝纤维膜往往具有大的比表面积，而且孔隙率高，有助于提高药物的释放效率、提高载药膜剂的生物相容性。但是，某些电纺体系可能需要采用有毒的有机溶剂溶解，这为其生物医用及环保领域带来了很大的安全隐患问题。

蒸发自组装法在制备载药膜方面具有很大优势，如制作成本低，成本效益高，广泛应用于工业生成中；易于通过控制蒸发速率和速率差实现对成膜质量和结构的调控；适用于多种材料的制备。不足之处是自组装蒸发过程的完成需要一定的时间，在一定程度上限制了生产和运行成本。基于 GO 载药特性和易于自组装成膜的优势，Wang 等人对 GO 与 CS 复合膜作为中药派特灵载体的可行性开展了研究[100]。派特灵是多种中药成分经先进的萃取工艺制备而成的复方外用试剂，有效治疗尖锐湿疣和宫颈 HPV 感染，对宫颈 HPV 感染的转阴率达到 89.2%[101,102]。其主要有效成分如图 3.8 所示。但是，临床上派特灵中药水剂施药存在难以标准化和保证药效稳定性的问题，影响依从性，延长随访时间。采用 GO-CS 和 GO-胶原蛋白（Col）复合膜，不仅兼具 CS 或 Col 优异的生物相容性、可生物降解性和药物释放的 pH 敏感特性，而且可改善单一 CS 或 Col 膜力学性能、载药能力和化学稳定性不足的问题。制备负载派特灵中药复合膜剂制备方法简便易行。以 CS 为例，首先通过改良的 Hummers 方法制备 GO 溶液待用；然后以冰醋酸为溶剂，获得 CS 溶液，待用；再将一定量派特灵原液或稀释液与 GO 溶液、CS 溶液共混，充分搅拌混合均匀后，经脱气处理，浇铸在聚苯乙烯皿表面，置于 60℃真空干燥箱中成膜。复合膜的自支撑性能良好，膜表面光滑、膜体柔韧，具有一定的透明度，药物分布均匀，表面无明显可见非溶性药物颗粒的聚集，如图 3.9 所示。

大青叶：主要提取物靛玉红C$_{16}$H$_{10}$N$_2$O$_2$，靛蓝C$_{16}$H$_{10}$N$_2$O$_2$，4(3H)-喹唑酮C$_8$H$_6$N$_2$O

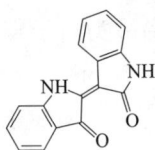 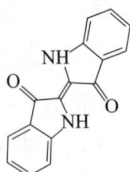

靛玉红C$_{16}$H$_{10}$N$_2$O$_2$　　　靛蓝C$_{16}$H$_{10}$N$_2$O$_2$　　　4(3H)-喹唑酮C$_8$H$_6$N$_2$O

苦参：主要提取物为苦参碱C$_{15}$H$_{24}$N$_2$O，氧化苦参碱C$_{15}$H$_{24}$N$_2$O$_2$　蛇床子：主要提取物为蛇床子素C$_{15}$H$_{16}$O$_3$

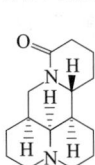 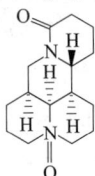 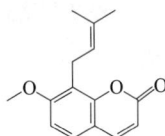

苦参碱C$_{15}$H$_{24}$N$_2$O　　　氧化苦参碱C$_{15}$H$_{24}$N$_2$O$_2$　　　蛇床子素C$_{15}$H$_{16}$O$_3$

金银花：主要提取物有绿原酸C$_{16}$H$_{18}$O$_9$，木犀草苷C$_{21}$H$_{20}$O$_{11}$，木犀草素C$_{15}$H$_{10}$O$_6$

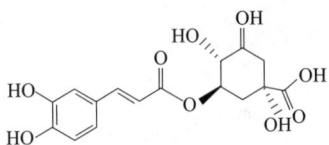 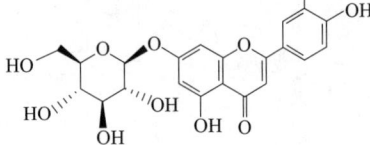 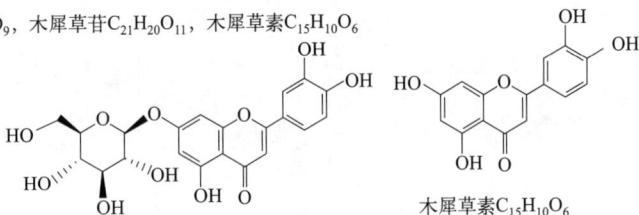

绿原酸C$_{16}$H$_{18}$O$_9$　　　木犀草苷C$_{21}$H$_{20}$O$_{11}$　　　木犀草素C$_{15}$H$_{10}$O$_6$

鸦胆子：主要提取物为油酸C$_{18}$H$_{34}$O$_2$

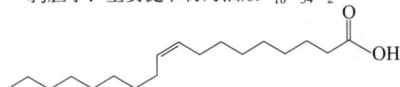

油酸C$_{18}$H$_{34}$O$_2$

图3.8　中药派特灵中主要活性成分分子式[100]

 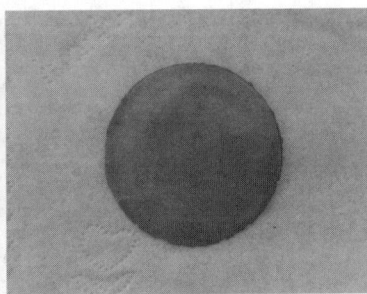

(a) 载体Col-GO　　　　　　　　　　　(b) 载体CS-GO

图3.9　用于负载派特灵的GO基复合膜剂[100]

首先对载药膜进行了结构表征。图 3.10 为样品的核磁振动光谱（^{1}H NMR），酚类药物的特征峰 4~7.5 在载体载药后出现，同样，载药水剂中也出现了醇类药物（0.6~6.3）和环状芳香 α-二酮（6~7），说明具有羟基和烯醇类质子特征的金银花、蛇床子和鸦胆子等药物与载体复合成功。此外，烷基（0.5~3）、芳胺（3~6）、酰胺类（6~9.5）特征峰在中药原药和载药水剂中均可能存在，对应于大青叶和苦参等药物。2.7~5 为水的特征峰，符合中药水剂和载体与中药复合水剂特点。Raman 光谱分析结果表明，在负载了中药水剂以后，膜剂在 2500~3500 cm^{-1} 呈现了药物的振动峰，且载药后，载体的光谱峰位几乎未发生变化，说明负载药物后，载体的结构并未发生改变，结合派特灵中药中有效成分分子式，药物分子是以氢键或 π-π 相互作用方式负载于载体上。

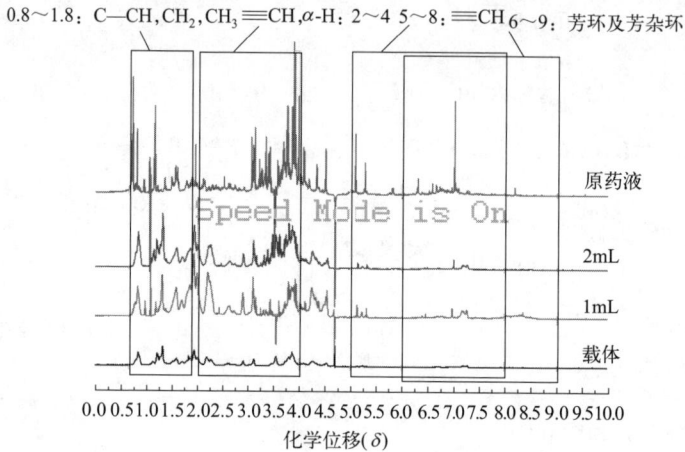

0.8~1.8: C—CH,CH$_2$,CH$_3$ ≡ CH,α-H；2~4 5~8: ≡CH 6~9：芳环及芳杂环

化学位移(δ)

(a) Col-GO载体的^{1}H NMR谱图

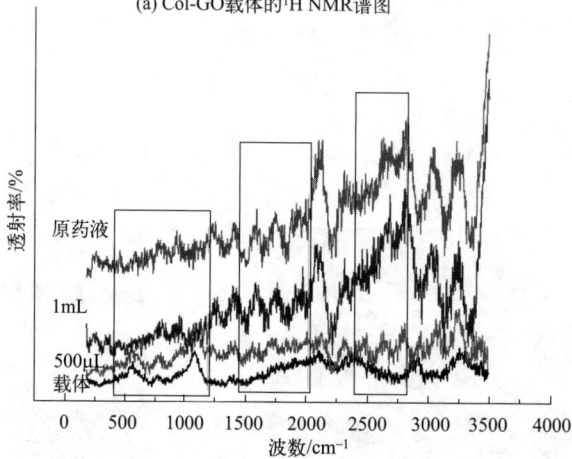

(b) CS-GO载体的Raman谱图

图 3.10　GO 基载药复合膜的结构[100]

分别评估 GO 基载体药物的载药量、药物利用率和包封率。对比几种膜剂的载

药性能可以得出如下结论：加入 GO，有效提升了膜剂的载药量和包封率，且可以提升复合膜的缓释性能，酸性环境下有利于药物的释放；制备工艺可为开发其他 GO 基中药膜剂提供典范。

3.3.3　石墨烯基凝胶药

近年来，水凝胶在各种医疗领域，尤其在药物递送系统的应用得到了广泛研究[103,104]。生物聚合物水凝胶具有可生物降解、生物相容性好和无免疫原性的优点。但是，在药物递送中也存在药物负载量低，尤其对疏水性药物的负载率低的问题。此外，传统水凝胶低的力学强度和均匀性差、缺乏多种控制药物释放的刺激信号都使得开发 GO 基水凝胶及作为传统水凝胶性能增强型填料成为药物递送领域的研究趋势之一[105]。石墨烯水凝胶载药表现出许多突出的优点，如大的比表面积、良好的生物相容性和可调控的药物释放特性，可出色地提高药物的稳定性和有效性。但是，石墨烯基水凝胶在制备过程中存在易于塌陷和体积收缩等问题，影响药物的稳定性和释放特性，因此往往需要考虑通过修饰或加入其他交联剂，增强 GO 片间的相互作用，提升凝胶的结构完整性。

通常，石墨烯基水凝胶载药的制备包括以下几个步骤：首先，采用物理或化学方法制备 GO 悬液；然后将目标药物与 GO 悬液通过机械搅拌、超声等方式充分混合，使药物均匀负载在 GO 纳米片表面；再经加热、冻融循环、化学还原等方法，在化学或物理交联作用下，使 GO 悬液交织成三维网格结构，确保药物包裹于石墨烯纳米片孔隙中。通过调整制备温度、时间、药物与 GO 载体比例等制备参数，调控药物负载量和释放特性。最近，Aycan 等人采用甲基丙烯酰化反应在透明质酸（HA）中引入可光交联基团，再通过紫外光（365 nm）照射 30 min，经光聚合技术将 rGO 包裹于甲基丙烯酸（MA）与 HA 的水凝胶中，在后聚合过程中，又进一步地将聚苯胺（PANI）掺入 HA/MA-rGO 聚合物网格中，制备具有良好导电性能的复合水凝胶，用于负载抗炎药物布洛芬，并探讨电刺激可控释放药物[106]。复合水凝胶制备示意图如图 3.11 所示。其中 rGO 是由改进的 Hummers 方法制备的 GO 经水合肼化学还原联用 100℃下持续搅拌 24 h 热还原所得。

为了探讨复合水凝胶载药及电刺激下药物释放机制，他们以布洛芬（IBU）为模型药，采用浸渍技术，把所制备的复合水凝胶完全浸入在 37℃恒温药液中，经 24 h 孕育处理后，采用蒸馏水洗涤水凝胶，以去除与凝胶表面结合较弱的药物。IBU 药物累积释放曲线如图 3.12 所示。对于被动释放（pH＝7.4，37℃，磷酸盐缓冲液），在 24 h 时，以自由扩散为驱动力的药物累积释放量约为 37%，前 3 min 内药物呈现一定程度的突释效应，可归于凝胶表面未连接的及弱连接的药物分子的释放。电刺激驱动下，药物释放曲线表现出对施加的电压响应性释放行为。当电压

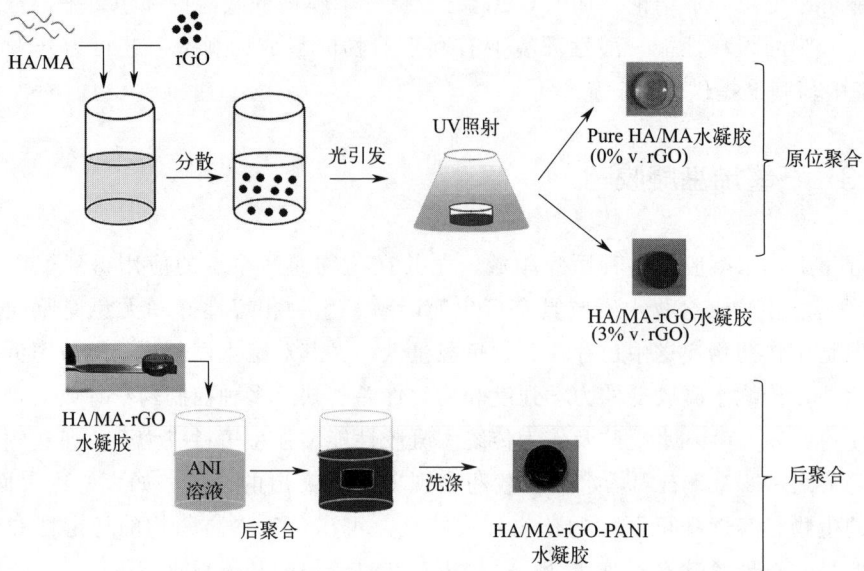

图 3.11　HA/MA、HA/MA-rGO、HA/MA-rGO-PANI 水凝胶制备示意图[106]

为 3 V 时，累积释放的 IBU 可达 86％。电场作用下，药物从水凝胶中的释放遵循两个基本机制：带电分子的迁移和氧化或还原过程中聚合物网格内总净电荷的变化。因此，当带有负电荷的药物 IBU 负载于凝胶中，在电场作用下，导电的 PANI 发生还原，凝胶网格中总的正电荷下降，致使带负电的药物被释放出来，随之在电场驱使下，运动到正极表面。将被动扩散式释放与电刺激快速释放相结合，药物释放则呈现出阶梯式"开-关"释放行为，如图 3.12（c）所示。

3.3.4　石墨烯基片剂

片剂是药物与敷料均匀混合后，通过压制等方法制备而成的片状或异形片状的固体制剂，通常以口服递送为主，具有剂量准确、质量稳定和携带方便等多种优点。含石墨烯的片剂药物制备流程并不复杂。首先，将石墨烯原材料、药物活性成分及填充剂、黏合剂和润滑剂等敷料备好待用；再将石墨烯或氧化石墨烯纳米片与其他药物成分通过研磨、搅拌等传统混药方式混合均匀，确保药物性能稳定；最后通过制粒、压片、包衣等后处理，完成片剂制备。具体可根据石墨烯及衍生物在片剂中作为药物载体/治疗/诊断等作用以及在体内生物降解特性、组织中的分布等调节与其他药物或载体基体等材料之间的比例，实现最优功能。

聚癸酸酐（PSA）是药物载体医用聚合物，具有优异的生物相容性和独特的可降解特性。用于缓释系统时，聚酸酐常表现出精细的表面腐蚀效果和药物零级释放

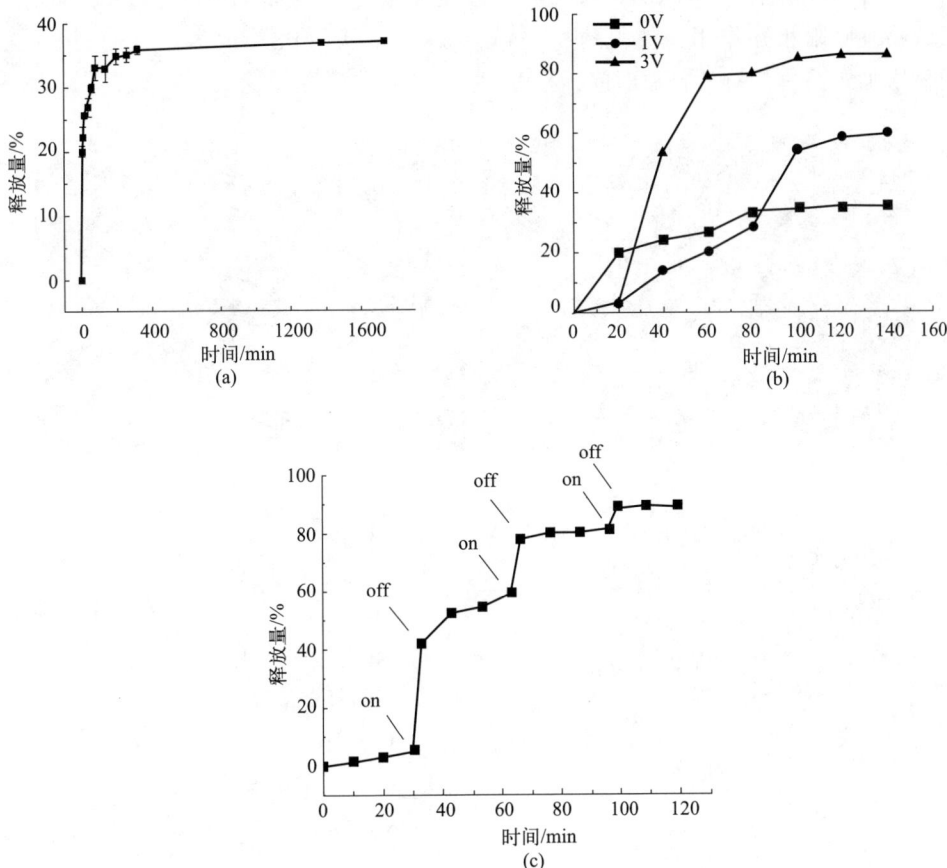

图 3.12　IBU 药物从 HA/MA-rGO-PANI 水凝胶载体上的释放行为

（a）被动释放；（b）电刺激释放；（c）开-关脉冲释放[106]

方式——药物全程呈现恒速释放特性，与药物浓度无关[107]。但是高分子量的聚酸酐难合成和难加工问题阻碍了其作为药物递送载体的广泛应用。为此，Gao 等人设计了聚合物双载体聚乳酸（PLA）混合 PSA、PSA-PLA，并进一步地，通过功能化 GO 对 PSA 进行改性处理，在二环己基碳二亚胺（DCC）和 4-二甲氨基吡啶（DMAP）的偶联和催化下，通过 PSA 分子链上的羧酸与 GO 面内的羟基发生酯化反应，获得 GO/PSA 复合材料；以左氧氟沙星（LOF）为抗菌模型药，将 PSA-PLA 与 LOF 共混后置于模具中，采用热压技术，压制成直径为 6 mm、高度为 3.4 mm 的片剂。片剂的质量为 100 mg，其中药物活性成分为 11 mg；并评估了 GO 负载抗生素复合载药系统的药物释放功能[57]。图 3.13 为含有 LOF 的药片光学图片及载药体系分子结构。其中 LOF 药物分子，通过 π-π 堆垛形式连接在 GO 片层表面。热失重分析表明，加入 GO 后，通过共价键作用限制聚合物链段移动，显著提高了 PSA 聚合物的热稳定性。药物释放动力学研究结果显示，药物从复合载体的释放顺序依次为 PLA、PSA、GO。通过添加一定量 GO，与药物之间以较强的物理吸附相互作用，使得药物缓释释放从 36 天（PSA 载体）增加到 80 天，明显增加了药物的有效释放时间。

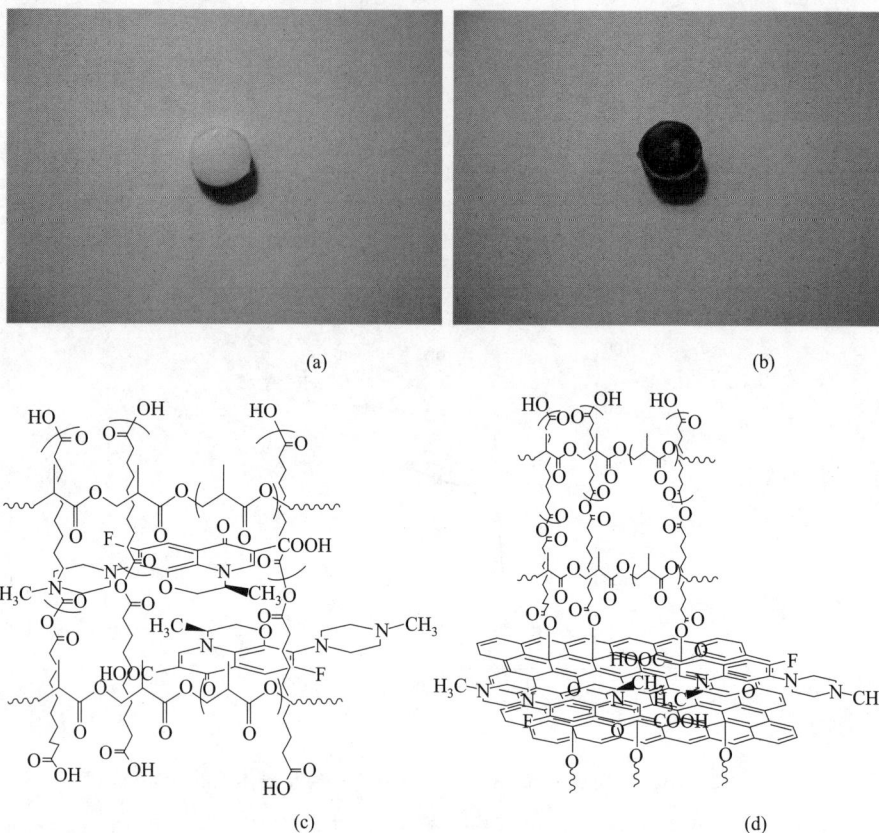

图 3.13　含有 PSA（$M\text{w}=11000\text{D}$）（a）、含有 1％GO/PSA（$M\text{w}=14000\text{D}$）药丸（b）及其对应的含有药物分子的结构示意图（c）（d）[57]

3.4　结论与展望

基于有机、无机、生物纳米粒子载体，构建有效且生物相容性良好的药物缓释系统，多年来一直是科学家的梦想。随着纳米技术的快速发展，纳米粒子在疾病治疗中已经取得了可喜的进展，彰显了纳米粒子研究领域在保护人类健康方面的重要作用。纳米载药系统进入生物体后，与细胞和细胞基质相互作用，引发一系列生物效应。通过纳米粒子递送和控释药物，能否最大限度地发挥药物的利用度，在很大程度上取决于纳米粒子在体内环境下动态物理化学特性，直接决定了其生物相容性、药物靶向递送的精准性、药物靶向释放的可控性，从而决定药物的预期治疗效果。

氧化石墨烯最近被大量研究证实为纳米医学中的药物递送应用潜在载体，在亲/疏水性、生理环境下的稳定性、表面易于修饰和生物降解等特性方面均优于本征石墨烯纳米片。对 GO 进行表面功能化处理，有助于进一步降低细胞毒性，提高生理环境中的溶解度、生物相容性和稳定性。此外，目前临床试验研究下一代纳米药物均聚焦于多种刺激响应药物递送和多功能纳米材料，这也为 GO 纳米材料提供了重大的机遇和挑战，GO 纳米片独特的结构为构建多功能平台于一体提供了无限可能。但是，我们距离实现 GO 基纳米药物递送的最终目标还有很长的路要走，尚需开展大量系统研究，以深入了解生物体内细胞与 GO 纳米片之间的相互作用、GO 纳米药物载体相关的药理学、代谢和免疫过程等生物相容性问题。

最近，一项有关 GO 纳米片作为先进药物递送系统的研究指出，构建递送药物用非共价复合物的关键因素，是 GO 载体与药物和环境之间相互作用的强度、取代基的数量、位置和构型，它们在氢键的形成及其水合时发挥关键作用，而与 GO 纳米片横向尺寸并无必然关联，GO 片的大小并没有显著影响石墨烯片边缘与其他分子的相互作用[108]。另一项则是关于 GO 纳米片在生物体中关键组织器官中的分布研究，对于科学工作者设计基于 GO 纳米片构建药物靶向递送载体有很好的参考价值[109]。他们设计制备了三种不同尺寸分布的 GO 纳米片，并经 DOTA（1,4,7,10-四氮杂环十二烷-1,4,7,10-四乙酸）功能化处理，片层大小分别是大片层 GO（1～35μm）、小片层（30nm～1.9μm）、超小片层（10～550nm）。结果表明，肺部积聚的多为大片层 GO，而脾脏和肝脏是小尺寸和超小尺寸 GO 的靶向器官，三种尺寸的 GO 均可经尿液大量排泄到体外，不受横向尺寸影响，但是排泄率方面，超小尺寸的 GO 排泄量更大，大尺寸的 GO 排泄速度则较慢。此外，十分有必要评估石墨烯基纳米片在体内反复积累的长期安全性，为此，第一批人类临床前应用安全性评估试验为后续开展大量研究奠定了坚实基础[110]。

参考文献

[1] Naahidi S, Jafari M, Edalat F, et al. Biocompatibility of engineered nanoparticles for drug delivery [J]. J Control Release, 2013, 166: 182-194.

[2] Tang L, Zhang A N, Zhang Z Y, et al. Multifunctional inorganic nanomaterials for cancer photoimmunotherapy [J]. Cancer Commun, 2022, 42: 141-163.

［3］　Patra J K, Das G, Fraceto L F, et al. Nano based drug delivery systems: recent developments and future prospects ［J］. J Nanobiotechnol, 2018, 16: 71.

［4］　Zhou J P. Application and prospect of nanotechnology in the drug delivery system ［J］. J China Pharm Univ, 2020, 51 (4): 379-382.

［5］　Sun Q, Zhu Y, Du J. Recent progress on charge-reversal polymeric nanocarriers for cancer treatments ［J］. Biomed Mater, 2021, 16 (4): 42010-42035.

［6］　Hadji H, Bouchemal K. Effect of micro-and nanoparticle shape on biological processes ［J］. J Control Release, 2022, 342: 93-110.

［7］　Lagarrigue P, Moncalvo F, Cellesi F. Non-spherical polymeric nanocarriers for therapeutics: The effect of shape on biological systems and drug delivery properties ［J］. Pharmaceutics, 2023, 15 (1): 32-47.

［8］　Huang H, Zheng Y, Chang M Q, et al. Ultrasound-based micro-/nanosystems for biomedical applications ［J］. Chem Rev, 2024, 124: 8307-8472.

［9］　Wu D, Chen Q, Chen X J, et al. The blood-brain barrier: Structure, regulation and drug delivery ［J］. STTT, 2023, 8: 217.

［10］　Jing Z W, Du Q Z, Zhang X J, et al. Nanomedicines and nanomaterials for cancer therapy: Progress, challenge and perspectives ［J］. Chem Eng J, 2011, 446: 137147.

［11］　Lai G G, Wu H, Yang K X, et al. Progress of nanoparticle drug delivery system for the treatment of glioma ［J］. Front Bioeng Biotech, 2024, 12: 1403511.

［12］　Edis Z, Wang J L, Waqas M K, et al. Nanocarriers-mediated drug delivery systems for anticancer agents: An overview and perspectives ［J］. Int J Nanomedicine, 2021, 16: 1313-1330.

［13］　Wang M J, Li D, Zhu J T, et al. Recent advances on two-dimensional material-based nanosystems for gene delivery ［J］. APL Mater, 2024, 12: 050601.

［14］　Amrillah T, Notodidjojo B A, Kalimanjaro M, et al. Grafting iron oxides for next-generation biomedical applications ［J］. Cryst Growth Des, 2024, 24: 5834-5864.

［15］　Zhou Y S, Wang Y M, Zhang P Y, et al. Research progress of inorganic nanomaterials in drug delivery system ［J］. J China Pharm Univ, 2020, 51 (4): 394-405.

［16］　Ahmad M Z, Akhter S, Jain G K, et al. Metallic nanoparticles: Technology overview&drug delivery applications in oncology ［J］. Expert Opin Drug Deliv, 2010, 7: 927-942.

［17］　Yuan Z, Lu F, Peng M, et al. Selective colorimetric detection of hydrogen sulfide based on primary amine-active ester cross-linking of gold nanoparticles ［J］. Anal Chem, 2015, 87 (14): 7267-7273.

［18］　Daniel M C, Astruc D. Gold nanoparticles: assembly, supramolecular chemistry, quantum-size-related properties, and applications toward biology, catalysis, and nanotechnology ［J］. Chem Rev, 2004, 104 (1): 293-346.

［19］　Mieszawska A J, Mulder W J M, Fayad Z A, et al. Multifunctional gold nanoparticles for diagnosis and therapy of disease ［J］. Mol Pharm, 2013, 10 (3): 831-847.

［20］　Kong F Y, Zhang J W, Li R F, et al. Unique roles of gold nanoparticles in drug delivery, targeting and imaging applications ［J］. Molecules, 2017, 22: 1445.

［21］　Kusaczuk M, Kretowski R, Naumowicz M, et al. Silica nanoparticle-induced oxidative stress and mitochondrial damage is followed by activation of intrinsic apoptosis pathway in glioblastoma cells ［J］. Int J Nanomedicine, 2018, 13: 279-2294.

［22］　Janjua T I, Ahmed-Cox A, Meka A K, et al. Facile synthesis of lactoferrin conjugated ultra-small large pore silica nanoparticles for the treatment of glioblastoma [J]. Nanoscale, 2021a, 13 (40): 16909-16922.

[23] Tang F, Li L, Chen D. Mesoporous silica nanoparticles: synthesis, biocompatibility and drug delivery [J]. Adv Mater, 2012, 24 (12): 1504-1534.

[24] Anselmo A C, Mitragotri S. A review of clinical translation of inorganic nanoparticles [J]. AAPS J, 2015, 17 (5): 1041-1054.

[25] Lu D, Tao R, Wang Z. Carbon-based materials for photodynamic therapy: a mini review [J]. Fron Chem Sci Eng, 2019, 13: 310-323.

[26] 常雪灵, 杨胜韬, 赵宇亮. 碳纳米材料的同位素标记及其在纳米毒理分析研究中的应用 [J]. 中国科学: 化学, 2016, 46 (2): 173-187.

[27] 王振威, 杨硕晔, 刘家信, 等. 碳纳米材料用于抗肿瘤药物递送的研究进展 [J]. 中国医药工业杂志, 2020, 51 (8): 974-981.

[28] 金丽霞. 纳米药物载体的研究及临床应用 [J]. 中国组织工程研究与临床康复, 2010, 14 (8): 1429-1432.

[29] 詹世平, 苗宏雨, 王景昌, 等. 生物医用材料用于药物递送系统的研究进展 [J]. 2019, 9 (50): 09056-09062.

[30] Das B, Nayak A K, Mallick S. Lipid-based nanocarriers for ocular drug delivery: An updated review [J]. J Drug Deliv Sci Tec, 2022, 76: 103780-103806.

[31] Harshita, Abul B M, Das S S, et al. Lipid-based nanosystem as intelligent carriers for versatile drug delivery applications [J]. Curr Pharm Des, 2020, 26 (11): 1167-1180.

[32] Slingerland M, Guchelaar H J, Gelderblom H. Liposomal drug formulations in cancer therapy: 15 years along the road [J]. Drug Discov Today, 2012, 17 (3-4): 160-166.

[33] Oliveira M S, Goulart G C A, Ferreira L A M, et al. Hydrophobic ion pairing as a strategy to improve drug encapsulation into lipid nanocarriers for the cancer treatment [J]. Expert Opin Drug Del, 2017, 14 (8): 983-995.

[34] Zhen S, Li X. Liposomal delivery of Crispr/Cas9 [J]. Cancer Gene Ther, 2020, 27 (7-8): 515-527.

[35] Olusanya T, Ahmad R, Ibegbu D, et al. Liposomal drug delivery systems and anticancer drugs [J]. Molecules, 2018, 23 (4): 907-923.

[36] Khosa A, Reddi S, Saha R N. Nanostructured lipid carriers for site-specific drug delivery [J]. Biomed Pharmacother, 2018, 103: 598-613.

[37] Gardikis K, Micha-Screttas M, Demetzos C, et al. Dendrimers and the development of new complex nanomaterials for biomedical applications [J]. Curr Med Chem, 2012, 19 (29): 4913-4928.

[38] Manatunga D C, Godakanda V U, de Silva R M, et al. Recent developments in the use of organic-inorganic nanohybrids for drug delivery [J]. WIREs Nanomed Nanobiotechnol, 2020, 12: e105.

[39] Kundu M, Sadhukhan P, Ghosh N, et al. pH-responsive and targeted delivery of curcumin via phenylboronic acid-functionalized ZnO nanoparticles for breast cancer therapy [J]. J Adv Res, 2019, 18: 161-172.

[40] Maryo L S, Haghnazari N, Keshavarzi F, et al. Synthesis of poly (amidoamine) (PAMAM) dendrimer-based chitosan for targeted drug delivery and cell therapy [J]. J Basic Res Med Sci, 2018, 5 (4): 6-13.

[41] Fang J, Zhang S, Xue X, et al. Quercetin and doxorubicin co-delivery using mesoporous silica nanopar-

ticles enhance the efficacy of gastric carcinoma chemotherapy [J] . Int J Nano medicine, 2018, 13:
5113-5126.

[42] Bakewell S J, Carie A, Costich T L, et al. Imaging the delivery of drug-loaded, iron-stabilized micelles
[J] . Nanomed-nanotechnol, 2017, 13: 1353-1362.

[43] Li H, Sun X, Li Y, et al. Preparation and properties of carbon nanotube (Fe) /hydroxyapatite compos-
ite as magnetic targeted drug delivery carrier [J] . Mater Sci Eng C, 2019, 97: 222-229.

[44] Zeynabad F B, Salehi R, Mahkam M. Design of pH-responsive antimicrobial nanocomposites as dual
drug delivery system for tumor therapy [J] . Appl Clay Sci, 2017, 141: 23-35.

[45] Gao Y, Teoh T W, Wang Q, et al. Electrospun organic-inorganic nanohybrids as sustained release drug
delivery systems [J] . J Mater Chem, 2017, 5 (46): 9165-9174.

[46] Qi H, Liu C, Long L, et al. Blood exosomes endowed with magnetic and targeting properties for cancer
therapy [J] . ACS Nano, 2016, 10 (3): 3323-3333.

[47] Kim M S, Haney M J, Zhao Y, et al. Development of exosome-encapsulated paclitaxel to overcome
MDR in cancer cells [J] . Nanomed-nanotechnol, 2016, 12 (3): 655-664.

[48] Yong T, Zhang X, Bie N, et al. Tumor exosome-based nanoparticles are efficient drug carriers for
chemotherapy [J] . Nat Commun, 2019, 10 (1): 3838.

[49] Tian Y, Li S, Song J, et al. A doxorubicin delivery platform using engineered natural membrane vesicle
exosomes for targeted tumor therapy [J] . Biomaterials, 2014, 35: 2383-2390.

[50] Yang T, Martin P, Fogarty B, et al. Exosome delivered anticancer drugs across the blood-brain barrier
for brain cancer therapy in Danio rerio [J] . Pharm Res, 2015, 32: 2003-2014.

[51] Thompson B C, Murray E, Wallace G G. Graphite oxide to graphene. Biomaterials to bionics [J] . Adv
Mater, 2015, 27: 7563-7582.

[52] Song S J, Shen H, Wang Y L, et al. Biomedical application of graphene: from drug delivery, tumor
therapy, to theranostics [J] . Colloid Surface B, 2020, 185: 110596.

[53] Zhang Z W, Wang J X, Hou L M, et al. Graphene/carbohydrate polymer composites as emerging hy-
brid materials in tumor therapy and diagnosis [J] . Int J Biol Macromol, 2025, 287: 138621.

[54] Liu J Q, Cui L, Losic D. Graphene and graphene oxide as new nanocarriers for drug delivery applications
[J] . Acta Biomater, 2013, 9: 9243-9257.

[55] Liu Z, Robinson J T, Sun X M, et al. PEGylated nanographene oxide for delivery of water-insoluble
cancer drugs [J] . J AM Chem Soc, 2008, 130: 10876-10877.

[56] Chen B, Liu M, Zhang L M, et al. Polyethylenimine-functionalized graphene oxide as an efficient gene
delivery vector [J] . J Mater Chem, 2011, 21: 7736-7741.

[57] Gao J, Bao F, Feng L L, et al. Functionalized graphene oxide modified polysebacic anhydride as drug
carrier for levofloxacin controlled release [J] . RSC Adv, 2011, 1: 1737-1744.

[58] Lu Y J, Yang H W, Hung S C, et al. Improving thermal stability and efficacy of BCNU in treating glio-
ma cells using PAA-functionalized graphene oxide [J] . Int J Nanomedicine, 2012, 7: 1737-1747.

[59] Rana V K, Choi M C, Kong J Y, et al. Synthesis and drug-delivery behavior of chitosan-functionalized
graphene oxide hybrid nanosheets [J] . Macromol Mater Eng, 2011, 296: 131-140.

[60] Liu B, Che C, Liu J, et al. Fabrication and antitumor mechanism of a nanoparticle drug delivery sys-
tem: graphene oxide/chitosan oligosaccharide/γ-polyglutamic acid composites for anticancer drug deliv-
ery [J] . ChemistrySelect, 2019, 4: 12491-12502.

［61］ Wu J，Wang Y S，Yang X Y，et al. Graphene oxide used as a carrier for adriamycin can reverse drug resistance in breast cancer cells ［J］. Nanotechnology，2012，23：355101.

［62］ Zhang L M，Xia J G，Zhao Q H，et al. Functional graphene oxide as a nanocarrier for controlled loading and targeted delivery of mixed anticancer drugs ［J］. Small，2010，6（4）：537-544.

［63］ Wang X，Sun Q，Cui C，et al. Anti-HER2 functionalized graphene oxide as surviving-siRNA delivery carrier inhibits breast carcinoma growth in vitro and in vivo ［J］. Drug Des Devel Ther，2018，12：2841-2855.

［64］ Yang Y，Zhang Y M，Chen Y，et al. Construction of a graphene oxide based noncovalent multiple nano-supramolecular assembly as a scaffold for drug delivery ［J］. Chem Eur J，2012，18：4208-4215.

［65］ Zheng X T，Li C M. Restoring basal planes of graphene oxides for highly efficient loading and delivery of β-Lapachone ［J］. Mol Pharmaceutics，2012，9：615-621.

［66］ Yang X Y，Zhang X Y，Ma Y F，et al. Superparamagnetic graphene oxide-Fe_3O_4 nanoparticles hybrid for controlled targeted drug carriers ［J］. J Mater Chem，2009，19：2710-2714.

［67］ Prasad R，Yadav A S，Gorain M，et al. Graphene oxide supported liposomes as red emissive theranostics for phototriggered tissue visualization and tumor regression ［J］. ACS Appl Bio Mater，2019，2：3312-3320.

［68］ Xie M，Lie H，Zhang Y，et al. Non-covalent modification of graphene oxide nanocomposites with chitosan/dextran and its application in drug delivery ［J］. RSC Adv；2016，6：9328-9337.

［69］ Li L，Zheng X Y，Pan C J，et al. A pH-sensitive and sustained-release oral drug delivery system：the synthesis，characterization，adsorption and release of the xanthan gum-*graft*-poly（acrylic acid）/GO-DCFP composite hydrogel ［J］. RSC Adv，2021，11：26229.

［70］ Mirzaie Z，Reisi-Vanani A，Barati M，et al. The drug release kinetics and anticancer activity of the GO/PVA-curcumin nanostructures：The effects of the preparation method and the GO amount ［J］. J Pharm Sci，2021，110（11）：3715-3725.

［71］ Zhang Q，Huang X，Pu Y Q，et al. pH-sensitive and biocompatible quercetin-loaded GO-PEA-HA carrier improved antitumour efficiency and specificity ［J］. Artif Cell Nanomed B，2018，46（S3）：S28-S37.

［72］ Ezzati N，Mahjoub A R，Shokrollahi S，et al. Novel biocompatible amino acids-functionalized three-dimensional graphene foams：As the attractive and promising cisplatin carriers for sustained release goals ［J］. Int J Pharm，2020，589：119857.

［73］ Khan M U A，Yaqoob Z，Ansari M N M，et al. Chitosan/Poly vinyl alcohol/graphene oxide based pH-responsive composite hydrogel films：drug release，anti-microbial and cell viability studies ［J］. Polymers，2021，13：3124.

［74］ Wang Y，Zhang D，Bao Q，et al. Controlled drug release characteristics and enhanced antibacterial effect of graphene oxide-drug intercalated layered double hydroxide hybrid films ［J］. J Mater Chem，2012，22：23106-23113.

［75］ Mu S S，Li G W，Liang Y Y，et al. Hyperbranched polyglycerol-modified graphene oxide as an efficient drug carrier with good biocompatibility ［J］. Mater Sci Eng C，2017，78：639-646.

［76］ Luo S J，Jin S J，Yang T，et al. Sustained release of tulobuterol from graphene oxide laden hydrogel to manage asthma ［J］. J Biomater Sci Polym Ed，2020，32（4）：524-535.

［77］ Goenka S，Sant V，Sant S. Graphene-based nanomaterials for drug delivery and tissue engineering

[J] . J Control Release, 2014, 173: 75-88.

[78] Loh K P, Bao Q, Ang P K, et al. The chemistry of graphene [J] . J Mater Chem, 2010, 20: 2277-2289.

[79] Sontakke A D, Tiwari S, Purkait M K. A comprehensive review on graphene oxide-based nanocarriers: synthesis, functionalization and biomedical applications [J] . FlatChem, 2023, 38: 100484.

[80] Bruneau M, Bennici S, Brendle J, et al. Systems for stimuli-controlled release: materials and applications [J] . J Control Release, 2019, 294: 355-371.

[81] Karimi M, Ghasemi A, Zangabad P S, et al. Smart micro/nanoparticles in stimulus-responsive drug/gene delivery systems [J] . Chem Soc Rev, 2016, 45: 1457-1501.

[82] Sun B, Wang W J, Sain M. Carbonaceous nanocomposites for biomedical applications as high-drug loading nanocarriers for sustained delivery: a review [J] . J Compos Sci, 2022, 6: 379.

[83] Mousavi S M, Hashemi S A, Ghasemi Y, et al. Applications of graphene oxide in case of nanomedicines and nanocarriers for biomolecules: review study [J] . Drug Metab Rev, 2019, 51 (1): 12-41.

[84] Hou C, Quan H, Duan Y, et al. Facile synthesis of water-dispersible Cu_2O nanocrystal-reduced graphene oxide hybrid as a promising cancer therapeutic agent [J] . Nanoscale, 2013, 5 (3): 1227-1232.

[85] Kim H, Lee D, Kim J, et al. Photothermally triggered cytosolic drug delivery via endosome disruption using a functionalized reduced graphene oxide [J] . ACS Nano, 2013, 7 (8): 6735-6746.

[86] Zhang B, Cai X, Yang Y Y, et al. A colon targeted drug delivery system based on alginate modified graphene oxide for colorectal liver metastasis [J] . Mater Sci Eng C, 2017, 79: 185-190.

[87] Wang L H, Sui L, Zhao P H, et al. A composite of graphene oxide and iron oxide nanoparticles for targeted drug delivery of temozolomide [J] . Pharmazie, 2020, 75 (7): 313-317.

[88] Wen H Y, Dong C Y, Dong H Q, et al. Engineered redox-responsive PEG detachment mechanism in PEGylated nano-graphene oxide for intracellular drug delivery [J] . Small, 2012, 8 (5): 760-769.

[89] Liu H W, Hu S H, Chen Y W, et al. Characterization and drug release behavior of highly responsive chip-like modulated reduced graphene oxide-poly (vinyl alcohol) membranes [J] . J Mater Chem, 2012, 22: 17311-17320.

[90] 王晨, 许军, 刘燕华, 等, 功能化氧化石墨烯作为药物载体材料的研究进展 [J] . 中国药科大学学报, 2016, 48 (1): 117-124.

[91] Wenzel J G, Balaji K S, Koushik K, et al. Pluronic F127 gel formulations of deslorelin and GnRH reduce drug degradation and sustain drug release and effect in cattle [J] . J Control Release, 2001, 85: 51-59.

[92] Nie S, Hsiao W L, Pan W, et al. Thermoreversible pluronic F127-based hydrogel containing liposomes for the controlled delivery of paclitaxel: in vitro drug release, cell cytotoxicity, and uptake studies [J] . Int J Nanomedicine, 2011, 6: 151-166.

[93] Hu H Q, YU J H, Li Y Y, et al. Engineering of a novel pluronic F127/graphene nanohybrid for pH responsive drug delivery [J] . J Biomed Mater Res A, 2012, 11a (1): 141-148.

[94] Wang P Y, Wang X, Tang Q, et al. Functionalized graphene oxide against U251 glioma cells and its molecular mechanism [J] . Mater Sci Eng C, 2020, 116: 111187.

[95] Moradi S, Hamedi H, Tonelli A E, et al. Chitosan/graphene oxide composite films and their biomedical and drug delivery applications: a review [J] . Appl Sci, 2021, 11: 7776.

[96] Marapureddy S G, Thareja P. Synergistic effect of chemical crosslinking and addition of graphene-oxide

in chitosan-hydrogels, films, and drug delivery [J]. Mater Today Commun, 2022, 31: 103430.

[97] 王欣, 李鹏, 王赞, 等. 基于石墨烯构筑的三维组织工程支架材料 [J]. 中国组织工程研究, 2015, 19 (34): 5523-5529.

[98] 王鹏宇, 薛子怡, 于显利, 等. 石墨烯基纸的制备、性能及其应用 [J]. 表明技术, 2021, 50 (5): 36-50.

[99] Ma J X, Ping D, Dong X F. Recent development of graphene oxide-based membranes: a review [J]. Membranes, 2017, 7: 52.

[100] 王欣, 施章浪, 刘晓青, 等. 氧化石墨烯-壳聚糖用于中药派特灵膜剂载体的制备与表征 [J]. 当代化工研究, 2023, 22: 28-31.

[101] 刘莲慧, 秦文敏, 张莹雪, 等. 派特灵治疗高危型人乳头瘤病毒 (HR-HPV) 感染疗效的 Meta 分析 [J]. 中草药, 2021, 52 (22): 6928-6938.

[102] 冯凌, 宋志琴, 邵玉琳, 等. 派特灵用于宫颈高危型人乳头瘤病毒感染清除的临床观察 [J]. 中国妇产科临床杂志, 2017, 18 (04): 359-360.

[103] Nezakati T, Seifalian A, Tan A, et al. Conductive polymers: opportunities and challenges in biomedical applications [J]. Chem Rev, 2018, 118: 6766-6843.

[104] Zhu T X, Ni Y M, Biesold G M, et al. Recent advances in conductive hydrogels: classifications, properties, and applications [J]. Chem Soc Rev, 2023, 52: 473-509.

[105] Saharan R, Paliwal S K, Tiwari A, et al. Beyond traditional hydrogels: the emergence of graphene oxide-based hydrogels in drug delivery [J]. J Drug Deliv Sci Tec, 2024, 94: 105506.

[106] Aycan D, Karaca F, Koca A, et al. Electro-stimulated drug release by methacrylated hyaluronic acid-based conductive hydrogel with enhanced mechanical properties [J]. Int J Biol Macromol, 2023, 231: 123297.

[107] Walter K A, Mitchell A C, Gur A, et al. Intersitial texol delivered from a biodegradable polymer implant against experimental malignant gliomas [J]. Cancer Res, 1994, 8: 2207-2215.

[108] Makieieva N, Kupka T, Stobińsji L, et al. Modeling hydration of graphene oxide (GO) -Does size matter? [J]. J Mol Struct, 2024, 1318: 139317.

[109] Jasim D A, Newman L, Rodrigues A F, et al. The impact of graphene oxide sheet lateral dimensions on their pharmacokinetic and tissue distribution profiles in mice [J]. J Control Release, 2021, 338: 330-340.

[110] Andrews J P M, Joshi S S, Tzolos E, et al. First-in-human controlled inhalation of thin graphene oxide nanosheets to study acute cardiorespiratory responses [J]. Nat Nanotechnol, 2024, 19: 705-714.

第 4 章
石墨烯基组织工程支架

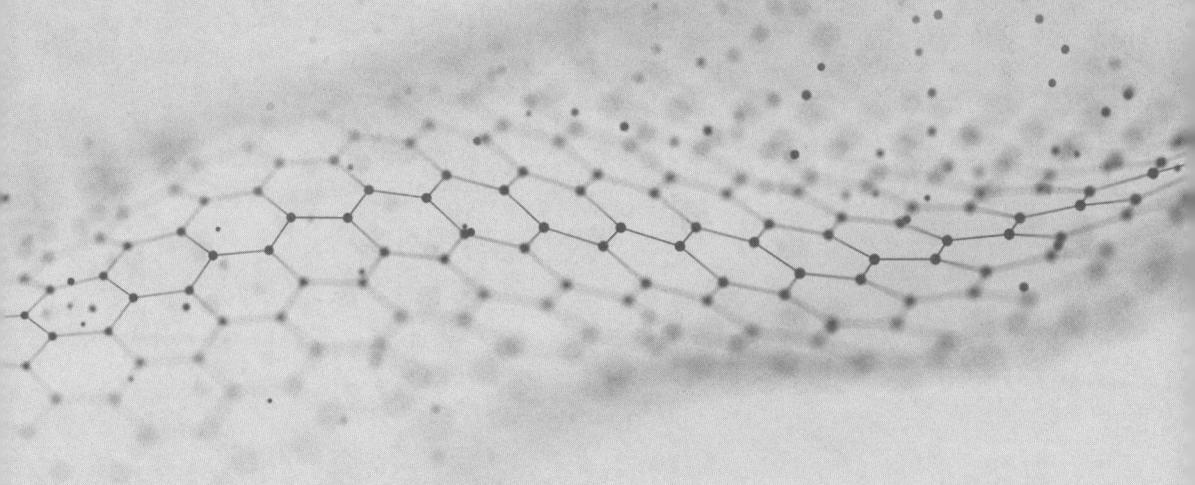

4.1 概述

组织工程（tissue engineering）学科的诞生可追溯至 20 世纪 80 年代，由美国华裔科学家冯元桢（Y. C. Feng）所倡导，美国国家科学基金会所采纳。通过组织工程学，即结合细胞生物学和生物材料工程学，在生物体外或体内原位构建组织和器官，用以维护或替代受损或缺失的组织，甚至通过再生方式，实现组织和器官特定生理功能的恢复，解决器官移植供体有限和治疗费用高昂等问题[1-3]。通常认为，组织工程包含三个关键要素：细胞、支架、生长因子和其他生物分子。其中组织工程支架是支持组织细胞、胚胎和成体干细胞黏附的载体，支架与细胞的相互作用对于实现受损组织修复与再生至关重要，在实现组织工程功能中占据重要地位。目前，比较常见的用于组织工程的生物材料有天然材料，如胶原、壳聚糖、海藻酸钠；人工合成高分子材料，如聚氨酯、聚乳酸、硅橡胶、聚乙烯；无机材料，如羟基磷灰石，广泛用于骨组织工程、神经组织工程、皮肤组织工程。生物材料的发展历经了第一代人工生物惰性材料（如植入器械，即假体）、第二代人工合成生物活性材料（促细胞增殖与分化，实现体外组织构建）、第三代生物材料（具有原位再生功能）。作为组织工程支架用第三代生物材料，对多种外界刺激产生响应，可诱导细胞外基质的合成与组装，从而原位实现生物体再生系统应答，以期达到对受损组织器官的原位修复，使其具备正常组织和器官的结构和功能。

近年来，石墨烯基纳米材料（本征石墨烯、氧化石墨烯、还原氧化石墨烯）在组织工程和再生领域获得广泛且深入的研究，拥有成为组织修复与再生支架诸多优异性质。如可调控的力学和电学性质，为细胞生长提供良好的力学支撑和物理引导；含氧官能团或化学功能化修饰，赋予其优异的化学信号引导功能和生物相容性；大的比表面积与独特的表面结构特性可为细胞黏附与重塑提供有力的拓扑诱导和更多的活性位点；抗菌活性可有效确保植入体抗细菌生长及生物膜的形成；具有可调节的生物降解特性；加工性能好[4-18]。本章将首先介绍组织工程支架的基本概念和设计原则，再分别概括介绍用于周围神经组织工程、骨组织工程、皮肤组织工程的传统支架材料的发展现状及组织修复与再生相关机理、传统组织工程支架材料的发展瓶颈与未来发展趋势；最后着重介绍石墨烯基纳米材料提升传统支架材料功能的研究现状以及石墨烯基新型支架材料的发展现状和发展趋势。

4.1.1　组织工程支架的功能和设计原则

组织工程旨在开发受损组织和器官的功能替代品。在其植入前，生物支架会历经种植特定种子细胞、体外培育阶段和组织形成阶段[1]。组织工程学发展初期，人们并没有意识到支架的重要作用，而更注重通过细胞分泌大量的胞外基质（ECM）构建组织结构框架，在维持细胞生物学活性的前提下，使组织结构保持长期稳定及发挥特定的生理功能。但是，伴随单一细胞移植问题不断突显，以及工程支架显著提升细胞成活率和操控细胞外基质合成，对组织工程支架材料及其构效关系的研究日益引起科学工作者关注[3]。理想的组织工程支架首先应促细胞黏附，在与细胞相互作用过程中，支架的结构和理化性质等因素不仅对细胞及组织提供一定的力学支撑和组织器官形成模板，而且对细胞的生物学行为产生诱导作用。此外，依据组织工程学原理，组织工程支架植入生物体内特定缺损组织部位，尤其是置于体外培养环境下，用于体外构建工程化组织，应具备优异的生物降解性能，而且降解特性与植入体表面种植的细胞增殖并分泌基质的速率相匹配，在形成特定组织形态结构和功能的同时，支架材料逐步降解，对于体内外获得理想的工程化组织而言，这是一项十分具有挑战意义的性能指标。

为种子细胞创建理想的 ECM，是实现工程化组织和器官的关键前提。种子细胞感知支架材料表面结构、力学性质（如基体的刚度、弹性、黏滞性）、理化性质和其他诸如温度、pH 值、生长因子、ECM 分子等所有的外界 ECM 环境因素，发生黏附和增殖等行为。其中，ECM 的蛋白质成分，如纤连蛋白、层粘连蛋白、整合素配体玻连蛋白和胶原蛋白，为细胞黏附提供特定位点，同时还调节细胞生长、形状、迁移和分化等重要行为，其他生物大分子，如透明质酸和硫酸乙酰肝素等糖胺聚糖则为细胞提供广泛的生物化学信号和力学信号，处于纤维之间间隙的多糖分子则缓冲外界对 ECM 施加的压缩等作用力[19,20]；拓扑形貌结构在引导种子细胞自组织生长、促进组织形态形成中发挥重要作用。不同组织对支架的构型要求不同，如图 4.1 所示[1]。无论构建何种工程化组织，均要求生物支架首先具有纳米级拓扑孔结构，以与生物分子和黏附的细胞形成空间匹配。其次，要求多孔结构内部相连互通，以确保输送营养物质和排泄掉新陈代谢产生的废物。纳米技术的发展和增材制造技术（3D 打印）的开发与完善，不断促进多种组织工程新型支架的研究与应用，如用于皮肤组织工程的纳米纤维布/毡，用于骨组织工程中的三维层次孔结构海绵，用于周围神经组织工程中的导管和微纳米定向结构纤维等。

在生物体内，ECM 在调控细胞行为中具有极其关键的作用，为细胞同时提供结构完整性支持和生存所需的化学环境，如配体、生长因子、细胞因子、离子强度等。因此，在工程化组织的研究中，生物材料作为 ECM 的体外替代品，在过去长

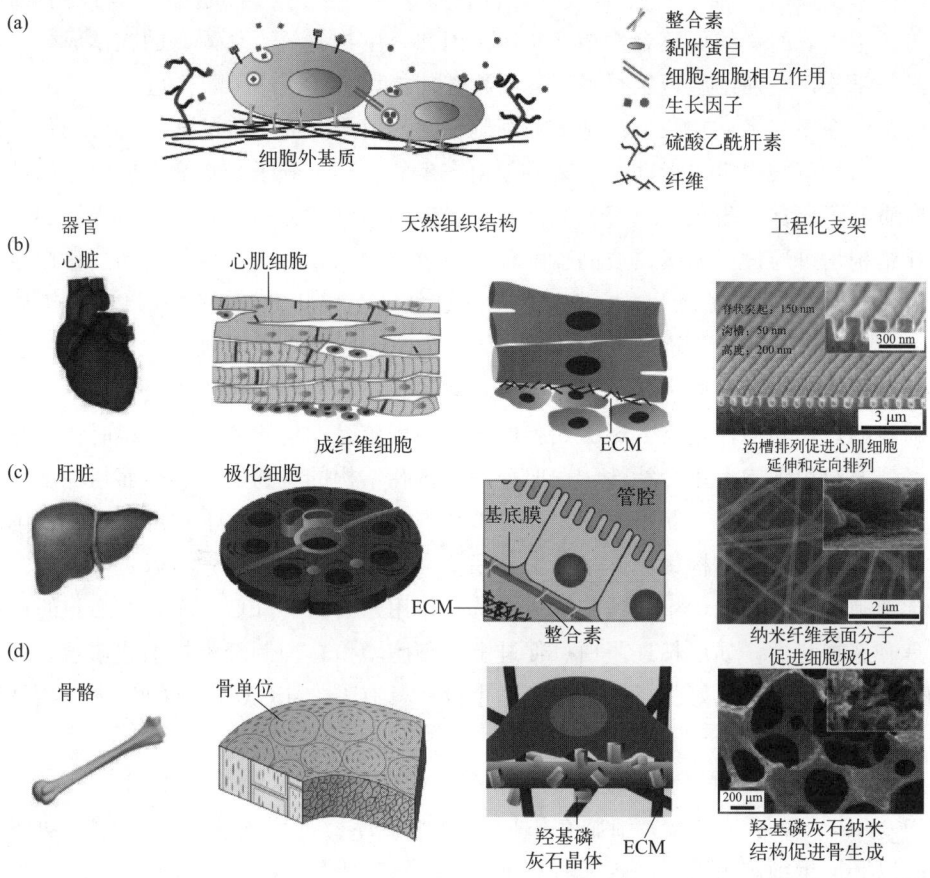

图 4.1　细胞相关的 ECM 信息示意图[1]

（a）ECM 纤维为细胞提供触发形态变化的拓扑结构。ECM 纤维上的纤维连接蛋白和层粘连蛋白通过其跨膜整合素受体与细胞相互作用，启动细胞内信号级联，影响细胞行为。透明质酸和硫酸乙酰肝素等多糖则作为压缩缓冲液，抵抗外力作用，或作为生长因子库。器官水平的心脏（b）、肝脏（c）和骨骼（d）示意图（左）及组织和细胞/基质相互作用图（中）、工程支架的扫描电子显微镜图（右）。不同组织的 ECM 具有不同的分子组成和空间组织，以保持特定的组织形态。工程支架中，（b）沟槽状阵列可促进心肌细胞延伸和定向排列；（c）纳米纤维表面分子具有促进细胞极化的功能；（d）羟基磷灰石纳米结构可促进骨生成

达 30 余年的时间里，生物支架材料的设计研究主要基于仿生天然 ECM 和细胞-ECM 之间一系列复杂的相互作用，以探索化学合成、组分调控和修饰；近 10 年，支架的物理和力学性质及相关的各种智能化信号刺激对细胞行为的响应调控日益受到关注[21-26]。研究表明，支架材料的表面特性通过与环境中的蛋白质相互作用影响细胞行为。细胞在材料表面的附着涉及黏附、铺展、黏着斑形成和细胞骨架成型

等一系列复杂的过程[21]。细胞接触材料表面初期，首先发生的是生物材料表面配体与细胞膜表面受体如整合素相互作用。因此，生物材料表面固有的化学成分或表面经化学修饰，使细胞识别材料表面的特殊功能团或类 ECM 配体蛋白分子上肽链中的特定短序列多肽片段，达到增强细胞黏附的效果；而细胞的迁移又可在化学成分信号引导下实现定向运动，如某些细菌产生的生物小分子、炎症反应释放的某些蛋白质分子、神经生长因子等。此外，材料表面的电荷分布、表面亲疏水性和表面拓扑结构均可通过影响蛋白质的吸附种类、数量和构象对细胞的黏附和迁移产生影响[21,27]。细胞感知 ECM 结构中复杂的孔、纤维、脊状突起等纳米尺度的拓扑结构特征，调节其黏附、增殖和分化等行为，即"接触诱导"现象。过于光滑的表面拓扑结构不利于蛋白质和其他生物分子吸附和沉积，相反，过于粗糙的表面也不利于细胞的迁移和活性提高，影响细胞的生长和增殖。在构建工程化组织时，需视不同类型的组织细胞大小和特性，选取合适的多孔结构的生物支架、表面粗糙度和孔形貌。早期，大量研究获得共识，即成纤维细胞、成骨细胞、上皮细胞和成肌细胞对凹槽结构和柱状结构敏感，呈现出沿凹槽轴向定向分布和快速迁移的特点[28-31]；对干细胞定向分化也产生快速和有效的诱导作用[24,26,32]。ECM 成分对细胞的增殖也具有选择特性，如层粘连蛋白可促进上皮细胞增殖，抑制纤维祖细胞增殖，纤维粘连蛋白的作用则正好相反，这对于仿生设计具有特定 ECM 功能的生物支架材料具有重要的参考价值。

生物体内不同的组织和器官的 ECM 刚度不同，变化范围从 1 kPa（脑组织）到 100 kPa（胶原骨）[33]。细胞在不同的力学微环境下呈现明显的行为和功能差异。以胚胎干细胞为例，在大于 30 kPa 的生物支架表面，易于向成骨分化，也倾向于产生更多的应力纤维和黏着斑；在小于 10 kPa 的基底上则不易于黏附，而且向脂肪分化[34]。在另一项研究中发现，细胞能感知支架材料的微观力学性质[35]。以人包皮成纤维细胞为例，当与三维胶原水凝胶共培养时，倾向于在纳米级刚性纤维表面黏附和生长。ECM 的力学性能影响和调控材料与细胞膜表面受体蛋白分子之间的相互作用，影响细胞黏着斑和细胞骨架等相关生物学过程，因此设计组织工程生物支架时，材料的刚度是一个同等重要的性能指标，不仅需充分考虑到材料的刚度与工程化组织的适配度问题，即通常从低到高适配于软组织（脑）、肌肉组织和骨组织，而且细胞的力学感知能力并非为单一的刚性增强型细胞行为调控方式，所以柔韧灵活的支架材料表面可能更有利于介导细胞的各种行为[36]。

生物体正常、成熟组织中的细胞之间的电通信通过离子通道（由连接蛋白形成）的直接导通完成。在修复受损组织或构建组织结构过程中，细胞微环境的电导率是产生离子电流的关键媒介。对于组织工程而言，尤其对于电活性组织，如平滑肌、心肌组织和神经组织，在开发仿生材料时，在 2D、3D 细胞培养阶段和工程化组织过程中，为了提高电导率，常常会考虑添加导电成分如导电聚合物或低聚物、金纳米粒子、碳纳米管、石墨烯等[35]。细胞在直流和脉冲电场作用下，显示出电信号诱导增强效果，如神经纤维趋向于向阴极移动，巨噬细胞则倾向于向阳极爬行。导电添加剂呈现出"少剂量、高效能"的增强效果，但是由于添加剂的尺寸和表面能差异，大规模合成面临分散均匀性差的问题。

4.1.2 传统组织工程支架材料

周围神经损伤是临床普通、多发疾病，常因急性创伤、自身免疫性疾病、局部病变和感染引发周围神经系统受损。周围神经遍布生物体全身，是神经中枢和周围靶器官之间连接和沟通的桥梁。一经受损，会造成通信中断，严重威胁远端靶器官的运动和感觉功能[37,38]。周围神经损伤后能够再生，即断裂后的神经纤维近端能够发出轴突枝芽，在适宜的微环境下，沿着支撑带（Büngner bands）长入远端靶区，实现受损神经重新支配，从而恢复受损神经功能（如图 4.2 所示[39]）。再生神经生长速度缓慢，约为 1 mm/天[40]。因此，对于长距离损伤的神经（如大于 3 cm），必须依靠外界干预，维系神经元存活和促进再生神经快速生长和成熟，提高修复和功能恢复能力。

组织修复和组织工程发展初期，由于可用材料和加工技术有限，作为植入体的生物材料往往都是侧重于结构/力学功能开发，或者倾向于选择生物惰性材料，尽可能降低受体对植入器械的异物反应，如神经植入体用血管支架、硅胶管等[41]。硅胶管生物相容性好，价格低廉、易于加工成型，而且无免疫源性问题，但是不可降解及不导电是其最大的弊端。硅胶管在组织修复中只发挥桥接离断神经的作用，所以常常被选作生物活性修复材料的支持载体，以探讨基于生物活性材料修复受损神经的修复效果和机理。Muangsanit 等人首次尝试将凝胶抽吸喷射技术（GAE）用于神经组织工程，制备具有圆柱状的胶原支架[42]。实验结果表明，胶原支架适于种植施万细胞，而且施万细胞沿轴向定向分布。作为仿生工程化神经组织，填充至一定尺寸的硅胶管中，经大鼠坐骨神经（10 mm 缺损）模型评估，工程化神经组织可显著促进轴突再生和血管生成。最近，Zhao 等首次将还原氧化石墨烯纤维（rGOFs）作为神经修复支架，不添加任何细胞和生物分子，直接将一定数量的rGOFs 置于硅胶管中，评估了大鼠缺损 10 mm 坐骨神经的修复效果，证实 rGOFs对缺损神经的修复效果优于自体神经移植物[43]。

目前，经美国食品药品监督管理局（FDA）认证并已商业化的神经支架种类并不多[44-46]，相关的生物材料以Ⅰ型胶原（IC）、聚乙醇酸（PGA）、聚己内酯（PCL）、聚乙烯醇（PVA）为主。近期开发出通过认证的套管或导管材料多为上述复合材料（如 IC＋可吸收聚合物纤维，IC＋PGA）及壳聚糖。对于已商业化的神经导管，胶原支架临床上广泛用于上肢和手部神经修复，但是存在潜在的免疫反

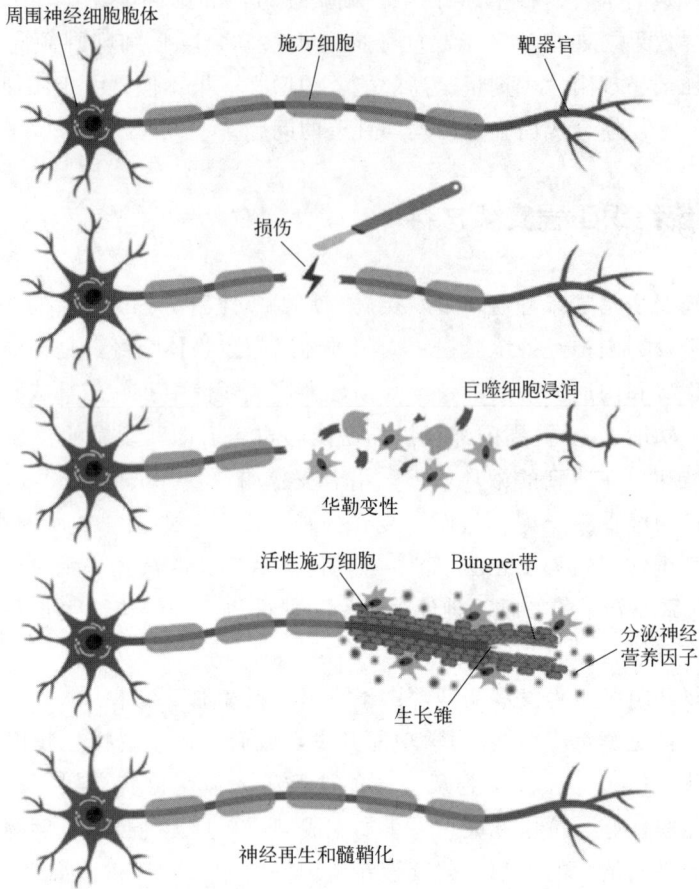

图 4.2　周围神经损伤后神经退变和再生过程示意图[39]

应问题；PGA 不仅用于上肢和手部神经修复，还适用于颅缺损神经，不足之处是降解率过快（3 个月），力学强度不足，酸性降解产物存在诱导组织坏死的风险；PCL 用于生物体上肢、下肢和手部神经修复，不完全降解、过早瓦解及形成神经瘤是其应用局限；PVA 适用于上、下肢感觉、运动和混合神经修复，但是不可吸收及其术后对周围神经产生的压迫和牵张是限制其应用的最大问题。

　　自 1999 年 PGA 商品问世至今，尽管科研工作者不断探索新材料和新技术，研究开发新型神经修复支架，在神经修复机理和修复效果上取得了长足进步，但是，至今没有任何开发的生物体系显示出完美的修复效果，自体神经移植体仍然是周围神经修复和功能恢复无可替代的金标准，尤其修复长距离缺损的神经。"挑对材料、做对结构、选对信号"可能是最终实现周围神经修复与再生的关键设计依据。最近，Gregory 和 Phillips 撰写的综述文章《周围神经修复选材：天然蛋白质还是合成聚合物？》试图回答"挑对材料"这一设计的核心问题[47]。生物材料近十年的研究进展不断缩小与自体神经移植体的功能恢复差距，合成聚合物与天然生物材料在修复的有效性方面并无明显差异，只不过前者的导管中几乎无一例外使用了生长因子等再生剂（regenerative agent），神经修复与再生植入体采用的结构如图4.3所示[46]。仿生神经解剖结构，科学家们已经从早期的中空管到尝试开发多种结构导管，以促神经再生及引导神经功能重建。外管表面多孔结构用于神经生长过程中养分输送和新陈代谢产物排出；内部管道结构和填充的定向结构纤维丝作为神经细胞黏附与定向生长的拓扑结构桥梁；表面功能化修饰为了提高支架材料的生物活性。此外，合理设计和选择外管材料与结构还可以防止出现粘连，降低再生神经生长速度。神经导管的制备技术有浇铸法、电纺丝、孔隙浸出技术（porogen leaching techniques）、冷冻干燥技术、相分离技术、可注射凝胶、细胞疗法、快速成型技术等[48-51]。每种方法各有其优缺点和适用范围，可参看引用的参考文献，不在此一一赘述。

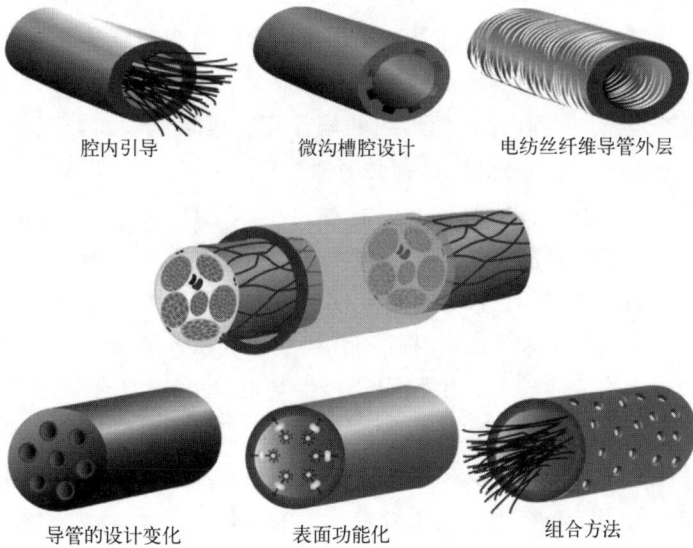

图4.3　周围神经再生用神经导管结构示意图[46]

正如所述，生物材料的发展历经第一代惰性材料、第二代活性材料、第三代生物响应性智能材料。神经组织工程再生与修复用支架材料从静态的理化性质，如静态拓扑、刚度、微环境、成分、生物活性分子信号（生长因子、细胞因子、细胞外基质蛋白），在外界信号如声、光、电、磁、形变力等功能作用下，通过选择和设计功能性生物材料，使其发生动态的结构和成分等改变，如生物活性分子达到时空可控释放，更好地模拟细胞外基质，从而为细胞提供动态生长环境[52]。由于目前临床上所用的组织工程支架大多缺乏导电性，难以与电活性组织建立有效的电耦合作用，极大限制了再生医学和组织工程临床转化。因此，近年来导电支架，例如水凝胶，在组织工程和再生领域受到越来越多的关注[53-55]。在体外，导电水凝胶有效促进细胞间电信号的传递，调控多类细胞的细胞行为；在体内，通过导电水凝胶将电信号传递到电活性组织，激活生物电信号通路，促进组织修复与功能重建。此外，水凝胶的力学性能也可以通过复合和交联等手段得以增强。但是导电水凝胶修复周围神经时，尤其是在电刺激作用下，施加的电场的方向与水凝胶结构的定向性之间的协调作用不容忽视。最近，Yao 等人探讨了将碳纳米管引入甲基丙烯酸酯酰化明胶（GelMA）纤维，仿生神经轴突的微尺度排列结构，同时具有良好的导电性[$(1.57\pm0.3)\times10^{-4}$ S/cm][56]。结合电刺激（5 mV，1 h/d，7 d），复合水凝胶显示出促进 PC12 细胞和神经干细胞黏附与增殖、伸长和分化功能。老鼠体内实验结果表明，该水凝胶纤维调控炎症反应，诱导神经再生，促进老鼠受损脊髓神经和运动功能的恢复。然而导电水凝胶在临床使用中仍存在亟待解决的问题，例如导电性与生物相容性之间的平衡问题，降解性、体内稳定性等都需要更全面的探讨研究。

骨创伤、骨质疏松、骨肿瘤等骨骼运动系统常常因交通事故、人口老龄化及重大疾病而成为临床常见多发疾病。骨组织具有强大的自我再生修复能力。对于小尺寸缺损，通过纤维组织、血管和骨组织共同作用，可填充缺口，实现体内完美修复；但是对于缺失超过 2 cm 的伤口，必须通过外界桥接结合手术干预，将折断的骨两端物理搭接，再通过体内细胞、血管和再生组织的作用，使骨两端整合为一体，实现骨再生修复。目前，长距离缺损的骨组织修复的金标准是自体骨移植，但是受限于供体来源、缺损部位尺寸和形状匹配问题、易于发生感染性疾病。用于骨组织工程中的生物材料由来已久，从第一代生物惰性植入器械，如骨钉、骨板、人工关节，第二代生物活性玻璃、生物陶瓷、生物玻璃-陶瓷复合物等整形外科和牙科材料，以及生物可降解聚合物材料制备而成的骨折固定板和螺钉，到目前第三代生物响应型骨组织工程用新型支架材料，这些高相容性和高生物响应性支架的不断研究和临床转化应用，必将为广大患者带来无限福音[57-59]。

第一代生物材料中，整形外科和牙科植入体应用最早、最广泛的是金属生物材料，涵盖钛和钛合金、Co-Cr-Mo 合金、形状记忆合金或伪弹性 Ni-Ti 合金、不锈钢[57]。金属材料突出的特点是高的力学性能，如弹性模量（100～200 GPa）和屈服强度（300～1000 MPa），以及良好的塑性变形能力。对材料的生物特性需求方面，块体金属材料通常生物相容性和耐蚀性好，与植入部位组织之间稳定锚定性好。虽然金属生物材料至今仍然是临床大量使用的各种医疗器械，但是随着材料物理和化学研究的不断深入，以及纳米技术的不断进步，传统金属植入体的表面性能也不断被改善，开发多功能表面成为了第一代植入体的创新目标。通过对金属表面热、化学、机械等处理，表面涂层、功能化加工等，赋予其对不同细胞产生特异性反应，如优异的成骨和骨整合能力、抗纤维化、抗炎，尤其是抗细菌和病毒等微生物感染的能力。但是，无论通过怎样的技术手段对植入器械表面处理或修饰，首要的前提是不应破坏与生物相容性和器械服役功能相关的表面粗糙度问题、应力集中问题及材料表面和本体力学性能问题。

无机非金属陶瓷材料具有优异的力学性质，尤其表现为高的抗压强度和杨氏模量。作为天然生物材料，即生物陶瓷，已经服务于人类数千年，用于增强或替换人体的各种钙化部位，包括牙齿在内的骨组织。随着化学学科的发展和材料科学的进展，精细加工高纯陶瓷粉末技术使得陶瓷材料在硬组织工程领域的应用大放异彩[60]。生物陶瓷应用于整形外科，可以避免金属植入体由于长期使用过程中因摩擦或腐蚀产生的金属碎片对人体可能带来的感染、疼痛，甚至植入体松动和功能失效等问题。目前，临床最常用的生物陶瓷有硅酸盐、氧化物、碳化物、硫化物、难熔氢化物、硒化物和金刚石、石墨等碳材料。其中氧化铝、氧化锆、热解碳和氮化硅这类不可吸收陶瓷被归为第一代生物惰性陶瓷；磷酸钙、硅基生物活性玻璃、硫酸钙等具有表面生物活性和可生物吸收特性的陶瓷被认为是第二代生物陶瓷；而生物体内具有特异性生物响应功能（例如促成骨细胞生长的同时抑制或消灭特定细菌或病毒等微生物）、表面呈现生物活性分子特性（如生长因子功能化陶瓷）的支架则归属为第三代陶瓷，主要有多孔生物活性和生物可降解陶瓷、先进生物陶瓷、仿生陶瓷、介孔材料、有机-无机杂化材料等。通常认为，第二代生物活性陶瓷具有骨传导活性，即在骨缺损部位支持骨形成功能；第三代生物活性陶瓷则在此基础上，通过不断澄清和深入了解骨缺损部位微环境和骨再生机理，设计提升陶瓷材料性质，使其同时具有骨诱导功能，即无化学因子和活体细胞作用下，在非骨部位诱导新骨形成。我国科学家张兴栋院士率先提出羟基磷灰石体内异位诱导成骨概念，以及无须外加活体细胞和生长因子的修复观点，并深入系统研究了多孔双相磷酸钙生物陶瓷设计制备及骨诱导机理[61]。目前，陶瓷及复合生物材料的骨诱导性已经得到生物材料领域的广泛认可。

生物陶瓷材料不易加工的特性催生了聚合物材料在骨组织工程领域的应用研究及新型制造技术——3D打印生物活性陶瓷植入体的开发。聚合物材料（天然聚合物和人工合成聚合物）不仅拥有优异的加工性能，而且力学性质和降解率可以通过调控分子特性（如分子重量和共聚物比例等）进行设计。其中天然聚合生物又可细分为蛋白质型（胶原、明胶和丝素蛋白）和多糖型（琼脂糖、甲壳素、壳聚糖、透明质酸、海藻酸盐、葡萄糖、纤维素和氧化纤维素），无毒、亲水性好，生物相容性很高，降解性能优良，但是有些材料来源有限，而且纯度和批次质量难以保证。此外，天然高分子材料在应用过程中还存在内禀缺陷，如强吸水性导致体内服役过程中出现塌陷，力学性能无法满足单一使用要求等。合成聚合物材料作为生物材料历经了长时间的探讨研究才用于骨组织修复与再生[59]。目前，经美国FDA认证的可降解材料包括聚乳酸（PLA）、聚对苯二甲酸丁二醇酯（PBT）、PCL、PGA，这

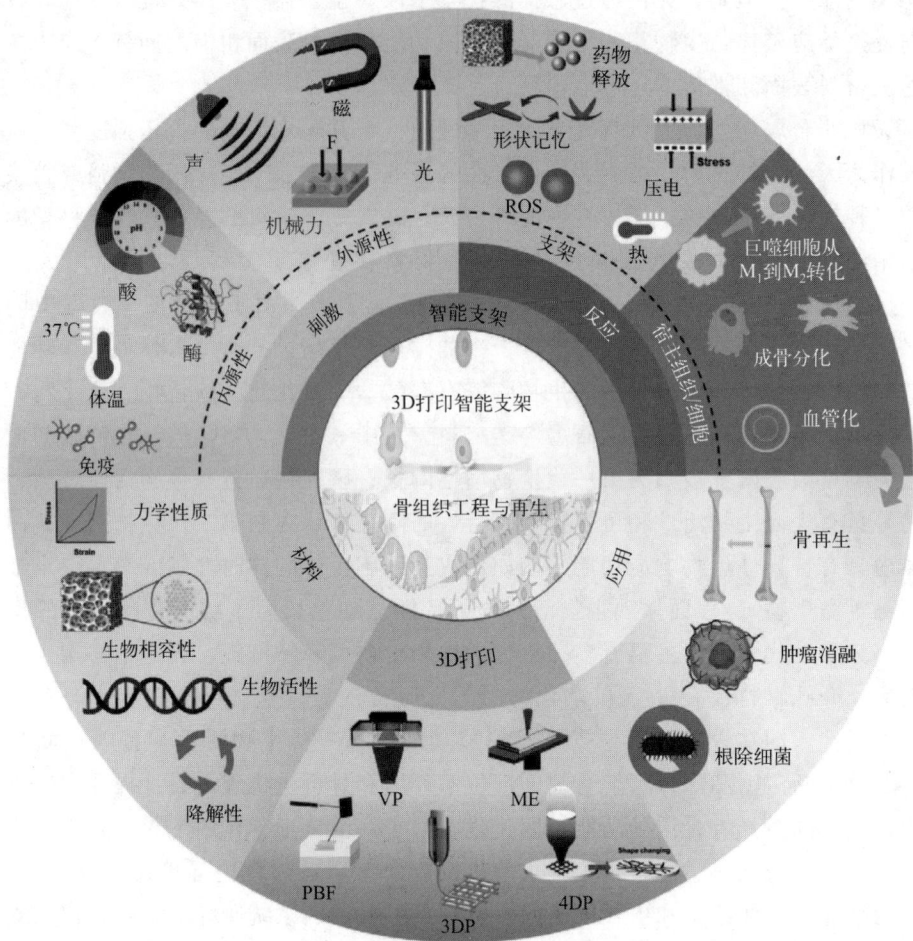

图 4.4　骨组织工程和再生用智能支架 3D 打印示意图[62]

些材料具有良好的生物相容性，易于成型，降解速率和机械强度可调控。但是，需特别关注其单独使用时，降解产物的酸性特性可能对生物体造成长时间炎性反应，引发毒性危害问题。此外，人工合成高分子材料在性能上还存在亲水性较低、物理刺激信号如导电性差、缺乏成骨诱导特性，因此单独使用在细胞增殖、分化等行为有效调节方面不具备优势。

　　3D 打印仿生骨技术开发的首要前提是充分了解生物体自体骨的骨成分、结构和骨再生能力。自体骨中富含成骨细胞、细胞因子和骨诱导因子，具有诱导血管化的功能；此外，自体骨是一种多孔结构材料，拥有良好的骨传导性。所以，从结构上，设计制备人工骨须为多孔支架；从成分上，应含有骨种子细胞，如骨干细胞、成骨前细胞、骨祖细胞和生长因子，同时还应具有骨传导性。此外，理想的骨组织再生的支架还应满足一定的生物降解特性和生物体外或体内力学稳定性。传统法制备陶瓷和聚合物支架及现有的生物材料尚不能同时满足上述条件。3D 打印技术近年来在组织工程领域发展迅速，可以在多个长度尺度范围内精准控制架构结构，尤其适用于构建复杂分级孔结构，已经广泛应用于模拟解剖模型、填充/支撑假体和仿生动态 ECM 生物活性再生支架，可为患者个性化定制骨组织工程植入体。Yuan 等人综述了最新骨组织工程和再生用智能支架的 3D 打印进展研究工作，智能支架设计示意图如图 4.4 所示[62]。仿 ECM 智能支架通过感知各种内（endogenous）、外（exogenous）源刺激和启动靶向生物响应，增强骨修复和再生效率，而且还呈现抗菌或抗肿瘤等治疗功效。据报道，目前已经开发的 3D 打印技术包括光聚合固化技术（VP）、材料挤出工艺（ME）、粉末床熔接（PBF）、3D 生物打印和 4D 生物打印。3D 技术制备的组织工程支架已经植入大鼠[63]、兔子[64]、狗[65] 和羊[66] 骨缺损部位，证实其在动物体内修复的可行性，但是尚缺乏临床前应用评估数据。与标准化制备的骨支架相比，3D 打印植入体虽然拥有按需定制的优点，但是，设计个性化智能骨组织支架也涉及从选材和结构设计、患者自身身体状况评估、骨缺损部位状况评估等诸多复杂因素，还需考虑各种内外源信号刺激之间的协同和安全等问题，需要包括材料科学、机械加工、机器学习和人工智能等多学科共同持续攻关，任重道远。

皮肤是人体的最大器官，也是临床上第一个实现工程化应用的组织。对于小且急的轻型损伤，皮肤可通过自身的再生能力修复受损组织；但是对于大面积、严重型全层皮肤缺损，自我修复则无能为力。临床采用皮肤移植手术，传统的治疗金标准是单层皮肤移植，但是，单层皮肤仅包括表皮组织和部分的真皮组织，移植后常常出现瘢痕。开发具有全层皮肤结构和功能的工程化组织，是避免瘢痕形成、供区损伤和解决供体皮肤有限问题的最有效办法。

目前，国内外科学工作者已经开发出多款经美国 FDA 认证的组织工程化皮肤产品，用于大面积或深度烧伤创面、软组织创伤和皮肤坏死等疾病的治疗，取得了较好的疗效[27]。理想情况下，皮肤替代物应具有如下特征，即无毒、无抗原性，有效的抗菌、防腐、止血能力，良好的贴敷性和弹性，可控水分蒸发及利于操作、价格低廉等。皮肤组织工程采用的皮肤细胞主要包括胶质细胞、成纤维细胞和干细胞。早期，通过在二维培养皿中体外培养病人上皮细胞，长成上皮组织；后来发展出三维支架细胞共培养技术（纤维母细胞/角质细胞、纤维母细胞/内皮细胞、纤维母细胞/干细胞[67-69]）。支架材料也从动物来源的天然材料向仿生设计人工材料发展。调控生物材料表面的成分、结构和理化性质，使其具有对细胞的生物分子识别功能，即能阻止非特异性细胞外基质蛋白的吸收，具有诱导特异性细胞反应的功能，调控细胞-细胞、细胞-材料表面之间的相互作用，引导形成新的皮肤组织，逐步缩短与理想的人体皮肤之间的差距，如提高工程化皮肤的抗感染能力、提升皮肤的智能调控能力、完善皮肤的综合力学性能和表面肤色多样性和选择性等。

皮肤组织工程和再生分为体外组织再生和体内组织再生。目前成功构建的体外组织是指表皮、真皮和软骨；工程皮肤通过生物材料的化学信号引导，不断向血管化、汗腺和毛发等皮肤附属器官集成[70,71]。体内原位再生旨在充分激活基体自然修复的能力，达到有效再生和功能恢复，是一种更受临床欢迎和接受的办法。生物可降解高分子材料，如 PLA、PCL、PVA、PGA 等，具有良好的力学性能和生物相容性，经生物分解变成二氧化碳和水，广泛用于创面修复。此外，硅胶膜、Ⅰ型胶原、壳聚糖等也是 PDA 认证的工程化皮肤中常用的材料。对生物材料进行结构控制，是促进受损皮肤再生的一个重要因素。研究表明，电纺丝纤维支架中，纳米纤维可呈混乱无序分布、定向结构、网状结构。不同结构中，骨髓间充质干细胞与巨噬细胞之间的相互作用不同[72]。网状结构支架上培养的干细胞更倾向于下调巨噬细胞促炎因子 M1、上调抗炎因子 M2，是皮肤组织再生理想的结构类型。原位修复皮肤，在生物材料干预下，往往经过止血、伤口愈合和皮肤再生等一系列过程。最近，Yan 等人开发了一种多功能丝素蛋白（SF）负载抗菌金属 Ag 纳米粒子和 rGO 纳米片复合敷料，联动近红外光热增强抗菌、抗炎功能，如图 4.5 所示[73]。对于体外和体内金黄色葡萄球菌感染的伤口，在温和温度（48.8℃）下，对金黄色葡萄球菌和大肠杆菌具有显著的协同杀菌作用。SF 基复合材料敷料呈现出完整的表皮再生能力和丰富的胶原沉积、广泛的血管生成和正常化的细胞因子水平，为临床修复感染伤口提供了一个有希望的策略。

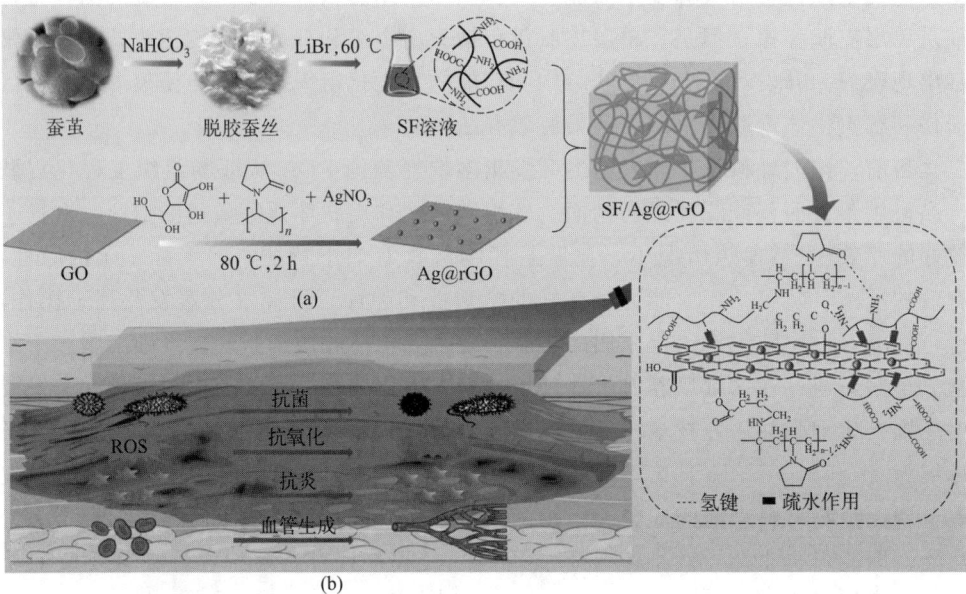

图 4.5　SF/Ag@rGO 水凝胶制备与促伤口愈合机理示意图[73]

4.2 石墨烯基支架材料概述

石墨烯基纳米碳材料具有本征细胞外基质特点。出色的力学性质和纳米结构、化学成分赋予其优异的生物活性，可作为金属、无机非金属陶瓷、聚合物支架的表面改性增强涂层；高导电特性可为包括神经组织、骨组织和皮肤组织在内的多种组织工程支架提供电活性刺激。

4.2.1 石墨烯基涂层材料

涂层技术是组织工程二维支架和三维支架表面改性研究与应用的常用技术。如通过天然蛋白质分子对细胞培养皿表面涂覆，以增强细胞的黏附和生物活性；采用金属纳米粒子、生物陶瓷材料、聚合物，对三维支架或医疗植入体表面改性，提高器械的抗菌活性和增强生物相容性，在不破坏支架本体材料结构和性质的前提下，引入拓扑诱导形貌及通过调节力学、电学等物理性质，增强支架和植入体的表面响应特性。早期研究发现，石墨烯纳米材料可促进哺乳细胞的黏附与增殖，调节干细胞的定向分化，拥有支架涂层诸多优势，开启了其作为组织工程支架材料的研究热潮[13,74-79]。

本征石墨烯和还原氧化石墨烯均具有高导电特性，结合独特的二维纳米结构碳材料固有的拓扑形貌特点，不仅对哺乳细胞具有更高的生物相容性（与单壁碳纳米管相比），而且显著影响电活性细胞，如神经内分泌细胞 PC12、少突胶质细胞、成骨细胞行为，表现出促 PC12 细胞轴突长出和伸长作用，如图 4.6 所示[80]。

除了 PC12 细胞，Li 等人率先研究了培养在本征石墨烯基底（CVD-G）表面的老鼠海马神经细胞的生长行为[78]。培养两天后发现，与聚苯乙烯培养基底上的神经细胞相比，石墨烯表面的神经细胞具有同样的细胞活性和形貌，但是在长出的轴突数量和长度方面具有优势，归因于上调 GAP-43 基因表达。Bendali 等人以视网膜神经节细胞为例，尝试研究了无任何添加活性成分和其他支持细胞的环境中，CVD-G 表面神经细胞的活性，为基于石墨烯构建神经假体，应用于生物电子领域提供了前沿探索研究[79]。进一步地，Convertino 等人评估了 CVD-G 基底上，背根神经细胞的存活与生长，并从分子生物学角度探究了石墨烯基底促进神经元轴突长出和延伸机制，归因于调节神经生长因子的分布[81,82]。在探讨材料表面拓扑形貌对哺乳细胞活性的影响方面，Tang 等人发现，高度褶皱拓扑结构表面对人间充

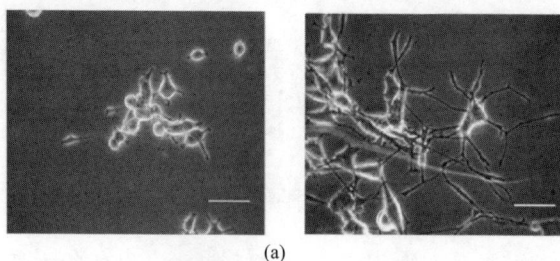

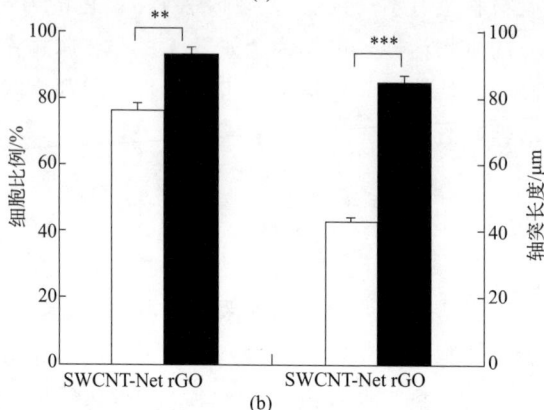

图 4.6 rGO 结合碳材料影响电活性细胞

（a）PC12 细胞在单壁碳纳米管网（左）和 rGO 膜（右）表面，神经元分化扫描电子显微镜图，
标尺为 50 μm；（b）PC12 细胞分化成神经元的细胞比例（统计三个样品，每个样品上至少 1000 个细胞，
每个细胞上至少一个轴突的长度大于胞体尺寸）（左）和平均轴突长度（右）（统计三个样品上，90 个细胞），
所有细胞均经神经生长因子（100 ng/mL）处理 4 天[80]

质干细胞相容性很好，与光滑平整的 GO 表面相比，粗糙表面通过力学牵引诱导作用，有助于干细胞向成骨细胞定向分化，而且褶皱粗糙的表面为干细胞黏附提供更多活性位点，适宜干细胞的黏附与增殖[83]。在另一项研究中，Zhang 等人采用浸渍法，将 GO 膜与定向结构聚乳酸（PLLA）材料相复合，制备复合支架，即使无添加外源性神经调节蛋白，复合材料仍然显著促进施万细胞的增殖和大鼠 PC12 细胞分化和轴突的定向生长；GO 提升了 PLLA 的生物医学性质，包括表面粗糙度、亲水性，促进了支架材料与细胞间的相互作用[84]。而 Shang 等人采用电化学沉积方法，设计制备了 GO 掺杂聚吡咯纳米颗粒复合膜材料，基底采用定向结构聚乳酸（PLLA）纤维，探讨了有无电刺激环境下，导电膜（电导率约为 32 S/cm）对 PC12 细胞轴突伸长和定向生长的影响[85]。结果表明，复合材料表面突起的 GO 片提高了材料表面粗糙度，对轴突的伸长发挥了重要作用；施加 50 mV 电刺激，可明显促进轴突伸长和定向排列，轴突长度和神经纤维定向性与复合支架的电导率呈正相关，归因于电荷在突起的 GO 片表面聚集作用。在化学成分信号方面，Shi 等人探讨了成肌细胞、成骨细胞和成纤维细胞在 GO 和 rGO 表面的黏附与增殖行

为[75]。细胞活性测试结果表明，调控 GO 适度的氧含量，可获得最佳的亲疏水表面，从而增强细胞外基质蛋白的吸附作用，提高对细胞的黏附能力。此外，Nayak 等人探讨了基底表面力学性质对细胞行为的影响[86]。他们将石墨烯膜通过转移法分别置于 Si/SiO$_2$、载玻片、PET 膜和 PDMS 表面，研究了石墨烯表面上人间充质干细胞的行为。通过和参比样品的细胞形貌和生长状况对比，证明了石墨烯的生物相容性和作为植入体表面涂层修复受损组织，不会破坏周围组织的生理微环境；干细胞在涂覆了石墨烯涂层的硬质基底上的成骨分化速度可以与 BMP-2 生长因子促分化作用相媲美。

目前，已在组织工程三维支架和医疗器械植入体表面广泛开展了石墨烯基涂层研究[87-98]。本节概括介绍石墨烯基涂层材料的各种制备技术[99]，表 4.1 简要概括总结了各种制备技术的优势和不足。有关石墨烯基涂层技术进展及在组织工程支架和植入体中的应用研究现状将在下节详述。

表 4.1　涂层制备的各种技术及优缺点

技术名称	涂层技术参数	优点	缺点
化学气相沉积技术	碳源；温度；压强、基底表面形貌；基底的导电特性	成分均匀；单层；大面积；涂层厚度可控	不符合节能环保理念；高真空，价格不占优势；可能有金属杂质残留
L-B 技术	溶质密度；膨胀/压塑率；涂覆次数	成分均匀；单层；大面积；涂层厚度可控	设备昂贵；耗时
浸渍技术	浸渍提拉速率；分散液黏度、浓度；温度；涂覆次数	大面积；双侧涂覆；价格优势；操作简单易行	涂层不均匀；涂层厚度难控；后期干燥处理
滴涂技术	溶剂蒸发速率；分散液浓度、体积	价格优势；操作简单易行	涂层厚度难掌控；涂层不均匀
旋涂技术	分散液黏度、浓度、体积；旋转时间、速度	成分均匀；涂层薄；制备速度优势；涂层厚度可控	基底尺寸要求；浪费材料
喷涂技术	分散液黏度、浓度；溶剂极性、压力和蒸发速率；流率；喷洒持续时间；喷嘴与基底间距；基底温度	大面积涂覆；价格优势	涂层不均匀；涂层厚度难掌控
电泳沉积技术	分散液黏度、浓度、溶质尺寸和电荷等；沉积时间	成分均匀；涂层致密；涂层厚度可控；制备速度优势	涂层厚度有限；可能会产生电化学副反应

广义上，可将石墨烯基涂层（包括单层和少层石墨烯、GO、rGO 及其复合材料涂层）的制备技术分为干涂法（如化学气相沉积法）和湿涂法，即需要首先将组装体单层和少层石墨烯、GO 和 rGO 纳米片或其复合材料分散在一定溶剂中，其中有些制备技术需采用特定分散剂，如喷涂技术采用水、乙醇、甘油、丙二醇等极性溶剂；L-B 技术则涉及利用双亲性分子在界面上的排列和组装形成单分子层。基于各种涂层原理不同，对涂层的支撑载体即基底也有特殊要求，如采用电泳沉积技

术制备石墨烯基材料，要求基底应具有良好的导电特性；滴涂和旋涂法则应确保基底表面规整水平；浸渍法和 L-B 方法则尽可能使用良好亲水特性的材料作为基底。

不仅石墨烯及衍生物纳米碳材料涂层可用于组织工程二维培养皿表面和三维支架，以其丰富的理化性质和多功能特性诱导细胞产生生物学反应，而且经小分子、聚合物高分子功能化或采用金属、陶瓷等材料修饰后，石墨烯基材料基底呈现更多功能协调增强效果，表现在更加促进细胞形成黏着斑，增强细胞黏附程度；增强蛋白质分子、生长因子、药物和其他生物分子的吸附，从而更好地影响细胞增殖、生物矿化和分化；降低植入体受腐蚀风险，通过释放药物或金属离子等，增强植入体材料与周围组织之间的整合能力[100]。但是，值得注意的是，石墨烯基涂层材料在生物体内的毒性问题尚需开展系统全面评估，以满足临床使用要求。其中包括全面准确评估石墨烯基材料的生物相容性、石墨烯基材料的体内降解特性及降解产物在体内的分布和潜在毒性问题，首要的是了解和掌握构建涂层的石墨烯及衍生物纳米结构材料与生物系统之间的相互作用与机理。而石墨烯基涂层与医疗器械植入体表面结合方式及涂层的牢固程度，尤其在生物体液环境下的稳定性等问题，则是实现涂层应用的关键技术问题。

4.2.2 石墨烯基水凝胶

水凝胶材料以其优异的吸水性、柔韧性、生物相容性和微创植入等特点在生物医学多个应用方向被广泛研究。早期传统的水凝胶是指一类高含水率的聚合物材料［含水量（质量分数）大于 30％］，由天然或人工合成的亲水高分子链组成，分子链之间通过各种化学键相互交联，保持结构完整[101]。以空间填充方式，水凝胶在组织工程中可作为防止粘连材料或作为生物黏合剂；用于递送生物活性分子，如生长因子及药物分子、细胞等。用于组织工程的聚合物水凝胶通常都可生物降解，加工成型所需条件相对温和，在力学性质和结构特性方面与许多组织和细胞外基质相当，可通过原位注射等方式植入体内。目前，水凝胶的研究几乎涵盖人体所有工程化组织[102]。

传统水凝胶设计制备时，基于工程化组织特点，通常需综合考虑材料的物理性质、质量输运性质及满足生物学相互作用特性。例如，植入体内不应对细胞和周围组织产生毒副作用，适于养分和代谢物质传输，既具有足够的力学强度保持其自身结构的完整性，又不应对细胞种子产生机械破坏。随着组织工程修复与再生研究不断取得进步，对水凝胶支架材料的理化性质调控和生物学活性刺激响应的需求也不断提高，催生了基于力学、电学、光学和磁学等信号整合，制备新型水凝胶的探索研究[15,52,103-105]。本节概括介绍石墨烯基单质碳水凝胶及石墨烯基复合水凝胶的制备、成分、结构与性质，具体应用介绍请详见后续章节。

清华大学某团队率先制备了石墨烯水凝胶，如图4.7所示[106]。采用传统一步水热技术，将一定浓度（0.5、1、2 mg/mL）和体积（10 mL）的GO分散液置于水热反应釜中，密闭后，在180℃温度下加热12 h，冷却后即得到rGO水凝胶。通过水热法制备的水凝胶含水率（97.4%）很高，具有三维互联互通微米孔结构，微孔是通过rGO纳米片之间物理交联堆叠而成，流变测试证实其黏度随剪切速度增加而显著降低。电学测试结果表明，该水凝胶的电导率为0.5 S/m；存储模量和屈服应力评价其力学性能，具有比许多聚合物水凝胶更高的存储模量（470 kPa）和屈服应力（11.7 kPa）。rGO水凝胶的形成机理归因于适度温度下水热还原时，随着GO含氧基团逐渐减少，在逐渐恢复碳骨架π-π共轭结构过程中，纳米片从亲水变成疏水，促使rGO片发生随机堆叠，在高浓度情况下，产生足够多的物理交联点形成三维网络结构。而rGO片上的残余含氧官能团在适度温度、压力和反应时间下，锁住足够多的水分，形成具有优异性能的石墨烯水凝胶。

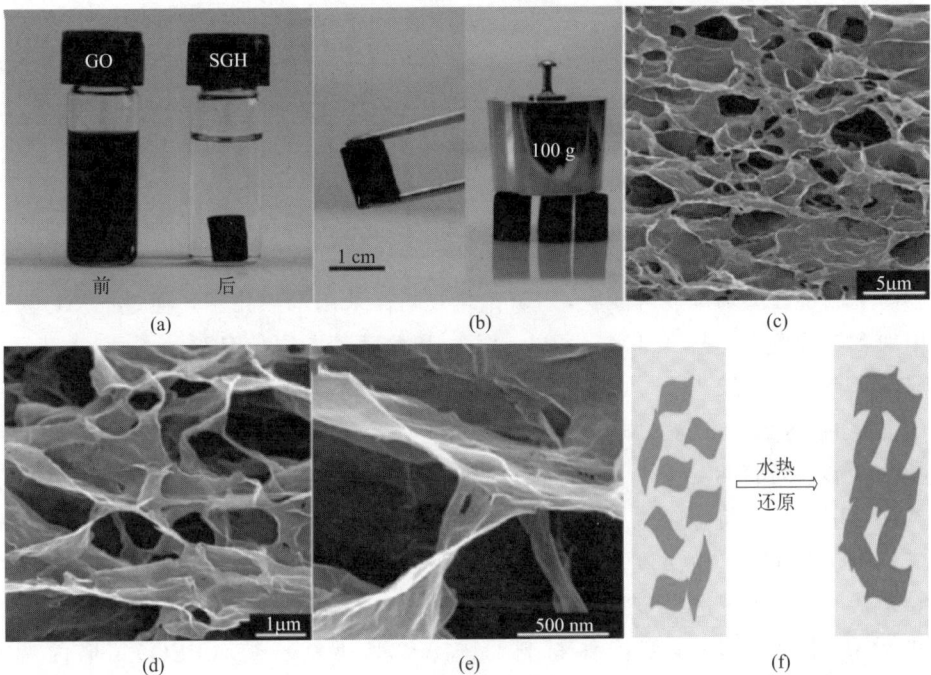

图4.7　石墨烯水凝胶的表征与形成机理

（a）浓度为2 mg/mL的GO分散液经180℃水热还原12 h前后的光学图片；（b）水凝胶宏观图片；

（c）～（e）不同放大倍数下的水凝胶内部微孔结构SEM图片；（f）水凝胶形成机理示意图[106]

采用MTT试剂盒，以人骨肉瘤细胞MG63评价水热法制备的石墨烯水凝胶的生物相容性[107]。分别选取共培养1、3、5、7天为时间节点，采用场发射扫描电子显微镜观察细胞形貌。观察结果显示，凝胶适宜细胞黏附与存活，细胞生长延伸至水凝胶支架中（培养第 3 天和第 7 天），但是细胞增殖具有时间波动性，培养第 5 天时，增殖率出现下降，第 7 天则再次升高，细胞 OD（光密度）值柱状图如图 4.8 所示。与对照组相比，培养第 3 天，在水凝胶上的细胞出现了丝足突起，证实石墨烯水凝胶生物相容，但是延长培养时间，出现增殖率下降，可能与凝胶孔结构不合理导致输运能力不足有关。因此，设计合成生物医用水凝胶需充分考虑凝胶的孔结构及其与相互作用的细胞之间的适配度等因素。

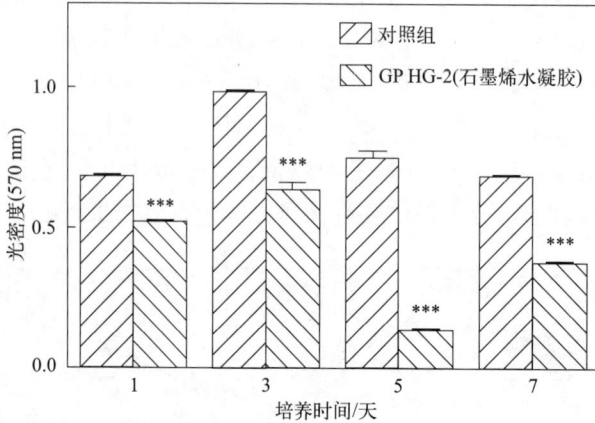

图 4.8　MG63 细胞与石墨烯水凝胶共培养 1、3、5、7 天
时间节点的光密度测量值（$P<0.001$，$n=3$）[107]

为了制备石墨烯基复合凝胶，Tang 等人同样采用水热技术，通过向 GO 分散液中加入二价贵金属盐（如 Au、Pd、Rh）和葡萄糖，原位自组装了 rGO 基复合金属纳米粒子水凝胶[108]。原料中的葡萄糖既是金属盐的还原剂又起到提升水凝胶力学强度的作用。Bai 等人研究则发现，单价态离子如 K^+、Li^+、Ag^+ 等不具备诱导 GO 形成凝胶的功能[109]。Jiang 等人采用 Ca、Ni 或 Co 等组织工程和分子存储器件常用金属，将金属盐与 GO 以一定比例混合，充分搅拌后置于特氟龙不锈钢反应釜中，在 120℃ 的温度下反应 10 h 后，冷却至室温，得到复合金属粒子的 rGO 凝胶[110]。为了进一步提高其强度，采用聚乙烯醇（PVA）浸渍处理，冷冻干燥后获得 PVA-增强型泡沫材料。PVA、聚环氧乙烷（PEO）、聚丙烯酸（PAA）等人工合成聚合物是组织工程支架常用的凝胶材料，其中 PEO 已经通过美国 FDA 认证，亲水性 PVA 材料作为支架填充物和药物递送载体也被大量研究[102]。在修复受损关节软骨、半月板和肌腱的研究中，PVA 因其优异的生物相容性、低毒性和吸水能力备受青睐。但是低的力学性能和保水性一直是限制其广泛应用的瓶颈问题。通过化学修饰或与其他材料复合，形成复合凝胶，是目前研究采用的两种策略。Zhang 等人首次报道 GO 纳米片作为 PVA 水凝胶力学性能增强添加剂的研究结果[111]。GO/PVA 水凝胶的制备采用 PVA 制备通用方法，通过混入

不同质量分数的 GO 分散液，经冻融循环成型。在添加量为 0.8％时，复合凝胶达到最大拉伸强度 3.48 MPa，提高了 132％；当添加量为 1.0％时，复合凝胶达到最大断裂伸长率，为 165％，比单质 PVA 凝胶提高了 62％。采用成纤维细胞评估 PVA 和 GO/PVA 凝胶的细胞相容性，结果表明，共培养 5 天时，两种凝胶支架上的细胞形貌几乎无差异，即添加一定量 GO 对 PVA 凝胶的毒性无影响。通过 GO 或 rGO 纳米片面内和边缘的含氧官能团与天然聚合物丝素蛋白（SF）丰富的羟基、羧基、氨基和烷基之间通过非共价相互作用（氢键、静电、π-π 堆垛、疏水）和共价反应，SF 与 Ag@rGO 迅速形成凝胶物质[73]。复合凝胶显示出优异的自愈合能力、可注射性、共形性、近红外刺激响应性、抗氧化性、高度组织贴合性以及坚固的力学性能。

4.2.3　石墨烯基三维固态支架

石墨烯及衍生物纳米片拥有二维纳米结构及独特的物理、化学和力学性质，对多种哺乳类细胞具有很高的亲和性，适合作为细胞培养基底，其中石墨烯和还原氧化石墨烯优异的电学性质和独特的化学结构，尤其适用于神经细胞和神经干细胞存活与生长，通过促进海带氨酸受体的黏附，有效提高神经干细胞活性，并保持更长时间的分化能力[77,112]。

基于石墨烯及衍生物纳米片构筑三维固态生物支架或植入体，如石墨烯基纸状材料、石墨烯基纤维材料、石墨烯基泡沫材料。三维石墨烯基材料具有共同的特点，即轻质、柔韧性、大的比表面积、高的导电性和可调控的力学性能，这些特点对于实现整体器件和构筑新型生物工程支架具有独特的优势。本节将围绕上述三种结构的三维石墨烯基宏观固体支架的制备、结构与性质的研究进展加以介绍。

组织工程和再生医学中制备三维支架材料的常用技术包括电纺丝、光刻、微加工及自组装等。这些传统方法制备的高分子聚合物纳米纤维或凝胶支架在结构和力学性能方面很难有突破，因此催生了新型材料和技术的研究开发热潮[113]。三维纸基材料以其表面丰富的拓扑结构和微观组织、力学和电学性质及低成本加工特性，有可能建立新型的细胞培养平台和组织支架[113-116]。借鉴自支撑类纸质材料的传统抽滤方法，Dikin 等人首次通过真空抽滤 GO 纳米片悬液获得了 GO 纸[117]。由于同层 GO 片之间相互锁扣和紧密连接，GO 纸显示出惊人的力学性能，杨氏模量可达 23～42 GPa，拉伸强度变化范围为 15～193 MPa，高于目前已知的大多数纸类材料。进一步地，将 GO 纸经 220℃ 退火，石墨烯片层堆垛更加有序致密，其杨氏模量最大可达 41.8 GPa，平均最高拉伸强度为 293.3 MPa，而且加热过程中伴随含氧官能团的去除，导电性质有所恢复，室温下 rGO 纸的电导率从 0.8 S/cm 升至 118 S/cm[118,119]。为了测试石墨烯纸的细胞毒性，实验中采用鼠成纤细胞系

（L929），将 rGO 纸作为细胞培养基底，置于 96-well 聚苯乙烯细胞培养板内，并浸泡于细胞培养液中。实验结果表明，与商用细胞培养板相比，L929 在还原氧化石墨烯纸上显示同样的黏附性和增殖能力，说明 rGO 纸具有细胞相容性。这是科学工作者首次对化学转化制备的石墨烯三维宏观材料进行细胞毒性评估的报道。涂布法结合溶剂蒸发处理是获得 rGO 纸的另一种常见、简易有效的制备方法。Lee 等人在任意基底上制备了 GO 膜，并通过氧气等离子体刻蚀处理，原位还原的同时获得了定向微图案 rGO 条带（如图 4.9 所示），探讨了由 GO 和 rGO 间隔分布的图案化结构对大鼠原代神经元的定向生长影响规律[120]。他们的研究发现，引导神经元快速定向生长的决定性因素是定向拓扑结构，而非基底材料表面的导电性高低。虽然真空抽滤方法制备的还原氧化石墨烯纸具有高的力学性能，但紧密排列的层状结构不利于获得高的比表面积，因而会限制它的应用范围，其中也包括作为组织工程支架或植入体材料。

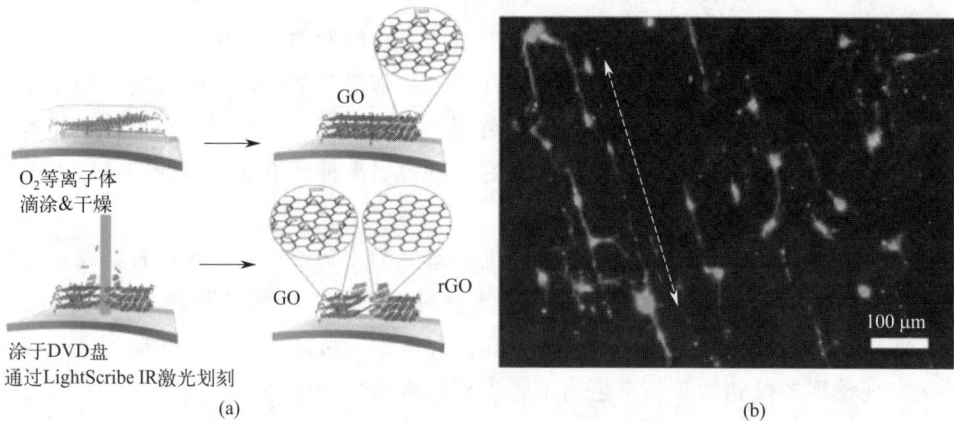

图 4.9 GO 与 rGO 条带交替排列图案化形成示意图（a）、大鼠海马神经元在图案化
基底上的活性与生长方向性（b）（双箭头示意为激光划刻方向）[120]

三维多孔网格支架是皮肤组织工程和骨组织工程细胞生长的理想结构（定向孔结构更适宜引导周围神经细胞的定向生长）。细胞在三维框架中更易于生长、养分传输和代谢产物的排泄，从而增殖并分泌细胞外基质，形成具有与原组织形态、结构和功能相似的组织和器官[121]。石墨烯及其衍生物独特的微观组织结构和化学性质决定了它们能够作为纳米模块，构筑三维多孔宏观结构材料。模板法[122-125]、沸腾成核自组织方法[126]、水热合成法[127]、还原法[128,129]、冷冻干燥法[130,131]、微波辐射法[129] 及 3D 打印技术[132] 是制备三维石墨烯泡沫的常用方法。Li 等人采用 CVD 技术制备三维石墨烯泡沫，并评估了多孔支架的细胞相容性[122]。作为神经干细胞的导电支架，探讨了其对神经干细胞黏附、增殖和定向分化为神经细胞系的影响规律，以及对已分化的神经干细胞施加电刺激的能力。表征结果显示，所

制备的三维石墨烯泡沫呈连续多孔结构，空隙率达（99.5±0.2)%，孔尺寸范围为100～300 μm，支架宽度为100～200 μm，支架表面显微结构为多密度分布褶皱和波状形貌，为少层或多层石墨烯片的典型结构。自支撑三维多孔结构力学强度高、柔性好，而且缺陷少、片层之间接触电阻低，所以与其他基于化学转化方法（如冷冻干燥法）制备的三维石墨烯泡沫相比，导电性更高。为提高石墨烯泡沫对神经干细胞的附着能力，Li 等人在支架材料表面预涂覆了层粘连蛋白。细胞测试结果表明，与 CVD 制备的单层或少层石墨烯薄膜细胞培养衬底相比，神经干细胞在石墨烯泡沫表面同样附着性好、活性高，但由于多孔结构具有更大的比表面积，更有利于养分的传输和代谢产物的排泄，因此更有助于干细胞的增殖。免疫荧光染色测试及定量分析显示，神经干细胞在石墨烯泡沫上分化出来的神经细胞标记和星形胶质细胞标记表达比在石墨烯薄膜表面分别增强约 2.5 倍和 1.5 倍，即三维多孔结构更加有利于神经系的形成，如图 4.10 所示。石墨烯基复合 3D 多孔支架也可以通过

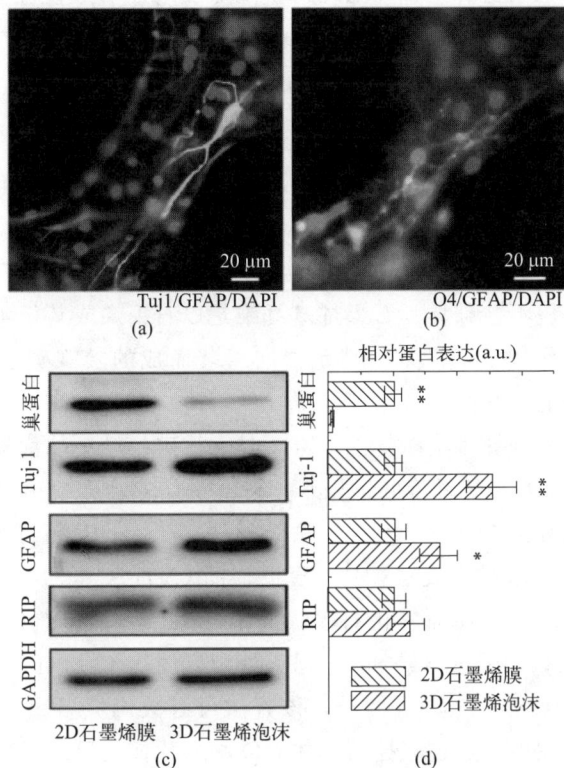

图 4.10　神经干细胞（NSCs）在 3D 石墨烯多孔支架上的分化结果

(a)（b）NSCs 分化后的荧光图片，细胞染色为 Tuj-1（神经元，a），GFAP（胶质细胞，a&b），O4（少突细胞，b），DAPI（细胞核，a&b）；(c) NSCs 分别在 2D 石墨烯膜和 3D 多孔支架表面分化后，蛋白质印迹法分析巢蛋白，Tuj-1，GFAP，RIP 蛋白表达结果；(d) 图（c）中蛋白带的相对光密度柱状图. $^*P<0.05$，$^{**}P<0.01$[122]

上述方法实现。采用溶液共混法结合真空冷冻技术，Dinescu 等人尝试制备 GO 纳米片与壳聚糖复合多孔支架，研究了 GO 添加量对壳聚糖三维多孔支架力学性能和生物活性的影响规律[133]。结果表明，当 GO 添加量为 3％（质量分数）时，不仅提高壳聚糖支架的力学性能和孔形成，而且可增强支架的生物活性，提高小鼠前成骨细胞的新陈代谢活性和增殖能力。在外伤伤口处理和促皮肤组织愈合方面，多孔泡沫/海绵与膜材料/敷料相比也显示出了诸多优势[134]。由人工合成聚合物材料制备的泡沫型敷料有助于伤口创面保湿的同时确保气体流动顺畅，这是促进伤口愈合的一个重要特性。此外，泡沫型伤口敷料具有普适性，几乎适用于各种伤口。有关石墨烯基 3D 多孔泡沫材料在皮肤组织修复和再生中的研究进展将在后续章节介绍。

聚合物纳米纤维因具有仿生的 ECM 结构和成分优势，在组织工程和再生领域得到大量研究，包括复合石墨烯及其衍生物纳米片，通过纳米片与聚合物分子链之间强的界面间相互作用提升力学性能，通过整合亲水性 GO 材料提高纳米纤维的亲水性，促进细胞黏附和生物矿化，利用石墨烯及其衍生物纳米片的抗菌活性，提高复合纳米纤维促伤口愈合功能等，极大拓宽了石墨烯基纳米纤维材料在组织修复与再生领域的应用研究范围[132]。相比于复合纤维，单质碳材料——石墨烯微-纳米纤维，近年来在生物医学领域受到关注[39,135-141]。全碳 2D 和 3D 纳米材料在组织工程和再生领域具有独特的优势[142]。全碳支架在制备过程中不添加任何分散剂和黏结剂等高分子，因此最大限度地保留了纳米材料表面活性位点密度，同时确保碳材料的表面拓扑形貌不被破坏。石墨烯基纤维是以石墨烯或其衍生物 GO、rGO 为组装模块，在外力作用下，沿某一特定方向组装而成的宏观碳质纤维[143,144]。石墨烯纤维秉承了石墨烯基纳米片组装体优异的轻质、高强、高电导率、高热导率等优异性质，同时拥有碳纤维诸多优点，甚至具有比碳纤维更加优异的导电、导热和力学性能[145]。自从石墨烯纤维问世以来，科学工作者已开发出多种方法制备石墨烯基纤维材料，如湿法纺丝法[143]、干法纺丝法[146]、干喷湿纺法[147]、一步限域水热组装法[148,149]、薄膜卷绕法[144]、模板辅助 CVD 法[150]。其中限域水热组装方法简单，制备的纤维为还原氧化石墨烯纤维（rGOF），纤维具有轻质（0.23 g/cm^3）、高柔性、高拉伸强度（经 800℃退火处理后约达 420 MPa）和优异导电性能（＞200 S/m）等特点[39,140,143]。此外，该方法可有效调控石墨烯纤维的组分和拓扑结构形貌。研究发现，通过调控组装体 GO 纳米片横向尺寸，在不改变其他制备条件的情况下，组装的 rGOF 可呈现明显不同的拓扑形貌，即无规多孔结构和定向条带结构，如图 4.11 所示[140]。小鼠三叉神经元在不同拓扑结构和电导率的 rGOF 表面培养 4 天后，均存活良好，与对照组（rGO 膜）相比，rGO 纳米片组装的定向条带对神经元生长呈现明显的诱导作用，纤维丝沿 rGO 纤维轴向延长，伸长方向与轴向之间夹角小于 10°；高电导率的 rGOF 纤维表面的神经丝直径大于低电导率表面生长的神经元纤维丝。对于无序多孔结构 rGOF，Guo 等人首次报道了其对骨髓间充质干细胞和神经干细胞的相容特性，高导电性的 rGOF 更利于干细胞的黏附、增殖和向神经元的定向分化[135,136]；进一步地，Serrano 等人报道了无序多孔 rGOF 对巨噬细胞行为的影响，表明 rGOF 在体外和体内对中枢神经生长均具有促进作用，支架易于植入体内，且无明显毒性[138]；而 Wychowaniec 等人评估了 rGOF 与人神经母细胞瘤细胞（SH-SY5Y）相互作用，发现纤维表面纳米拓扑结构（表面粗糙度）对 SH-SY5Y 细胞的黏附和生长促进作用优于 GO 纸，进一步证明 rGOF 是神经组织工程的理想支架[139]。

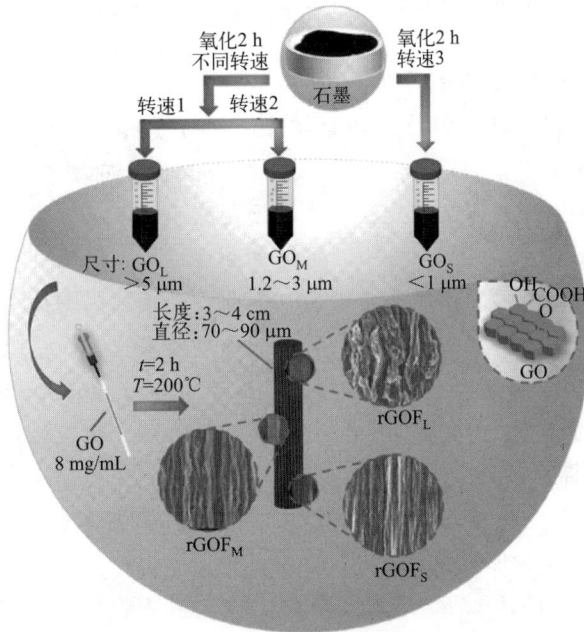

图 4.11　一步限域水热法制备 rGOF 及调控纤维表面拓扑结构示意图[140]

4.3　石墨烯基组织工程支架的应用研究现状

组织修复与再生属于生物医学"治疗与再生"范畴，临床上，将聚合物生物支架、细胞、生长因子和其他有机或无机组分整合为一体，用来工程化或再生新组织。石墨烯及衍生物在组织工程领域具有独特优势，如前所述，不仅对多种细胞相容，调控理化性质和表面结构形貌等因素影响细胞行为，而且其二维纳米结构易于构建多功能平台，在开发诊疗一体化医药器械用于组织修复与再生前景广阔。目前研究的可植入组织支架涵盖心脏、神经、皮肤和骨组织，其中很大一部分研究集中于石墨烯，尤其是其衍生物 GO 和 rGO 纳米片修饰或改性已商业化的组织工程植入体材料，为其提供功能化的生物活性表面[12,151]。本章节主要聚焦周围神经组织、皮肤组织和骨组织，着重总结石墨烯基材料对传统支架材料的功能增强研究现状，也概括介绍了近年来基于石墨烯材料构建新型组织修复与再生用支架的研究进展。

4.3.1 周围神经组织修复与再生

神经元是神经系统最基本的功能单位，由胞体（soma）和突起（neurite）两部分组成［突起又称为神经纤维，包括轴突（axon）和树突（dendrite）］，具有感受和传递信息的作用。周围神经是连接神经中枢和外周靶器官的桥梁，一旦缺损，致残率很高，属于临床常见病症。当缺损距离小于 5 mm 时，从断端近侧发出的轴突枝芽在电刺激等适宜的条件下，穿越到断端远侧，精确桥接两端纤维，实现修复。但是再生的神经生长速度非常缓慢，因此，在长段周围神经缺损中，单纯依靠周围神经的再生能力，往往不能达到良好的恢复效果。神经组织工程学经过十余年的发展，研发了大量组织工程化神经移植物（tissue-engineered nerve grafts，TENGs）和人工合成神经导管（nerve guide conduits，NGC）。但是，对长距离（>30 mm）缺损神经的修复，神经组织自体移植（autologous nerve transplantation，ANT）仍然是金标准，即使 ANT 同样面临诸如供体来源有限、二次伤害、桥接匹配差、神经功能难以完全恢复等问题[152]。

周围神经损伤（PNI）后，组织周围会立即产生内源性电场，对调节近端神经轴突萌发、生长和再生具有重要意义。研究表明，无论在神经修复后即刻给与外源性电刺激（ES），还是在围手术期应用 ES，均影响损伤后神经的再生，即保护神经元的存活和促进轴突的延长[153-155]。因此，电活性聚合物材料在周围神经修复领域的应用得到越来越广泛的关注。这些材料不仅通过支架的形式连接受损神经，提供机械支持和物理信号引导，而且能够模拟受损周围神经的电生理微环境，并通过其自身的电活性特性传递生化信号[156]。众多研究表明，导电聚合物支架联合 ES 有效促进神经干细胞的分化和再生轴突的再髓鞘形成[157-159]。但是，具有良好导电性质的人工聚合物材料存在内禀缺陷，即不可降解、可溶性差、柔韧性低、脆性大，严重阻碍了其临床应用。缺乏合适的电活性材料作为神经修复与再生植入体电刺激信号载体，可能也是人工组织工程支架突破长段缺损神经修复的瓶颈。

石墨烯及其衍生物 GO 和 rGO 具有诸多可用于神经系统组织工程的优良特性[10,12,14,39,160-162]。作为构建模块，它们参与组装构成各种形式的石墨烯基支架，如涂层、薄膜、纤维、水凝胶、导管、3D打印和生物打印材料。与商用高分子聚合物支架材料通过常见的三种方式复合：石墨烯基纳米片作为填料分散在高分子基体中；石墨烯基纳米片作为涂层涂覆于聚合物支架表面；石墨烯基纳米片与高分子组分通过层层自组装方式形成复合结构。上述第一种结构中，石墨烯基纳米片的含量较低，不应破坏聚合物支架本体的连续结构，通常质量占比小于10％；第二种结构可以充分发挥石墨烯基纳米片的结构、成分和形貌等优势，是一种比较理想的表面修饰改性方法，但是由于涂层含量较少，而且基体材料往往受制于涂层制备技术，在保证涂层与基底紧密结合的前提下，某些优势性能如导电性可能难以被有效利用；第三种复合材料具有大的比表面积，可用于某些电化学反应中发挥界面优势，但是同样，对制备技术要求严苛。石墨烯基纳米片与聚合物材料如PVA、聚吡咯（PPy）等材料主要通过溶液共混法、熔融共混法及原位聚合法等技术制备。研究发现，石墨烯基纳米材料与聚合物复合的支架与ES相结合在治疗PNI方面表现优异[163-166]。如图4.12所示，将带有负电荷的GO纳米片与氨基化修饰带正电荷的聚氯乙烯（PVC）纳米纤维通过静电相互作用制备GO-PVC纳米纤维，随后通过HI化学还原方法制取rGO-PVC复合纳米纤维[167]。复合纤维呈现优异的物理和化学稳定性，经rGO表面修饰后，纤维的电导率随rGO含量增加最大可达(12.5 ± 1.2) S/cm，复合纤维的拉伸强度和弹性模量均成倍提高，复合纤维最大拉伸强度为4.83 MPa，杨氏模量为2.38 GPa。与对照组（商用培养基和石墨烯膜）相比，在复合纤维上培养的神经元轴突生长速度更快、数目更多；ES有助于

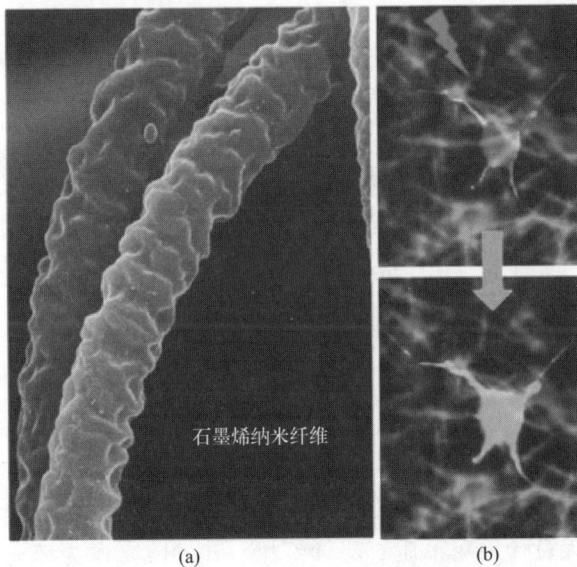

图4.12　rGO-PVC纳米纤维（a）联合ES（100 mV/cm，40 s脉冲电信号）对大鼠初级运动神经元作用荧光强度变化图片（b）[167]

神经元的增殖与分化，充分彰显了石墨烯基纳米材料作为导电添加剂增强聚合物支架电活性的优势和潜力。在另一项石墨烯基纳米复合纤维研究中，Mao 等人以商用神经组织修复导管材料 PCL 为基体，通过电纺丝方法制备 PCL 纳米纤维，然后经研磨成粉、水解处理、表面修饰、清洗等一系列工艺流程后，与 GO 纳米片通过浸渍法复合，制备 GO@PCL 纳米纤维复合材料，再通过抗坏血酸还原，获得 rGO@PCL 纳米纤维，如图 4.13 所示，复合纤维电导率最大约为 0.0443 S/m（涂覆 30 层 rGO）[168]。体外评估显示，复合纤维细胞相容性良好，联合 ES（100 Hz、100 mV/cm，1 h）促进 PC12 细胞伸长和轴突长出；大鼠体内坐骨神经缺损修复结果表明，与中空 PCL 导管相比，复合纤维载脂肪干细胞作为神经导管填充物可加速神经再生。

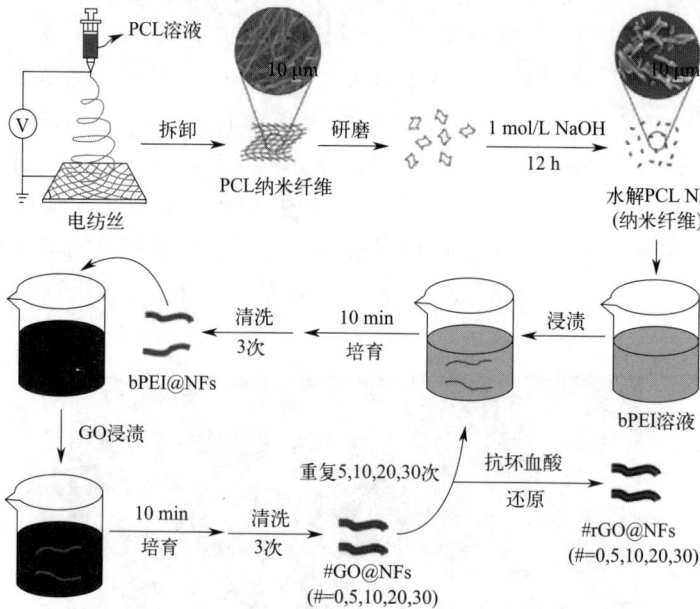

图 4.13　rGO@PCL 纳米复合材料的制备过程[168]

　　大量研究表明，ES 促进周围神经、骨骼和皮肤再生，通过导电的组织支架施加 ES 可促进组织修复。然而，通过导电石墨烯基支架施加 ES 参数尚未得出统一的标准，并且其安全性也有待验证。同时，ES 和石墨烯基支架促神经再生的相关机制尚未阐明，这导致 ES 通过导电的石墨烯基支架对 PNI 的修复作用仍处于初期研究阶段。为了探讨石墨烯基材料结合 ES 对神经细胞行为和促受损神经修复与再生机制，Zhao 等人设计采用单质石墨烯纤维（rGOFs）作为填充体，导管材料选取仅具有机械支撑作用的中空硅胶管（图 4.14），对比有无施加 ES（1～3 mA），复合导管对大鼠坐骨神经 10 mm 缺损部位的修复效果[43]。分别对术后 8 周和 12 周大鼠检测神经外观、下肢运动功能、神经电生理、腓肠肌失神经萎缩恢复情况、神经组织形态恢复状况、神经特异性蛋白免疫荧光染色即免疫组织化学染色分析。结果表明，体内修复效果从高到低依次为 rGOFs＋ES、rGOFs、硅胶管＋ES、硅胶管。rGOFs 联合 ES 有效促进了再生相关基因的表达及血管生成，并取得与自体神经移植相近的治疗效果（$P > 0.05$）。

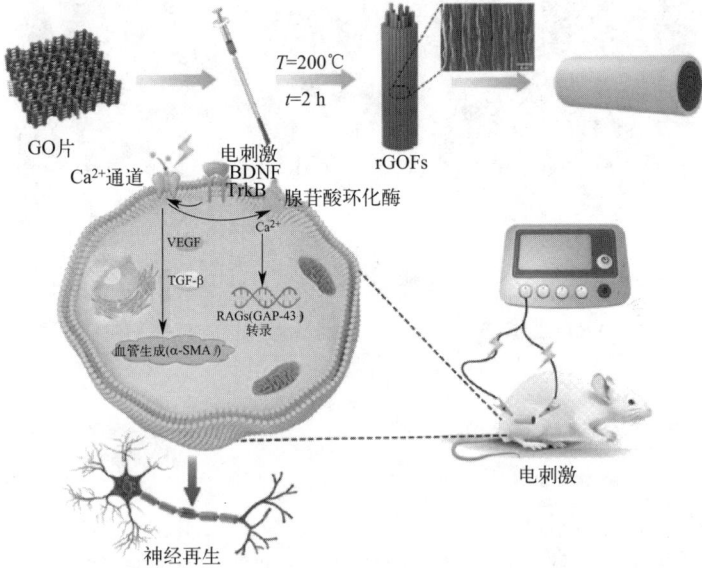

图 4.14　rGOF@Si 胶管联合 ES 修复大鼠坐骨神经缺损示意图[43]

目前，临床应用电刺激普遍存在效率低、操作时间窗口短的问题，而且外加电源设施和电机植入体增加了操作的复杂性和感染风险。无创/无线电刺激的研究成为了解决上述问题的一个新的策略[169-171]。针对临床上常见根治性前列腺切除术引起海绵体神经损伤问题，Liu 等人基于压电转换设计原理，以钛酸钡（BTO）为功能转化材料，将低密度脉冲超声作用力转化为 ES 信号，探讨了无线电刺激下，纳米贴片材料对大鼠海绵体的神经功能修复效果[172]。图 4.15 给出了贴片型自发电 BTO@PCL/GO@GelMA 复合材料用于周围神经修复示意图。其中 PCL 经电纺丝法制备而成，为定向条带纳米纤维结构，BTO 材料通过溶液共混法，首先形成 BTO@PCL 溶液，经大鼠血旺细胞 RSC96 体外培养，确定其掺入浓度低于 5% 时，复合纤维细胞相容性良好；GO 与明胶甲基丙烯酰氯（GelMA）的复合材料 GO@GelMA 被设计成神经界面，GO 同时增强 GelMA 的力学性能和导电性。在合成 BTO@PCL/GO@GelMA 贴片前，首先评估确定了加入的 GO 安全浓度为 1%。具有自发电功能的复合纳米贴片促进了大鼠体内海绵状神经的轴突生长，显著改善了大鼠的勃起功能障碍和病理状态，为替代传统 ES 方法修复周围神经提供了创新治疗策略。

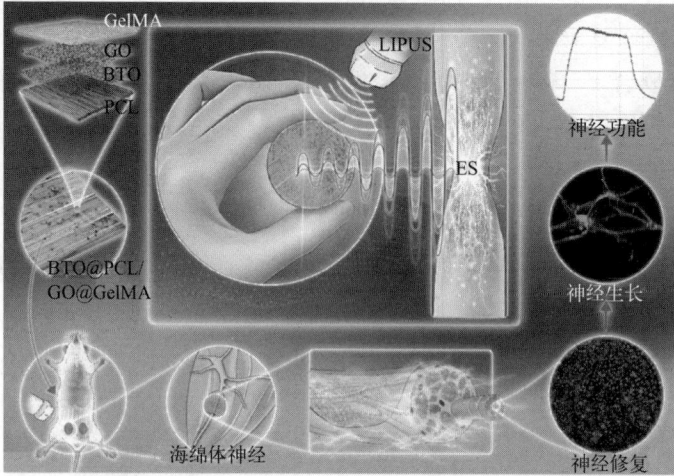

图 4.15　BTO@PCL/GO@GelMA 复合材料对周围神经修复应用示意图[172]

4.3.2　骨组织修复与再生

石墨烯及其衍生物 GO 和 rGO 在骨修复领域展现出卓越的应用价值，很多研究结果表明，石墨烯基材料具有优异的成骨诱导性，其独特的二维结构和理化性质有效促进细胞黏附、增殖及成骨分化等细胞行为，如图 4.16 所示[173]。在生物学功能上，GO 纳米片通过独特的褶皱形貌促进成骨细胞或干细胞黏附，良好的拓扑结构可提升细胞生长所需的细胞骨架张力，促进细胞成骨分化；纳米片富含亲水官能团，为生物大分子如蛋白质分子提供活性位点，为细胞生长和增殖创造仿生微环境；rGO 优异的导电特性为调控细胞行为提供适宜的电信号刺激。此外，GO 和 rGO 易于被其他生物活性分子修饰，包括药物分子和生长因子等，通过物理吸附或化学成键方式结合，借助生物活性分子靶向释放，增强石墨烯基纳米材料促成骨分化和骨再生能力。石墨烯基纳米材料在骨组织修复和再生中的应用可通过对传统植入体表面涂覆方式、与传统材料复合构筑新型植入体方式及基于石墨烯基纳米片模块构筑三维全碳植入体等方式实现。

针对金属及其合金支架材料，如钛及钛合金（Ti_6Al_4V），在服役过程中存在的弊端，研究者通常采取植入体表面改性方法处理，包括对植入体结构疏松化处理和植入体表面涂层。石墨烯及其衍生物具有细胞外基质特点，通过这些生物活性物质涂覆植入体表面，有助于成骨细胞黏附、增殖，或形成特定的表面拓扑结构，在改善传统植入体的生物相容性和活性的同时，提升植入体表面的成骨速率[87,91,94,95,174]。Jung 等人以商用纯钛金属（CP Ti）为基底，采用静电相互作用结合旋涂技术和水合肼化学还原方法制备了 rGO 涂层，涂层表面呈现微米级类孔

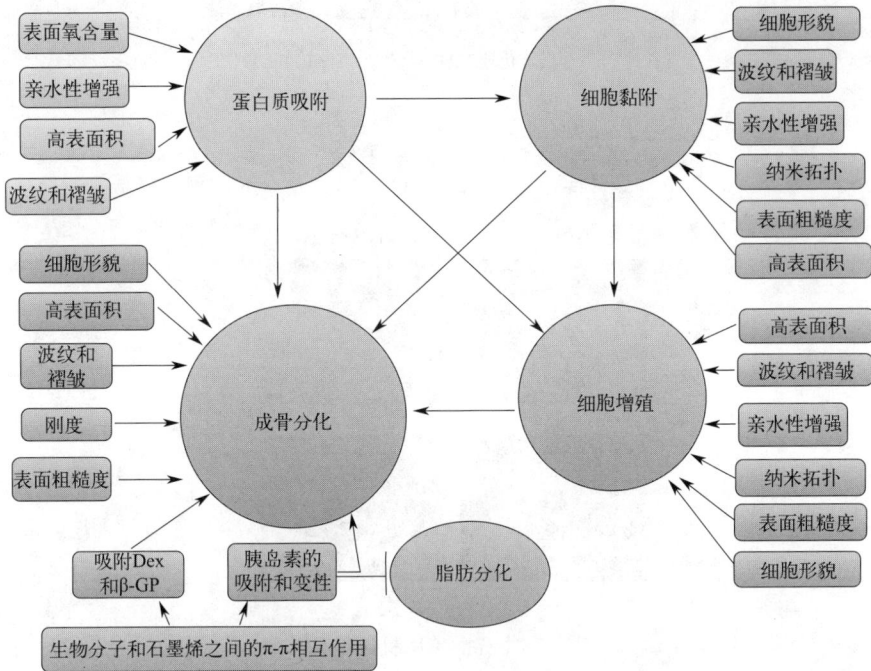

图 4.16　石墨烯基纳米材料生物学效应机制[173]

结构，表面粗糙度明显高于未处理前的 CP Ti 片（SEM 图片所示）；AFM 表征纳米级形貌为典型的石墨烯片结构，如图 4.17 所示[91]。亲水性能测试表明，涂覆 rGO 后，CP Ti 表面接触角由 44.2° 增加到 78.4°。地塞米松（DEX）和抗坏血酸（AA）通过 π-π 堆叠和疏水作用负载于 rGO-CP Ti 表面，药物负载率约为 5%。载药体系经体外评估显示，rGO 表面成骨诱导剂可长期诱导前成骨细胞行为，增强成骨标志物的转录，如 Runt 相关的转录因子 2、骨桥蛋白、Ⅰ 型胶原蛋白和骨钙素；植入大鼠颅骨缺损部位，8 周后观察发现，骨再生始于插入的 Ti 片表面边缘，观察未加入 DEX 的 rGO-CP Ti 植入体的染色组织，结果为存在未成熟且相对较薄的再生骨组织，加入 DEX 促进了骨均匀再生，且在骨基质中发现骨细胞和 Ⅰ 型胶原成分。植入体表面的快速骨整合可以缩短治疗时间，方便医患。其中 rGO 纳米材料对负载和缓释药物起到关键作用。

　　Choudhary 采用了一种绿色还原方式，在铝板表面涂覆 rGO 膜层，涂层呈现出粗糙起伏不平的无规形貌特征[95]。涂层抗菌活性测试采用革兰氏阴性菌（大肠杆菌），结果发现，rGO 涂层通过在细胞内产生 ROS 和疏水抑菌方式达到更高的抗菌活性（相比于 GO 涂层），而且对 3T6 成纤维细胞相容，为基于石墨烯基材料构筑无毒、抗菌涂层，改性生物医疗器械开辟了新途径。

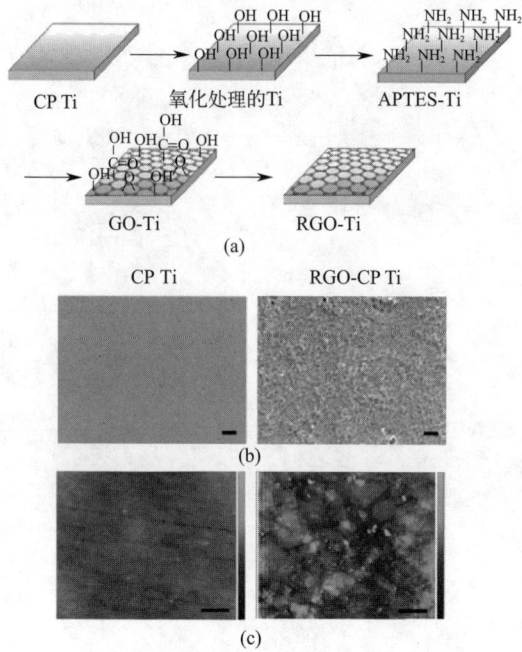

图 4.17 石墨烯片制备与表征

(a) rGO-CP Ti 制备示意图；(b) SEM 图片（标尺为 2 μm）；(c) AFM 图片（标尺为 500 nm）[91]

第二代、第三代骨组织工程支架不仅为细胞提供支撑和生长环境、对生物分子具有缓释功能，而且可产生多种物理信号刺激，通过智能响应达到骨再生的目的，实现骨功能修复。为此，充分了解天然骨组织的宏观和微纳米分级结构及主要组成成分（如图 4.18 所示），无论对体外工程化骨组织还是体内成骨原位再生都有重要的参考价值。作为人体一种重要的结缔组织，骨中主要成分是有机胶原蛋白纤维和无机羟基磷灰石纳米晶材料。从宏观上，骨组织结构从外到内分别为骨膜（富含血管、神经、成骨细胞）、骨质（骨密质和骨松质）和骨髓；微观上则为骨细胞、成骨细胞、破骨细胞及细胞外基质（一种复杂的网络结构，主要成分即为胶原纤维和羟基磷灰石）。

生物材料协同各种物理刺激信号如电、磁、力、热、超声、冲击波等，刺激受损骨组织修复及再生日益受到研究者关注，各种刺激手段在临床体现出各自的优势和局限[176]。其中电刺激信号是研究和应用最为广泛的刺激诱导手段，这与生物体内多种组织存在生物电信号有关，是调整和维持细胞微环境正常生理功能的关键要素。但是，在受损组织的生物环境中，在组织工程支架协同下，组织修复与再生适宜的生物电信号及对植入体导电特性的需求及相关机制尚处于初期研究阶段，各种因素导致组织工程支架临床应用十分有限。无植入体介入的情况下，来自外界各种物理刺激修复受损组织的主要分子机制为第三代组织工程支架的开发提供理论指导（图 4.19）。

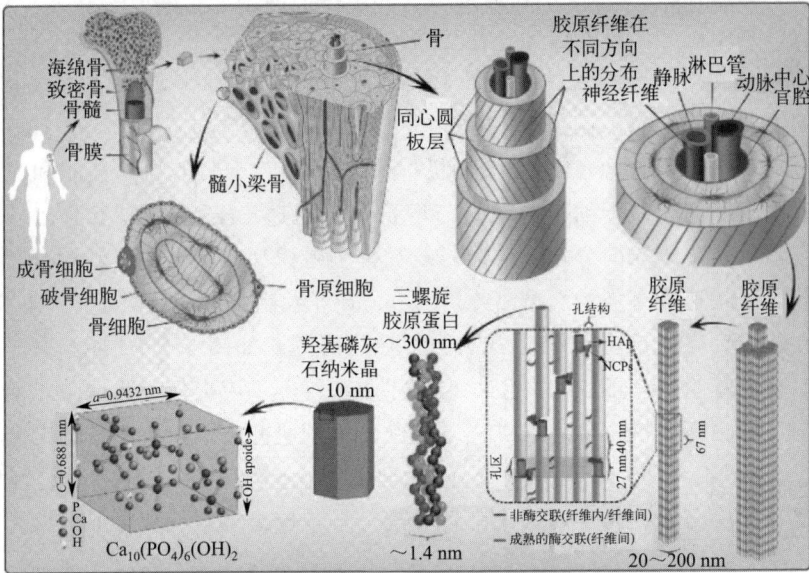

图 4.18　天然骨组织分级结构示意图[175]

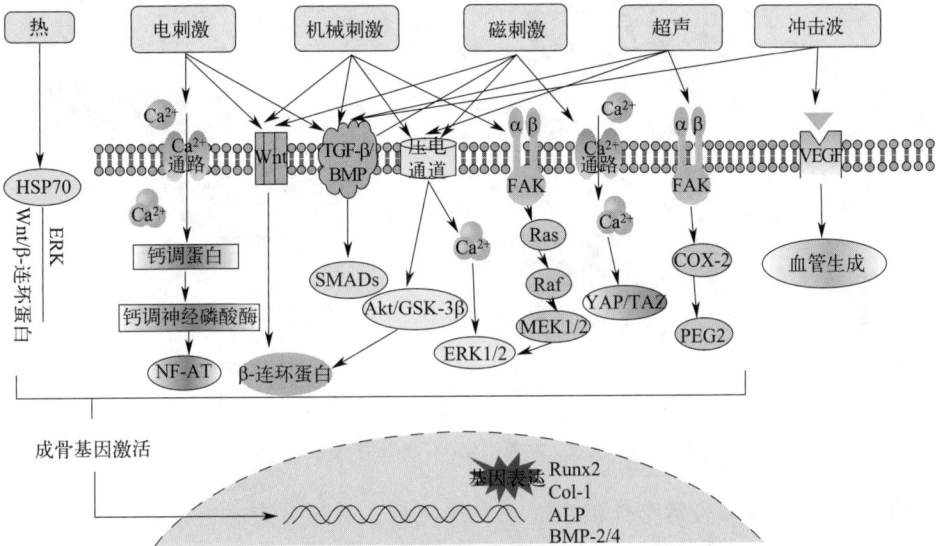

图 4.19　不同物理刺激修复骨缺损相关的主要分子路径示意图[176]

　　基于石墨烯基纳米材料增强成骨分化和血管化，构建促骨组织修复与再生支架，需综合考虑复合材料的生物相容性、与目标骨组织相适中的结构和力学性能、表面具有成骨诱导活性、抑制破骨细胞行为的刺激响应信号及良好的抗菌、抗炎活性等因素[177,178]。Wen 等人采用浸渍涂覆和热还原方法，在骨组织工程用多孔壳聚糖支架表面修饰 rGO 薄层，在保留原多孔结构的前提下，成倍提升了 CS 支架的力学性能，是提高 CS 基体强度、稳定性和导电性的一种可能的策略，也为基于 rGO 纳米材料提升传统植入体表面生物活性提供了一种参考，而良好的生物相容性和可调控的降解特性确保了改性 CS 植入体在体内的安全应用[92,93]。Jiao 等人设计开发了一种基于明胶-rGO 增强型无机-有机水凝胶，凝胶的力学性能和电导率可调控，适于骨髓间充质干细胞的黏附与增殖，并通过 Erk1/2 和 AKT 信号通路诱导其成骨和血管生成双向分化；体内修复受损颅骨模型显示出仿生骨愈合特点，是一种可能实现快速骨再生的新策略[179]。Zhang 等人制备了 GO-Cu 纳米复合涂层，改性多孔磷酸钙支架，用于骨组织工程血管化研究，如图 4.20 所示[180]。骨修复过程中出现血管组织，不仅为新生骨组织代谢和营养供应提供自我保障，而且为骨祖细胞的自我更新和持续分化提供优质的微环境。研究发现，所制备的电活性支架激活了 Erk1/2 信号通路，上调间充质干细胞的 HiF-1α 基因表达。通过浸渍法制备纳米复合涂层简单、易于规模化制备，是一种调控组织工程支架促血管化的有力策略。

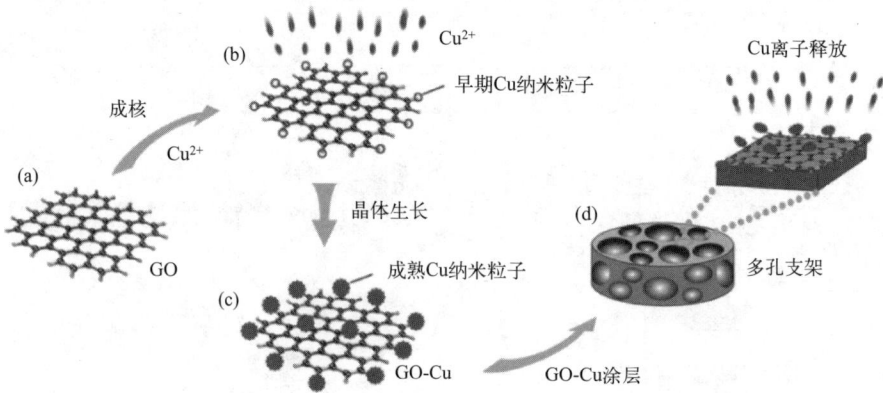

图 4.20　GO-Cu 纳米粒子涂覆多孔磷酸钙示意图
（a）GO 纳米片；（b）Cu 离子在 GO 膜片上成核形成纳米颗粒；
（c）GO-Cu 纳米复合材料；（d）GO-Cu 涂覆多孔支架[180]

第一类植入器械虽然至今仍在临床大量使用，但是其存在的弊端也显而易见。其中钛和钛合金为实体结构，密度高于正常骨组织，主要通过物理嵌合方式植入缺损组织部位，这种方式在长期服役中不仅可能因受力不匹配产生金属微屑，威胁生命体健康，而且也可能会因摩擦磨损发生松动甚至脱落失能。3D 打印技术可打印多孔结构的钛合金，仿生天然骨的疏松结构，对于成分相对简单、分级结构清晰的骨组织而言，制备骨修复植入体和组织工程支架优势明显[62]。石墨烯及衍生物纳米材料无疑具有提高 3D 打印植入体的生物活性、抗菌活性和引入骨再生各种刺激应答因素的优势，相关的实验研究结果也不断被报道，极大促进了骨组织工程学的发展，为临床各种骨和软骨缺损的治疗带来新希望。

4.3.3 皮肤组织修复与再生

生物体皮肤受到急性损伤后，根据受损程度不同，创伤恢复通常经历如下几个复杂的生理过程：首先为止血期（约 1 h，其中前 20 min 为凝血和血管收缩期，同时出现血管舒张），然后依次/叠加出现炎症期（止血后经历的 1 周左右时间）、成纤维细胞增殖、基底成型和组织重塑阶段，最终完成伤口愈合，整个阶段短则 1 周，长则 1 年左右，其间众多不同类型细胞、生长因子、化学信号因子（chemokines）和细胞因子（cytokines）参与调节愈合[181]。对于创伤愈合异常情况，虽然相关机制尚不清晰，但是伤口恢复可能在炎症阶段受阻滞留，免疫细胞无法控制细菌感染，乃至出现细菌生物膜。大多数慢性伤口难以通过生理再生方式愈合，而是通过纤维化形成过多的结缔组织愈合，因此，伤口过度和长时间收缩的结果导致形成纤维化瘢痕组织。根据具体用途，生物材料治疗慢性伤口可分成两大类：①组织工程支架材料，具有负载细胞并促进其生长和辅助伤口闭合的功能；②临时敷料，覆盖伤口区域并维持伤口处于理想的恢复状态，支持伤口完成愈合[134]。本节主要基于石墨烯基纳米材料，聚焦介绍第一种支架，第二种敷料材料在后续章节中阐述。

生物支架材料旨在形成工程化皮肤或作为植入体在体内募集局部细胞并促进其生长，修复诸如慢性溃疡等皮肤疾病。理想的皮肤支架应具有表 4.2 所示的各种特征[182]。生物活性材料如胶原蛋白、透明质酸和壳聚糖是被广泛研究和应用的天然聚合物材料，早期被设计成膜、凝胶、海绵等形态；合成聚合物则主要是聚氨酯和聚酯材料，发展上述材料的可注射水凝胶携带目标细胞植入体则是皮肤组织工程的另一个研究焦点[183,184,104]。

表 4.2　理想皮肤支架特性

力学性质	杨氏模量	4.5~25 MPa
	拉伸强度	5~40 MPa
	断裂伸长率	35%~120%
理化性质	孔隙率	60%~90%
	表面润湿性（接触角）	30°~70°
	水蒸气透过率	2000~2500 g/(m^2·天)
	降解率	无
生物学性质	白蛋白吸附	250~400 μg/(mL·天)
	细胞活性	无

石墨烯及衍生物纳米材料具有增强皮肤伤口再生能力。Hussein 等人采用声化学方法制备了具有一定还原程度的 GO 分散液，分别采用人胎儿成骨细胞、人内皮细胞、小鼠胚胎成纤维细胞评估纳米材料优异的生物相容性；在体外皮肤划痕试验中，一定浓度的 GO 溶液（1%）表现出增强细胞迁移功能；促进了大鼠背部圆形全皮（8 mm）缺损模型的伤口闭合，是一种前景广阔的引导皮肤组织再生的新型材料[185]。

石墨烯及衍生物纳米材料在皮肤组织工程支架中可作为力学性能增强添加物。Nyambat 等人首次尝试调控 GO 浓度（10 $\mu g/mL$、20 $\mu g/mL$、50 $\mu g/mL$），增强脂肪干细胞衍生的细胞外基质海绵支架力学强度，并探讨复合支架的体内外生物相容性、生物降解性及应用于皮肤组织工程的潜力[186]。扫描电子显微镜观察显示，复合海绵高度微孔结构，平均尺寸为（71.22±19.52）μm。体外降解评估表明，加入 GO 的复合海绵的降解率高于纯 ECM 海绵和没有添加交联剂的 ECM 海绵；体外评估采用 L929 成纤维细胞，细胞在复合海绵上具有最佳的黏附、增殖和迁移行为；大鼠皮下种植 4 周，未见全身或局部毒性或宿主不良反应。含有中等量 GO 的复合海绵显示出最优的生物降解性和低炎症反应，在全层皮肤缺陷和其他软组织工程如部分撕裂的前交叉韧带的治疗前景广阔。

石墨烯及衍生纳米材料以其优异的导电性能在促皮肤组织修复与再生中发挥重要作用。Liang 等人开发了一种基于 rGO 可注射型多功能纳米导电复合水凝胶敷料，复合凝胶的理化性质表征证明凝胶具有高的体外溶胀率、适宜的降解性、可调控的流变性能及优异的压缩性能和拉伸性，可促创伤伤口全皮肤再生（图 4.21）[104]。复合水凝胶中，采用多巴胺（DA）接枝透明质酸（HA），提升胶体材料在伤口组织的黏附性、止血作用和抗氧化能力，有助于加速伤口修复过程；采用盐酸多巴胺原位还原法，在碱性缓冲液 Tris-盐酸辅助下，制备了 rGO@聚多巴胺（PDA）。复合水凝胶通过电刺激、近红外光热抗菌、多西环素药物释放等多种手段，上调 CD31 和 CD32 生长因子表达，显著增强血管化水平，改善肉芽组织厚度和胶原蛋白沉积，从而有助于伤口闭合，促进皮肤完全再生，表现出比商用 Tegaderm 薄膜组更佳的治疗效果，是全层皮肤修复的优秀伤口敷料。

总之，组织工程皮肤作为治疗皮肤缺损和创伤恢复的替代和治疗方案，与支架、种子细胞和生物活性因子三要素密切相关。近年来，基于活性纳米材料产生包括电刺激在内的物理引导信号对促组织修复和再生中的作用不断被证实，成为了一种可能突破组织工程皮肤血管化问题的重要策略。相信随着科学工作者对受损组织中生成血管机制的认识的不断深入，结合仿生制备技术的不断发展，在不久的将来一定能不断开发出新型皮肤组织修复与再生支架，将工程化皮肤或皮肤工程支架投入临床应用。

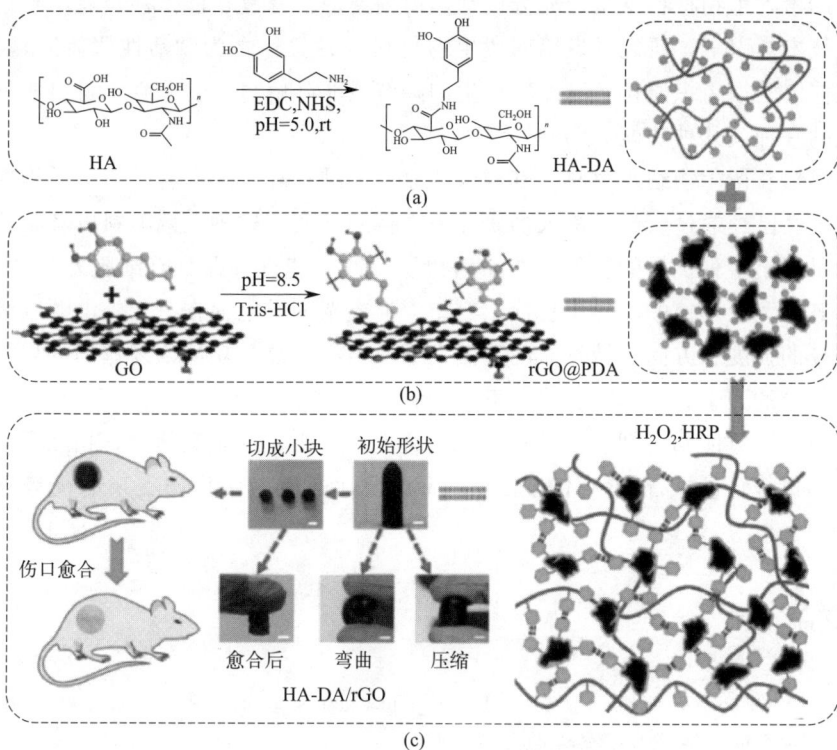

图 4.21　HA-DA/rGO 水凝胶制备示意图[104]

4.4　结论与展望

20 世纪 60～70 年代，材料生物相容性研究取得革命性进展，临床中开启了生物材料第一代植入体的应用；紧随其后，80 年代诞生了"组织工程"这一新概念，在科学技术发展的背景下，为治疗器官、组织缺陷，人类开始从自体组织和器官移植迈入无创修复新阶段，组织工程与再生医学则被认为是 21 世纪经济发展的一个重要支柱。

无论对传统植入体材料进行改性处理，还是研究开发新一代先进支架材料，首先应充分了解和掌握现有临床使用器械存在的弊端及目前研究取得的新进展；充分了解和掌握新型生物材料的物理化学性质及其调控的技术手段、传统和先进的制备技术的适用性和开发潜能；充分了解和掌握生命体自我修复的机理与修复局限因素，借助植入生物材料支架，充分调动体内内禀原位修复功能。甚至在不断进步的科学和技术指引下，研究开发第四代生物材料（姑且称之为"活性假体"），一种可促进体内受损组织原位"高度"再生的降解或非降解材料，非降解材料兼具被修复组织的一种或几种功能。

石墨烯及衍生物纳米材料及其构筑的涂层、纳米纤维膜、各种三维结构支架的生物相容性已经通过广泛且深入的研究不断得到证实。这种纯碳材料以其独特的电子结构呈现出多种优异的物理化学和生物学特性，其自身即具有细胞外基质特点，而通过其可宽泛调控的电导率特性，有望澄清支架的导电性在有无外电源刺激、施加外电场的强度、方向、持续时间等因素下对组织修复与功能恢复作用的规律与机理。其优异的力学、抗菌、抗炎、载药、磁性等特性，使其成为"全能型"结构-功能材料——可能同时拥有多种功能转换特性，产生多种刺激信号，相互叠加增强效果，不仅符合诊疗智能一体化策略，而且设计药械一体化型支架的优势也十分明显。

参考文献

[1] Dvir T，Timko B P，Kohane D S，et al. Nanotechnological strategies for engineering complex tissues [J]. Nat Nanotech，2011，6：13-22.

[2] Langer R，Vacanti J P. Tissue engineering [J]. Science，1993，260：920-926.

[3] Place E S，Evans N D，Stevens M M. Complexity in biomaterials for tissue engineering [J]. Nat Mater，2009，8：457-470.

[4] Sanchez V C，Jachak A，Hurt R H，et al. Biological interactions of graphene-family nanomaterials：An interdisciplinary review [J]. Chem Res Toxicol，2012，25：15-34.

[5] Bitounis D，Ali-Boucetta H，Hong B H，et al. Prospects and challenges of graphene in biomedical applications [J]. Adv Mater，2013，25：2258-2268.

[6] Nakanishi W，Minami K，Shrestha L K，et al. Bioactive nanocarbon assemblies：Nanoarchitectonics and applications [J]. Nano Today，2014，9：378-394.

[7] Kostarelos K，Novoselov K S. Graphene devices for life [J]. Nat Nanotech，2014，9：744-745.

[8] Ding X L，Liu H F，Fan Y B. Graphene-based materials in regenerative medicine [J]. Adv Healthcare Mater，2015，4：1451-1468.

[9] Yin P T，Shah S，Chhowalla M，et al. Design，synthesis，and characterization of graphene-nanoparticle hybrid materials for bioapplications [J]. Chem Rev，2015，115：2483-2531.

[10] Shin S R，Li Y C，Jang H L，et al. Graphene-based materials for tissue engineering [J]. Adv Drug Rev，2016，105：255-274.

[11] Cheng C，Li S，Thomas A，et al. Functional graphene nanomaterials based architectures：Biointeractions，fabrications，and emerging biological applications [J]. Chem Rev，2017，117：1826-1914.

[12] Bai R G，Ninan N，Muthoosamy K，et al. Graphene：A versatile platform for nanotheranostics and tissue engineering [J]. 2018，91：24-69.

[13] Kenry, Lee W C, Loh K P, et al. When stem cells meet graphene: Opportunities and challenges in regenerative medicine [J]. Biomaterials, 2018, 155: 236-250.

[14] Raslan A, Burgo L S D, Ciriza J, et al. Graphene oxide and reduced graphene oxide-based scaffolds in regenerative medicine [J]. Int J Pharm, 2020, 580: 119226.

[15] Bellet P, Gasparotto M, Pressi S, et al. Graphene-based scaffolds for regenerative medicine [J]. Nanomaterials, 2021, 11: 404.

[16] Biru E I, Necolau M I, Zainea A, et al. Graphene oxide-protein-based scaffolds for tissue engineering: Recent advances and applications [J]. Polymers, 2022, 14: 1032.

[17] Patil R, Alimperti S. Graphene in 3D bioprinting [J]. J Funct Biomater, 2024, 15: 82.

[18] Vranic S, Kurapati R, Kostarelos K, et al. Biological and environmental degradation of two-dimensional materials [J]. Nat Rev Chem, 2025, 9: 173-184.

[19] Tirrell M, Kokkoli E, Biesalski M. The role of surface science in bioengineered materials [J]. Surf Sci, 2002, 500: 61-83.

[20] Rosso F, Giordano A, Barbarisi M, et al. From cell-ECM interactions to tissue engineering [J]. J Cell Physiol, 2004, 199: 174-180.

[21] Zheng W F, Zhang W, Jiang X Y. Precise control of cell adhesion by combination of surface chemistry and soft lithography [J]. Adv Healthcare Mater, 2013, 2: 95-108.

[22] Mendes P M. Cellular nanotechnology: making biological interfaces smarter [J]. Chem Soc Rev, 2013, 42: 9207-9218.

[23] Mano J F. Designing biomaterials for tissue engineering based on the deconstruction of the native cellular environment [J]. Mater Lett, 2015, 141: 198-202.

[24] Fisher O Z, Khademhosseini A, Langer R, et al. Bioinspired materials for controlling stem cell fate [J]. Acc Chem Res, 2010, 43 (3): 419-428.

[25] Tanaka M. Physics of interactions at biological and biomaterial interfaces [J]. Curr Opin Colloid In, 2013, 18: 432-439.

[26] Han Y L, Wang S Q, Zhang X H, et al. Engineering physical microenvironment for stem cell based regenerative medicine [J]. Drug Discov Today, 2014, 19 (6): 763-773.

[27] 冯庆玲. 生物材料概论 [M]. 北京: 清华大学出版社, 2009.

[28] Loesberg W A, te Riet J, van Delft F C M J M, et al. The threshold at which substrate nanogroove dimensions may influence fibroblast alignment and adhesion [J]. Biomaterials, 2007, 28 (27): 3944-3951.

[29] Biggs M J P, Richards R G, McFarlane S, et al. Adhesion formation of primary human osteoblasts and the functional response of mesenchymal stem cells to 330 nm deep microgrooves [J]. J R Soc Interface, 2008, 5: 1231.

[30] Teixeira A I, Abrams G A, Bertics P J, et al. Epithelial contact guidance on well-defined micro- and nanostructured substrates [J]. J Cell Sci, 2003, 116 (10): 1881-1892.

[31] Charest J L, Garcia A J, King W P. Myoblast alignment and differentiation on cell culture substrates with microscale topography and model chemistries [J]. Biomaterials, 2007, 28 (13): 2202-2210.

[32] Lee M R, Kwon K W, Jung H, et al. Direct differentiation of human embryonic stem cells into selective neurons on nanoscale ridge/groove pattern arrays [J]. Biomaterials, 2010, 31 (15): 4360-4366.

[33] Engler A J, Sen S, Sweeney H L, et al. Matrix elasticity directs stem cell lineage specification [J].

Cell, 2006, 126 (4): 677-689.

[34] Wells R G. The role of matrix stiffness in regulating cell behavior [J]. Hepatology, 2008, 47 (4): 1394-1400.

[35] Doyle A D, Carvajal N, Jin A, et al. Local 3D matrix microenvironment regulates cell migration through spatiotemporal dynamics of contractility-dependent adhesions [J]. Nat Commun, 2015, 6: 8720.

[36] Sun Q, Hou Y, Chu Z Q, et al. Soft overcomes the hard: Flexible materials adapt to cell adhesion to promote cell mechanotransduction [J]. Bioactive Mater, 2022, 10: 397-404.

[37] Asthana P, Zhang G, Sheikh K A, et al. Heat shock protein is a key therapeutic target for nerve repair in autoimmune peripheral neuropathy and severe peripheral nerve injury [J]. Brain Behav Immun, 2021, 91: 48-64.

[38] Wieringa P A, de Pinho A R G, Micera S, et al. Biomimetic architectures for peripheral nerve repair: A review of biofabrication strategies [J]. Adv Healthcare Mater, 2018, 7: e1701164.

[39] Zhao Y Y, Liu Y, Kang S Q, et al. Peripheral nerve injury repair by electrical stimulation combined with graphene-based scaffolds [J]. Front Bioeng Biotechnol, 2024, 12: 1345163.

[40] Sunderland S. Rate of regeneration in human peripheral nerves: analysis of the interval between injury and onset of recovery [J]. Archives Neurology Psychiatry, 1947, 58: 251-295.

[41] Lundborg G, Gelberman R H, Longo F M, et al. In vivo regeneration of cut nerves encased in silicon tubes [J]. J Neuropath Exp Neur, 1982, 41 (4): 412-422.

[42] Muangsanit P, Day A, Dimiou S, et al. Rapidly formed stable and aligned dense collagen gels seeded with Schwann cells support peripheral nerve regeneration [J]. J Neural Eng, 2020, 17: 046036.

[43] Zhao Y Y, Liu Y, Lu C, et al, Reduced graphene oxide fibers combined with electrical stimulation promote peripheral nerve regeneration [J]. Int J Nanomedicine, 2024, 19: 2341-2357.

[44] Belanger K, Dinis T M, Taourirt S, et al. Recent strategies in tissue engineering for guided peripheral nerve regeneration [J]. Macromol Biosci, 2016, 16: 472-481.

[45] Yao X L, Xue T, Chen B Q, et al. Advances in biomaterial-based tissue engineering for peripheral nerve injury repair [J]. Bio Mater, 2025, 46: 150-172.

[46] Daly W, Yao L, Zeugolis D, et al. A biomaterials approach to peripheral nerve regeneration: bridging the peripheral nerve gap and enhancing functional recovery [J]. J R Soc Interface, 2012, 9: 202-221.

[47] Gregory H, Phillips J B. Materials for peripheral nerve repair constructs: Natural proteins or synthetic polymers? [J]. Neurochem Int, 2021, 143: 104953.

[48] Chiono V, Tonda-Turo C. Trends in the design of nerve guidance channels in peripheral nerve tissue engineering [J]. Prog Neurobiol, 2015, 131: 87-104.

[49] Vijayavenkataraman S. Nerve guide conduits for peripheral nerve injury repair: A review on design, materials and fabrication methods [J]. Acta Biomater, 2020, 106: 54-69.

[50] Mani M P, Sadia M, Jaganathan S K, et al. A review on 3D printing in tissue engineering applications [J]. J Polym Eng, 2022, 42 (3): 243-265.

[51] Nadine S, Chung A, Diltemiz S E, et al. Advances in microfabrication technologies in tissue engineering and regenerative medicine [J]. Artificial Organs, 2022, 00: 1-33.

[52] Park H-J, Hong H, Thangam R, et al. Static and dynamic biomaterial engineering for cell modulation [J]. Nanomaterials, 2022, 12: 1377.

[53] Luo L H，He Y，Jin L，et al. Application of bioactive hydrogels combined with dental pulp stem cells for the repair of large gap peripheral nerve injuries [J]. Bio Mater，2021，6：638-654.

[54] Zhao Y H，Liu J N，Gao Y S，et al. Conductive biocomposite hydrogels with multiple biophysical cues regulate schwann cell behaviors [J]. J Mater Chem B，2022，10：1582.

[55] Liu M S，Zhang W C，Han S W，et al. Multifunctional conductive and electrogenic hydrogel repaired spinal cord injury via immunoregulation and enhancement of neuronal differentiation [J]. Adv Mater，2024，36：2313672.

[56] Yao S L，Yang Y D，Li C Y，et al. Axon-like aligned conductive CNT/GelMA hydrogel fibers combined with electrical stimulation for spinal cord injury recovery [J]. Bio Mater，2024，35：534-548.

[57] Hutmacher D W. Scaffolds in tissue engineering bone and cartilage [J]. Biomaterials，2000，21：2529-2543.

[58] O'Brien F J. Biomaterials & scaffolds for tissue engineering [J]. Mater Today，2011，14（3）：88-95.

[59] Guarino V，Lafisco M，Spriano S. Introducing biomaterials for tissue repair and regeneration [B]. Nanostructured biomaterials for tissue repair and regeneration，2020：1-27.

[60] Vallet-Regí M. Ceramics for medical applications [J]. J Chem Soc Dalton Trans，2001，97-108.

[61] 谭言飞. 磷酸钙生物陶瓷骨诱导过程中细胞基因表达的研究 [D]. 成都：四川大学，2007.

[62] Yuan X，Zhu W，Yang Z Y，et al. Recent advances in 3D printing of smart scaffolds for bone tissue engineering and regeneration [J]. Adv Mater，2024：2403641.

[63] Hsieh H H，Chen C L，Chan H W，et al. Enhanced antitumour responses of gold nanostar-mediated photothermal therapy in combination with immunotherapy in a mouse model of colon carcinoma [J]. British J Cancer，2024，130（3）：406-416.

[64] Liu Y，Dzidotor G，Le T T，et al. Exercise-induced piezoelectric stimulation for cartilage regeneration in rabbits [J]. Sci Transl Med，2022，14（627）：eabi7282.

[65] Zhu Y，Deng K，Zhou J，et al. Shape-recovery of implanted shape-memory devices remotely triggered via image-guided ultrasound heating [J]. Nat Commun，2024，15（1）：1123.

[66] Nasello G，Vautrin A，Pitocchi J，et al. Mechano-driven regeneration predicts response variations in large animal model based on scaffold implantation site and individual mechano-sensitivity [J]. Bone，2021，144：115769.

[67] Li H，Chang J. Bioactive silicate materials stimulate angiogenesis in fibroblast and endothelial cell co-culture system through paracrine effect [J]. Acta Biomater，2013，9（6）：6981-6991.

[68] Tandara A A，Kloeters O，Mogford J E，et al. Hydrated keratinovytes reduce collagen synthesis by fibroblasts via paracrine mechanism [J]. Wound Repair Regen，2007，15（4）：497-504.

[69] Fan H B，Liu H F，Toh S L，et al. Enhanced differentiation of mesenchymal stem cells co-cultured with ligament fibroblasts on gelatin/silk fibroin hybrid scaffold [J]. Biomaterials，2008，29（8）：1017-1027.

[70] Hou J F，Chen L F，Zhou M，et al. Multi-layered polyamide/collagen scaffolds with topical sustained release of N-Acetylcysteine for promoting wound healing [J]. Int J Nanomedicine，2020，15：1349-1361.

[71] Zhou Y L，Gao L，Peng J L，et al. Bioglass activated albumin hydrogels for wound healing [J]. Adv Healthcare Mater，2018，7：1800144.

[72] Park Y R，Ju H W，Lee J M，et al. Three-dimensional electrospun silk-fibroin nanofiber for skin tissue

engineering [J] . Int J Biol Macromol, 2016, 93: 1567-1574.

[73] Yan S R, Xu S, Yang Y, et al. A hydrogel dressing comprised of silk fibroin, Ag nanoparticles, and reduced graphene oxide for NIR photothermal-enhanced antibacterial efficiency and skin regeneration [J]. Adv Healthcare Mater, 2024: 2400884.

[74] Kalbacova M, Broz A, Kong J, et al. Graphene substrates promote adherence of human osteoblasts and mesenchymal stromal cells [J] . Carbon, 2010, 48: 4323-4329.

[75] Shi X T, Chang H X, Chen S, et al. Regulating cellular behavior on few-layer reduced graphene oxide films with well-controlled reduction states [J] . Adv Funct Mater, 2012, 22: 751-759.

[76] Chen G Y, Pang D W P, Hwang S M, et al. A graphene-based platform for induced pluripotent stem cells culture and differentiation [J] . Biomaterials, 2012, 33: 418-427.

[77] Park S Y, Park J, Sim S H, et al. Enhanced differentiation of human neural stem cells into neurons on graphene [J] . Adv Healthcare Mater, 2011, 23: H263-H267.

[78] Li N, Zhang X M, Song Q, et al. The promotion of neurite sprouting and outgrowth of mouse hipp-ocampal cells in culture by graphene substrates [J] . Biomaterials, 2011, 32: 9374-9382.

[79] Bendali A, Hess L H, Seifert M, et al. Purified neurons can survive on peptide-free graphene layers [J]. Adv Healthcare Mater, 2013, 2 (7): 929-933.

[80] Agarwal S, Zhou X Z, Ye F, et al. Interfacing live cells with nanocarbon substrates [J] . Langmuir, 2010, 26 (4): 2244-2247.

[81] Convertino D, Luin S, Marchetti L, et al. Peripheral neuron survival and outgrowth on graphene [J]. Front Syst Neurosci, 2018, 12: 1.

[82] Convertino D, Fabbri F, Mishra N, et al. Graphene promotes axon elongation through local stall of nerve growth factor signaling endosomes [J] . Nano Lett, 2020, 20: 3633-3641.

[83] Tang L A L, Lee W C, Shi H, et al. Highly wrinkled cross-linked graphene oxide membranes for bio-logical and charge-storage applications [J] . Small, 2012, 8 (3): 423-431.

[84] Zhang K H, Zheng H H, Liang S, et al. Aligned PLLA nanofibrous scaffolds coated with graphene ox-ide for promoting neural cell growth [J] . Acta Biomater, 2016, 37: 131-142.

[85] Shang L, Huang Z B, Pu X M, et al. Preparation of graphene oxide-doped polypyrrole composite films with stable conductivity and their effect on the elongation and alignment of neurite [J] . ACS Biomater Sci Eng, 2019, 5: 1268-1278.

[86] Nayak T R, Andersen H, Makam V S, et al. Graphene for controlled and accelerated osteogenic differ-entiation of human mesenchymal stem cells [J] . ACS Nano, 2011, 5 (6): 4670-4678.

[87] Zhao C H, Lu X Z, Zanden C, et al. The promising application of graphene oxide as coating materials in orthopedic implants: preparation, characterization and cell behavior [J] . Biomed Mater, 2015, 10: 015019.

[88] Jankovic′ A, Erakovic′ S, VukaŠinovic′-Sekulic′ M, et al. Graphene-based antibacterial composite coat-ings electrodeposited on titanium for biomedical applications [J] . Prog Org Coat, 2015, 83: 1-10.

[89] Jankovic′ A, Erakovic′ S, Mitric′ M, et al. Bioactive hydroxyapatite/graphene composite coating and its corrosion stability in simulated body fluid [J] . J Alloy Compd, 2015, 624: 148-157.

[90] Shao W, Wu J M, Liu H, et al. Graphene oxide reinforced Ni-P coatings for bacterial adhesion inhibi-tion [J] . RSC Adv, 2016, 6: 46270-46277.

[91] Jung H S, Choi Y J, Jeong J, et al. Nanoscale graphene coating on commercially pure titanium for ac-

celerated bone regeneration [J]. RSC Adv, 2016, 6: 26719-26724.

[92] Wen S L, Wang Z, Zheng X L, et al. Improved mechanical strength of porous chitosan scaffold by graphene coatings [J]. Mater Lett, 2017, 186: 17-20.

[93] Wang Y Q, Zou Y L, Wang X, et al. Cytocompatibility and in vivo biodegradation of graphene-modified chitosan 3D porous scaffold [J]. Mater Lett, 2018, 220: 1-4.

[94] Dubey N, Ellepola K, Decroix F E D, et al. Graphene onto medical grade titanium: an atom-thick multimodal coating that promotes osteoblast maturation and inhibits biofilm formation from distinct species [J]. Nanotoxicology, 2018: 1434911.

[95] Choudhary P, Das S K. Bio-reduced graphene oxide as ananoscale antimicrobial coating for medical devices [J]. ACS Omega, 2019, 4: 387-397.

[96] Zhang D T, Yao Y J, Duan Y Y, et al. Surface-anchored graphene oxide nanosheets on cell-scale micropatterned poly (D, L-lactide-*co*-caprolactone) conduits promote peripheral nerve regeneration [J]. ACS Appl Mater Interfaces, 2020, 12: 7915-7930.

[97] 王欣，田惠博，于军，等. 石墨烯基涂层的性质及在抗菌和组织工程中的应用 [J]. 表面技术，2020, 5 (49): 129-139.

[98] Lopes V, Moreira G, Bramini M, et al. The potential of graphene coatings as neural interfaces [J]. Nanoscale Horiz, 2024, 9: 384-406.

[99] Kumar S, Chatterjee K. Comprehensive review on the use of graphene-based substrates for regenerative medicine and biomedical devices [J]. ACS Appl Mater Interfaces, 2016, 8: 26431-26457.

[100] Henriques P C, Borges I, Pinto A M, et al. Fabrication and antimicrobial performance of surfaces integrating graphene-based material [J]. Carbon, 2018, 132: 709-732.

[101] Park J B, Lakes R S. Biomaterials: an introduction [M]. 2nd ed. New York: Plenum Press, 1992.

[102] Drury J L, Mooney D J. Hydrogels for tissue engineering: scaffold design variables and applications [J]. 2003, 24: 4337-4351.

[103] Liu M, Zeng X, Ma C, et al. Injectable hydrogels for cartilage and bone tissue engineering [J]. Bone Res, 2017, 5: 17014.

[104] Liang Y P, Zhao X, Hu T L, et al. Adhesive hemostatic conducting injectable composite hydrogels with sustained drug release and photothermal antibacterial activity to promote full-thickness skin regeneration during wound healing [J]. Small, 2019, 15: 1900046.

[105] Yu R, Zhang H L, Guo B L. Conductive biomaterials as bioactive wound dressing for wound healing and skin tissue engineering [J]. Nano-micro Lett, 2022, 14: 1.

[106] Xu Y X, Sheng K X, Li C, et al. Self-assembled graphene hydrogel via a one-step hydrothermal process [J]. ACS Nano, 2010, 4 (7): 4324-4330.

[107] Lim H N, Huang N M, Harrison I, et al. Fabrication and characterization of graphene hydrogel via hydrothermal approach as a scaffold for preliminary study of cell growth [J]. Int J Nanomed, 2011, 6: 1817-1823.

[108] Tang Z H, Shen S L, Zhuang J, et al. Noble-metal-promoted three-dimensional macroassembly of single-layered graphene oxide [J]. Angew Chem Int Ed, 2010, 49: 4603-4607.

[109] Bai H, Li C, Wang X L, et al. On the gelation of graphene oxide [J]. J Phys Chem C, 2011, 115: 5545-5551.

[110] Jiang X, Ma Y W, Li J J, et al. Self-assembly of reduced graphene oxide into three-dimensional archi-

tecture by divalent ion linkage [J] . J Phys Chem C, 2010, 114: 22462-22465.

[111] Zhang L, Wang Z P, Xu C, et al. High strength graphene oxide/polyvinyl alcohol composite hydrogels [J] . J Mater Chem, 2011, 21: 10399.

[112] Akhavan O, Ghaderi E, Abouei E, et al. Accelerated differentiation of neural stem cells into neurons on ginseng-reduced graphene oxide sheets [J] . Carbon, 2014, 66: 395-406.

[113] Park H J, Yu S J, Yang K, et al. Paper-based bioactive scaffolds for stem cell-mediated bon tissue engineering [J] . Biomaterials, 2014, 35: 9811-9823.

[114] Derda R, Laromaine A, Mammoto A, et al. Paper-supported 3D cell culture for tissue-based bioassays [J] . Proc Natl Acad Sci USA, 2009, 106: 18457-18462.

[115] Derda R, Tang S K, Laromaine A, et al. Multizone paper platform for 3D cell cultures [J] . PLoS One, 2011, 6: e18940.

[116] Mosadegh B, Dabiri B E, Lockett M R, et al. Three-dimensional paper-based model for cardiac ischemia [J] . Adv Healthcare Mater, 2014, 3: 1036-1043.

[117] Dikin D A, Stankovich S, Zimnez E J, et al. Preparation and characterization of graphene oxide paper [J] . Nature, 2007, 448: 457-460.

[118] Liu L L, Niu Z Q, Zhang L, et al. Structural diversity of bulky graphene materials [J] . Small, 2014, 10 (11): 2200-2214.

[119] Chen H Q, Mueller M B, Gilmore K J, et al. Mechanically strong, electrically conductive, and biocompatible graphene paper [J] . Adv Mater, 2008, 20: 3557-3561.

[120] Lee S H, Lee H B, Kim Y, et al. Neurite guidance on laser-scribed reduced graphene oxide [J] . Nano Lett, 2018, 18: 7421-7427.

[121] Zhou K, Thouas G A, Bernard C C, et al. Method to impart electro- and biofunctionality to neural scaffolds using graphene-polyelectrolyte multilayers [J] . ACS Appl Mater Interfaces, 2012, 4: 4524-4531.

[122] Li N, Zhang Q, Gao S, et al. Three-dimensional graphene foam as a biocompatible and conductive scaffold for neural stem cells [J] . Sci Report, 2013, 3: 1604.

[123] Song Q, Jiang Z Y, Li N, et al. Anti-inflammatory effects of three-dimensional graphene foams cultured with microglial cells [J] . Biomaterials, 2014, 35: 6930-6940.

[124] Nguyen A T, Mattiassi S, Loeblein M, et al. Human Rett-derived neuronal progenitor cells in 3D graphene scaffold as an in vitro platform to study the effect of electrical stimulation on neuronal differentiation [J] . Biomed Mater, 2018, 13: 034111.

[125] Park S, Kang S O, Jung E, et al. Surface modification and partial reduction of three-dimensional macroporous graphene oxide scaffolds for greatly improved adsorption capacity [J] . RSC Adv, 2014, 4: 899-902.

[126] Ahn H S, Jang J W, Seol M, et al. Self-assembled foam-like graphene networks formed through nucleate boiling [J] . Sci Report, 2013, 3: 1396.

[127] Li Y R, Chen J, Huang L, et al. Highly compressible macroporous graphene monoliths via an improved hydrothermal process [J] . Adv Mater, 2014, 26: 4789-4793.

[128] Tang G Q, Jiang Z G, Li X F, et al. Three dimensional graphene aerogels and their electrically conductive composites [J] . Carbon, 2014, 77: 592-599.

[129] Hu H, Zhao Z B, Wan W B, et al. Ultralight and highly compressible graphene aerogels [J], Adv

Mater, 2013, 25: 2219-2223.

[130] Zhang X T, Sui Z Y, Xu B, et al. Mechanically strong and highly conductive graphene aerogel and its use as electrodes for electrochemical power sources [J]. J Mater Chem, 2011, 21: 6494-6497.

[131] Serrano M C, Pariño J, García-Rama C, et al. 3D free-standing porous scaffolds made of graphene oxide as substrates for neural cell growth [J]. J Mater Chem B, 2014, 2: 5698-5706.

[132] Li J, Liu X, Crook J M, et al. 3D graphene-containing structures for tissue engineering [J]. Mater Today Chem, 2019, 14: 100199.

[133] Dinescu S, Ionita M, Pandele AM, et al. In vitro cytocompatibility evaluation of chitosan/graphene oxide 3D scaffold composites designed for bone tissue engineering [J]. Bio Med Mater Eng, 2014, 24 (6): 2249-2256.

[134] Saghazadeh S, Rinoldi C, Schot M, et al. Drug delivery systems and materials for wound healing applications [J]. Adv Drug Deliver Rev, 2018, 127: 138-166.

[135] Guo W B, Zhang X D, Yu X, et al. Self-powered electrical stimulation for enhancing neural differentiation of mesenchymal stem cells on graphene-poly (3, 4-ethylenedioxythiophene) hybrid microfibers [J]. ACS Nano, 2016, 10: 5086-5095.

[136] Guo W B, Qiu J C, Liu J Q, et al. Graphene microfiber as a scaffold for regulation of neural stem cells differentiation [J]. Sci Rep, 2017, 7: 5678.

[137] González-Mayorga A, López-Dolado E, Gutiérrez M C, et al. Favorable biological responses of neural cells and tissue interacting with graphene oxide microfibers [J]. ACS Omega, 2017, 2: 8253-8263.

[138] Serrano M C, Feito M J, Mayorga A G, et al. Response of macrophages and neural cells in contact with reduced graphene oxide microfibers [J]. Biomater Sci, 2018, 6: 2987-2997.

[139] Wychowaniecv J K, Litowczenko J, Tadyszak K. Fabricating versatile cell supports from nano- and micro-sized graphene oxide flakes [J]. J Mech Behav Biomed Mater, 2020, 103: 103594.

[140] Wang X, Guo M, Liu Y, et al. Reduced graphene oxide fibers for guidance growth of trigeminal sensory neurons [J]. ACS Appl Bio Mater, 2021, 4: 4236-4243.

[141] Wang L L, Mu W, Liu Y F, et al. Antibacterial properties of reduced graphene oxide fibers fabricated by hydrothermal method [J]. J Ind Eng Chem, 2024, 141: 297-304.

[142] Lalwani G, Patel S C, Sitharaman B. Two- and three-dimensional all-carbon nanomaterial assemblies for tissue engineering and regenerative medicine [J]. Ann Biomed Eng, 2016, 44 (6): 2020-2035.

[143] Xu Z, Gao C. Graphene chiral liquid crystals and macroscopic assembled fibres [J]. Nat Commn, 2011, 2: 571.

[144] Li X M, Zhao T S, Wang K L, et al. Directly drawing self-assembled, porous, and monolithic graphene fiber from chemical vapor deposition grown graphene film and tis electrochemical properties [J]. Langmuir, 2011, 27: 12164-12171.

[145] Jian M Q, Zhang Y Y, Liu Z F. Graphene fibers: preparation, properties, and applications [J]. Acta Phys-Chim Sin, 2022, 38 (2): 2007093.

[146] Tian Q, Xu Z, Liu Y, et al. Dry spinning approach to continuous graphene fibers with high toughness [J]. Nanoscale, 2017, 9: 12335-12342.

[147] Xiang C, Behabtu N, Liu Y, et al. Graphene nanoribbons as an advanced precursor for making carbon fiber [J]. ACS Nano, 2013, 7: 1628-1637.

[148] Dong Z L, Jiang C, Cheng H, et al. Facile fabrication of light, flexible and multifunctional graphene

fibers [J] . Adv Mater, 2012, 14: 1856-1861.

[149] Meng Y, Zhao Y, Hu C, et al. All-graphene core-sheath microfibers for all-solid-state, stretchable fibriform supercapacitors and wearable electronic textiles [J] . Adv Mater, 2013, 25 (16): 2326-2331.

[150] Chen T, Dai L M. Macroscopic graphene fibers directly assembled from CVD-grown fiber-shaped hollow graphene tubes [J] . Angew Chem Int Ed Engl, 2015, 54 (49): 14947-14950.

[151] Grijalvo S, Díaz D D. Graphene-based hybrid materials as promising scaffolds for peripheral nerve regeneration [J] . Neurochem Int, 2021, 147: 105005.

[152] Meena P, Kakkar A, Kumar M, et al. Advances and clinical challenges for translating nerve conduit technology from bench to bed side for peripheral nerve repair [J] . Cell and Tissue Res, 2021, 383: 617-644.

[153] Kowtharapu B S, Damaraju J, Singh N K, et al. Analysis of the differential gene and protein expression profiles of corneal epithelial cells stimulated with alternating current electric fields [J] . Genes, 2021: 12.

[154] Zarrintaj P, Zangene E, Manouchehri S, et al. Conductive biomaterials as nerve conduits: Recent advances and future challenges [J] . Appl Mater Today, 2020, 20: 100784.

[155] Trueman R P, Ahlawat A S, Phillips J B. A shock to the (nervous) system: bioelectricity within peripheral nerve tissue engineering [J] . Tissue Eng Part B-Re, 2022, 28: 1137-1150.

[156] Wang Q, Wang H, Ma Y, et al. Effects of electroactive materials on nerve cell behaviors and applications in peripheral nerve repair [J] . Biomater Sci, 2022, 10: 6061-6076.

[157] Ghasemi-Mobarakeh L, Prabhakaran M P, Morshed M, et al. Electrical stimulation of nerve cells using conductive nanofibrous scaffolds for nerve tissue engineering [J] . Tissue Eng Part A, 2009, 15: 3605-3619.

[158] Song S, Amores D, Chen C, et al. Controlling properties of human neural progenitor cells using 2D and 3D conductive polymer scaffolds [J] . Sci Rep, 2019: 9.

[159] Sun Y, Quan Q, Meng H, et al. Enhanced neurite outgrowth on a multiblock conductive nerve scaffold with self-powered electrical stimulation [J] . Adv Healthcare Mater, 2019: 8.

[160] Bellier N, Baipaywad P, Ryu N, et al. Recent biomedical advancements in graphene oxide- and reduced graphene oxide-based nanocomposite nanocarriers [J] . Biomater Res, 2022: 26.

[161] Zare I, Mirshafier M, Kheilnezhad B, et al. Hydrogel-integrated graphene superstructures for tissue engineering: from periodontal to neural regeneration [J] . Carbon, 2014, 223: 118970.

[162] Ahmad F, Ghazal H, Rasheed F, et al. Graphene and its derivatives in medical applications: a comprehensive review [J] . Synthetic Met, 2024, 304: 117594.

[163] Dong C, Qiao F, Hou W, et al. Graphene-based conductive fibrous scaffold boosts sciatic nerve regeneration and functional recovery upon electrical stimulation [J] . Appl Mater Today, 2020: 21.

[164] Lu S, Chen W, Wang J, et al. Polydopamine-decorated PLCL conduit to induce synergetic effect of electrical stimulation and topological morphology for peripheral nerve regeneration [J] . Small Methods, 2023, 7 (2): 2200883.

[165] Chen X, Liu C, Huang Z, et al. Preparation of carboxylic graphene oxide-composited polypyrrole conduits and their effect on sciatic nerve repair under electrical stimulation [J] . J Biomed Mater Res Part A, 2019, 107: 2784-2795.

[166] Bei H P, Yang Y H, Zhang Q, et al. Graphene-based nanocomposites for neural tissue engineering [J]. Molecules, 2019, 24: 658.

[167] Feng Z Q, Wang T, Zhao B, et al. Soft graphene nanofibers designed for the acceleration of nerve growth and development [J]. Adv Mater, 2015, 27: 6462-6468.

[168] Mao W, Lee E, Cho W, et al. Cell-directed assembly of luminal nanofibrils fillers in nerve conduits for peripheral nerve repair [J]. Biomaterials, 2023, 301: 122209.

[169] Cao W Q, Zhang Y, Li L H, et al. Physical cues of scaffolds promote peripheral nerve regeneration [J]. Appl Phys Rev, 2024, 11: 021313.

[170] Das K K, Basu B, Maiti P, et al. Interplay of piezoelectricity and electrical stimulation in tissue engineering and regenerative medicine [J]. Appl Mater Today, 2024, 39: 102332.

[171] Zhang C, Kwon S H, Dong L. Piezoelectric hydrogels: Hybrid material design, properties, and biomedical applications [J]. Small, 2024, 20: 2310110.

[172] Liu Y, Zhang Z F, Zhao Z T, et al. An easy nanopatch promotes peripheral nerve repair through wireless ultrasound-electrical stimulation in a band-aid-like way [J]. Adv Funct Mater, 2024: 2407411.

[173] Gu M, Liu Y S, Chen T, et al. Is graphene a promising nano-material for promoting surface modification of implants or scaffold materials in bone tissue engineering [J]. Tissue Eng Part B, 2014, 20 (5): 477-491.

[174] Oktay A, Yilmazer H, Przekora A, et al. Corrosion response and biocompatibility of graphene (GO) -serotonin (Ser) coatings on Ti_6Al_7Nb and $Ti_{29}Nb_{13}Ta_{4.6}Zr$ (TNTZ) alloys fabricated by electrophoretic deposition (EPD) [J]. Mater Today Commu, 2023, 34: 105236.

[175] Farokhi M, Mottaghitalab F, Samani S, et al. Silk fibroin/hydroxyapatite composites for bone tissue engineering [J]. Biotech Adv, 2018, 36: 68-91.

[176] Luo T Y, Tan B W, Liao J F, et al. A review on external physical stimuli with biomaterials for bone repair [J]. Chem Eng J, 2024, 496: 153749.

[177] Shadjou N, Hasanzadeh M. Graphene and its nanostructure derivatives for use in bone tissue engineering: Recent advances [J]. J Biomed Mater Res Part A, 2016, 104A: 1250-1275.

[178] Chen L, Yang J Y, Cai Z W, et al. Electroactive biomaterials regulate the eletrophysiological microenvironment to promote bone and cartilage tissue regeneration [J]. Adv Funct Mater, 2024, 34: 2314079.

[179] Jiao D L, Zheng A, Liu Y, et al. Bidirectional differentiation of BMSCs induced by a biomimetic procallus based on a gelatin-reduced graphene oxide reinforced hydrogel for rapid bone regeneration [J]. Bioact Mater, 2021, 6: 2011-2028.

[180] Zhang W J, Chang Q, Xu L, et al. Graphene oxide-copper nanocomposite-coated porous CaP scaffold for vascularized bone regeneration via activation of Hif-1α [J]. Adv Healthcare Mater, 2016, 5: 1299-1309.

[181] Greaves N S, Ashcroft K J, Baguneid M, et al. Current understanding of molecular and cellular mechanisms in fibroplasia and angiogenesis during acute wound healing [J]. J Dermatol Sci, 2013, 72: 206-217.

[182] Nosrati H, Khouy R A, Nosrati A, et al. Nanocomposite scaffolds for accelerating chronic wound healing by enhancing angiogenesis [J]. J Nanobiotechnol, 2021, 19: 1.

[183] Griffin D R, Weaver W M, Scumpia P O, et al. Accelerated wound healing by injectable microporous

gel scaffolds assembled from annealed building blocks［J］. Nat Mater，2015，14：737-744.

［184］ Zhang B L，He J H，Shi M T，et al. Injectable self-healing supramolecular hydrogels with conductivity and photo-thermal antibacterial activity to enhance complete skin regeneration［J］. Chem Eng J，2020，400：125994.

［185］ Hussein K H，Abdelhamid H N，Zou X D，et al. Ultrasonicated graphene oxide enhances bone and skin wound regeneration［J］. Mater Sci Eng C，2019，94：484-492.

［186］ Nyambat B，Chen C-H，Wong P-C，et al. Genipin-crosslinked adipose stem cell derived extracellular matrix-nano graphene oxide composite sponge for skin tissue engineering［J］. J Mater Chem B，2018，6：979-990.

第 5 章
石墨烯基止血材料

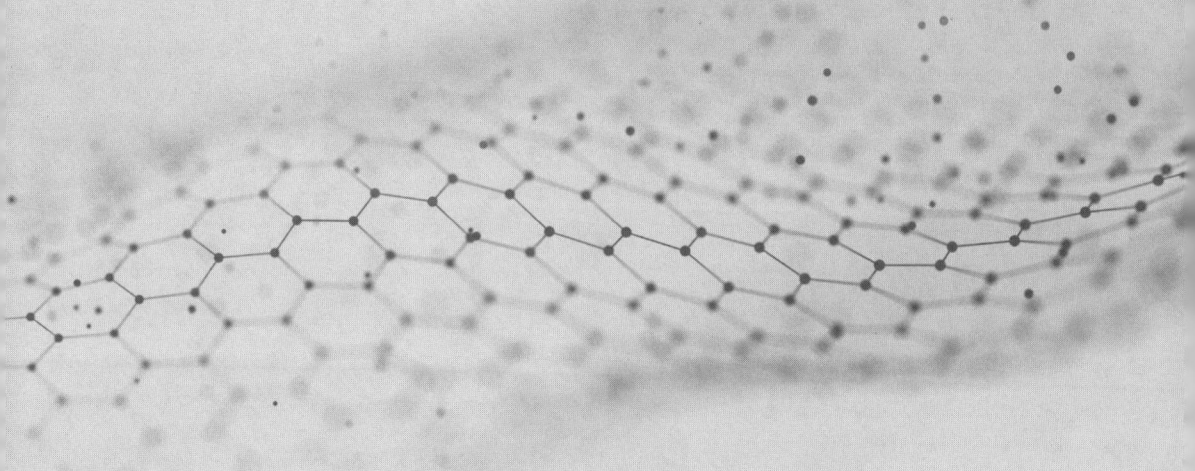

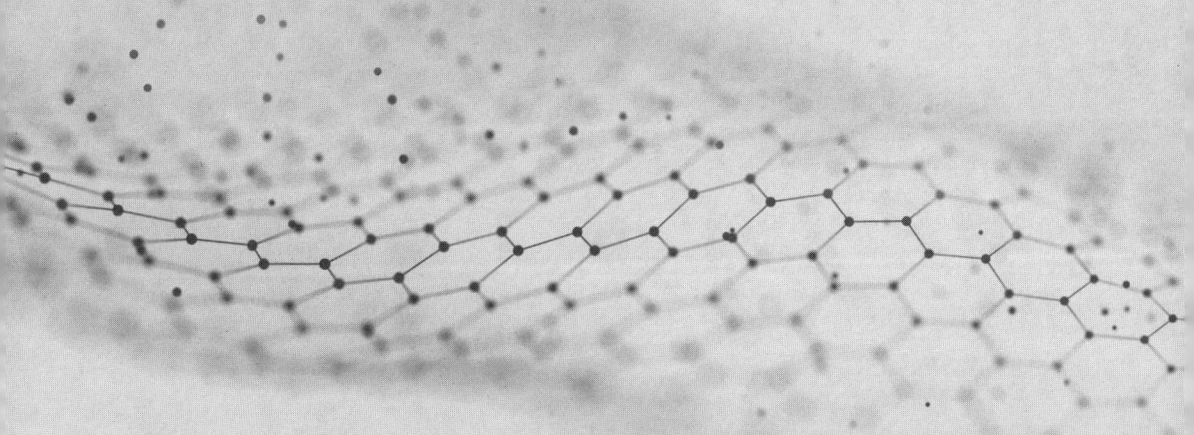

5.1 概述

　　失血，是各种大量出血症候的总称。过度失血是指在较短时间内快速失去大量血液，其危害取决于失血的速度与失血量，极易使人出现休克、器官缺血、贫血及伤口愈合慢等症状，导致创伤性死亡率升高，是军事环境中死亡的主要原因[1]。为了减少因失血产生的危险，自 20 世纪以来，研究开发高效控制中、重度出血的新止血方法和新产品引起了科研人员的广泛关注。从传统的止血带和绷带，到具有抗菌抗炎功能的各类多聚糖类、硅铝酸盐类、纳米自组装肽类止血材料，新型止血材料的开发、止血机制的探讨和促进伤口愈合材料的研究仍然是医学、生物材料学及化学、物理学交叉科学领域里重要的科研课题，尤其亟待开发具有自主知识产权的、可应用于军事现场和院前急救用快速、轻质耐用、使用操作简便等止血材料，以及民用高效止血、安全、价格低廉的产品。目前，研究者已经设计开发出多种形态的止血敷料，包括凝胶、贴敷片、止血颗粒等。其中凝胶材料主要与血浆之间通过化学相互作用止血，而贴敷片常常被制备成膜、微针阵列、电纺毡垫、织物、海绵、晶胶等止血材料，止血机制类似于颗粒型止血材料，即通过吸收血浆、与血浆中的有效成分相互作用实现止血。本章中，首先给出止血的定义和止血机制，再介绍传统止血材料及其促进伤口愈合机理，最后，围绕石墨烯基材料在止血领域研究进展进行详细介绍。

5.1.1 止血的定义和机制

　　止血，是指流血时通过一定方式处理，达到快速阻止血液向外流动的操作。止血过程一般分为以下几个阶段（图 5.1）。①初期止血。该过程涉及受损血管的收缩、内皮下胶原组织的暴露、活化的血小板通过血小板聚集诱导剂作用，在受损血管胶原组织表面的黏附、聚集和形成初期止血栓。②二期止血。指在形成初期止血栓的部位进一步形成纤维蛋白凝块的过程，该过程中凝血级联被激活，包括内源性和外源性凝血途径。其中，Xa 因子在磷脂和 Ca^{2+} 存在的情况下将凝血酶原（Ⅱ）裂解为凝血酶，各种因子、凝血酶原与活化的血小板共同作用可促进凝血酶的形成；凝血酶可激活纤维蛋白稳定因子，发生纤维蛋白原向纤维蛋白的转化；在聚磷酸盐的作用下，纤维蛋白交联形成稳定的纤维蛋白凝块，起止血作用。表面带有负电荷的止血剂可以促进血液凝结。临床采用全血凝固时间来衡量二期止血过程，正

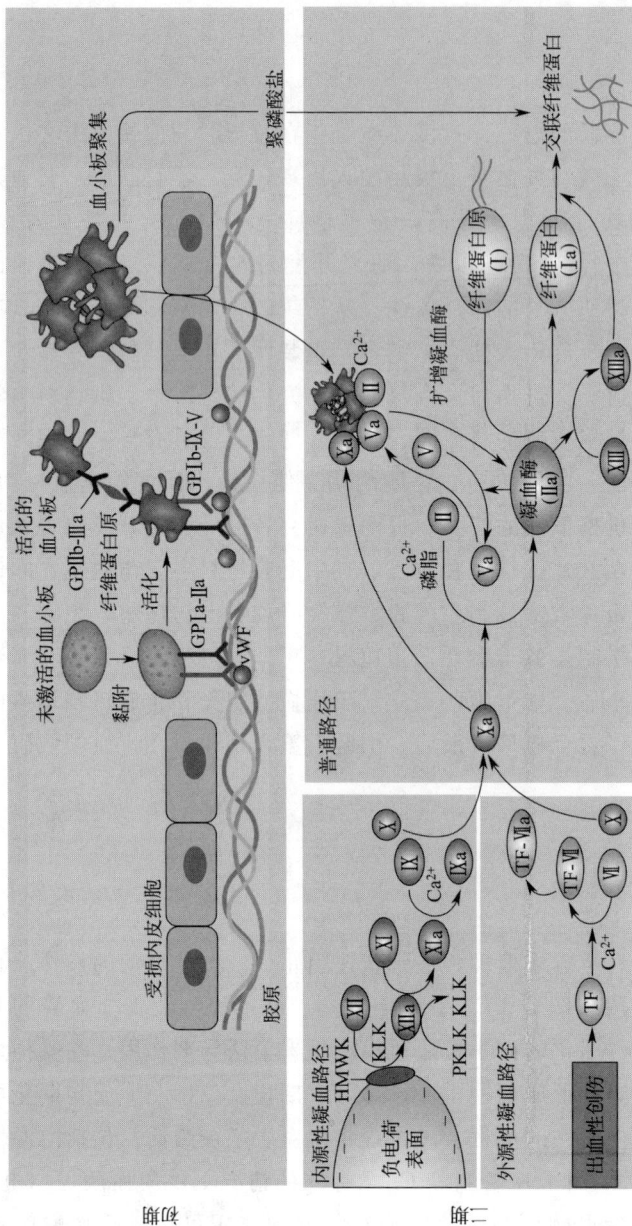

图 5.1　初期和二期止血机制图[2]

12 种凝血因子：I，纤维蛋白原；II，凝血酶原；III，组织凝血活酶；IV，钙离子；V，易变因子；VI，即 Va；VII，稳定因子；VIII，抗血友病球蛋白；IX，血浆凝血活酶成分；X，斯图尔特氏因子；XI，血浆凝血活酶前质；XII，接触因子；XIII，纤维蛋白稳定因子。TF，组织因子，由血管外膜组织中的成纤维细胞、平滑肌细胞表达；vWF，具有止血作用的重要血浆成分；GPⅡb-Ⅲa，血小板聚集诱导剂（纤维蛋白原受体与纤维蛋白原结合，GP，糖蛋白）

常值为 8～10 分钟。③第三阶段则是血块收缩过程。由血小板聚合物、纤维蛋白丝及红细胞所组成的疏松的网状物，通过此过程形成牢固的凝血块。在此期间，需要血小板内肌凝蛋白和血栓收缩蛋白收缩，使血小板发生收缩而压缩凝血块。这个阶段大约需要经历 1 小时。止血的作用是多方面协同结果，一般来说，仅损伤小血管的情况下，人体自身会出现生理性止血，但是在创伤较大、伤口较深时，需要各方面因素相配合，必要时使用外部干预止血。

总之，血管中存在血小板和纤维蛋白原，在血管处于非破损状态时，血管的内皮细胞不断分泌肝素样分子和血栓调节蛋白，使纤维蛋白不断溶解，防止血栓的形成；当血管破裂时，体内存在的内源性及外源性两种系统被激活。内源性系统在血液内停止分泌抗凝成分，使得血液处于高凝状态，血小板不断聚集到伤口处，伤口处出现凝块，同时受损组织分泌凝血因子，在内源性激活系统与外源性激活系统同时作用下形成血栓，并且加固纤维蛋白，最后达到止血目的。各种止血材料则是在上述人体自身止血的基础上，使止血更加迅速地发生，尤其在严重或者不受控失血情况下，止血材料发挥加速凝血功能，对挽救患者生命具有重大意义。

5.1.2 传统止血材料

当人体自身的生理止血机能不足以完成止血任务时，就需要从外部对止血过程进行干预，通过各种止血方法，比如压迫止血法、烙烧法、血管收缩法、凝结和交联附着物等。基于材料的止血机制可将其分为三类。①主动止血材料，通过激活人体自身的凝血机制，促进凝血因子的产生，包括纤维蛋白胶、凝血酶制剂及无机止血材料（高岭土、硅基等材料）。主动止血材料通过自身的特殊机制促进凝血因子释放，也能够负载凝血因子提高止血能力。②被动交互型材料，自身没有激活凝血途径的功能，但是可以通过吸收血浆使蛋白质与血小板凝集到材料表面促进止血，或者通过物理堵塞血管减少血液流失，例如沸石、棉花、淀粉、壳聚糖、明胶、聚乙烯醇、聚乙二醇等材料。③复合止血材料则是将上述两种材料的优点相结合，目前是大部分研究者的重点研究方向，已经有大量相关研究结果报道[3,4]。

以沸石介孔分子筛止血材料（硅铝酸盐类，商品名 Quikclot）为代表的无机类止血材料具有高的比表面积（500～1000 m^2/g）和丰富的互通孔结构，赋予其良好的吸液特性，能够迅速吸收出血部位水分，将血浆从血液中分离出来，从而使红细胞、血小板和凝血因子浓度提高，实现凝血；此外，沸石在吸收水分的同时会释放出一定的热量，在伤口表面形成血痂，促进止血，确保在"黄金 3 分钟"内迅速止血。但是这类材料通常适用于低压出血，对于高压出血，可能会出现纳米颗粒被冲出伤口造成二次出血的风险。此外，这类无机黏土颗粒使用时需严格控制用量，以免灼伤皮肤等软组织，以及在伤口处残余引发形成异物肉芽肿或脓肿。所以临床上利用其优异的止血功能的同时，不可回避的瓶颈问题是其对人体可能产生的副作用。除了沸石，其他硅铝酸盐如高岭土，以其独特的止血机理成为了继 QuickClot 产品后的第三代止血产品（Combat Gauze）——一种混合了高岭土的柔顺布料。真空包装于无菌袋中，携带方便、操作简单、易于存贮。高岭土止血机制主要包括两方面：一是物理止血过程，当高岭土的主要成分二氧化硅与血液接触时，会迅速地吸收水分子，使凝血因子和血小板聚集并沉积，引发血液自然凝固；二是其强大的外源性促凝血特性。高岭土表面带有负电荷，能够加速活化凝血因子 XII（FXII），启动凝血级联反应，激活凝血因子XI，使纤维蛋白原形成纤维蛋白单体，纤维蛋白单体再结合构成纤维蛋白多聚体，成为不溶于水的血纤维，上述一系列反应可缩短凝血时间，实现黄金 3 分钟内迅速止血。此外，高岭土与血液接触不会大量产热。目前高岭土也是军队使用的止血材料之一[5,6]。

多聚糖类止血材料属于有机止血材料，在生物相容性和加工成型方面具有优势，而且原料来源广，主要有纤维素类、壳聚糖类、淀粉类、葡萄糖类等。目前，临床上广泛使用的止血材料很多是这类材料，如速即纱（surgicel）凝胶，通过其带负电荷的羧基化结构，与血液中的 Fe^{3+} 结合形成血栓，达到止血作用；也可以通过粗糙表面造成血小板聚集并破裂，形成血小板栓子；通过活化凝血因子，激活凝血系统，形成纤维蛋白，导致出现血栓止血。凝胶不仅对毛细血管、小动脉、静脉有止血作用，而且具有抗菌特性，促伤口愈合，但是其产生高酸性环境易对神经造成损伤。此外，纤维素类止血产品普遍存在降解速率与创伤止血、愈合不匹配问题，由此引发诸如局部炎症和高渗压等副作用。壳聚糖止血材料 HemCon 和壳聚糖 Celox 止血粉是另一种多聚糖类产品，具有良好的血液相容性和细胞相容性，通过与红细胞相互作用促进血小板以黏附和聚集等方式实现血液凝固，已被广泛研制成各种形态，如微球状、绷带、水凝胶、海绵等止血材料，适用于不同位置和形态的创口。但是低的力学性能，易于溶解等问题限制其广泛使用，尤其对深度或大创面出血的止血效果不理想，在严重动脉出血情况下，对于减少出血和延长存活时间等方面几乎没有作用[7]。淀粉也是一种多糖类止血材料，如 PerClot 和 Arista 两款商品，均来自于纯化的植物淀粉。特制的微球结构使其具有大的比表面积和超强吸水能力，通过增加血液凝固因子的浓度及在出血部位吸附血小板控制出血。这种被动止血方式可以增强内源性凝血机制，单独使用可在数分钟内发挥止血效果，优于云南白药和明胶海绵。此外，因其特殊的无热原性、无免疫原性及较好的止血效果等优点，淀粉类止血材料经常被用于临床，适于轻、中度出血的创口，但是不菲的价格限制了这类止血剂的广泛使用。此外，由于止血粉在使用过程中易被血液冲掉，这类材料经常被用来与其他材料复合使用。目前，淀粉的止血形式主要有止血粉末、止血海绵和止血凝胶。

纤维蛋白胶、胶原蛋白/明胶、多肽类材料属于生物制品止血剂。以 Tacho-Comb、Tacho-CombH 和 TachoSil 为代表的纤维蛋白胶湿黏性好，有效地封堵血管，并通过凝血酶和凝血因子的作用转化为纤维蛋白膜，贴敷于伤口部位发挥止血作用。不足之处是来源有限（源于血液制品），且存在安全隐患。胶原蛋白不仅用于止血，还具有促创口愈合功能；明胶是其水解产物，同样是一种临床上广泛使用的止血材料。组成明胶的蛋白质中含有 18 种氨基酸，其中 7 种为人体所必需。它具有极其优良的物理性质，如胶冻力、亲和性、高度分散性和稳定性、低黏度特性、高持水性等。早在 20 世纪 40～50 年代，明胶就以其优异的生物相容性被用作止血材料。目前使用的明胶止血材料主要形态为海绵、微球/粉末、止血胶。多肽类止血材料是新兴止血材料，具有诸多优点：生物安全性高、使用方便、术后无需清除、材料透明伤口可视、易批量化、可适用于干湿和不规则创面[8,9]。虽然多肽类材料的研究尚在初期阶段，但是已经显现出十分优异的快速止血效果，止血过程并不依赖常规的凝血机制，却可在数秒内实现完全止血，是外科手术中极具应用潜力的止血材料。同其他生物类制品一样，多肽类止血材料严苛的存储条件、有效期短、使用操作规程复杂等问题限制了它应用于战场止血敷料。

5.1.3　促创面愈合临时敷料

创伤止血后，伤口随即进入炎症愈合期。血液是细菌滋生的温床，伤口因感染而发炎会干扰再上皮化过程，抑制胶原产生，甚至在表面形成细菌生物膜，延缓愈合进程。开发具有止血、抗菌、抗炎、止痛、促伤口愈合多功能型止血材料是现代战场和院前急救大创面损伤的迫切需求。综合而言，促愈合敷料所用材料应具有免疫相容性、不易降解或降解产物无毒、不应支持细胞向内生长和细胞黏附，以避免在移除敷料的过程中出现二次伤害等并发症。此外，具有药物和生物因子递送功能的敷料还应能保持药物分子活性，并具有可控的药物释放速率。目前，促愈合敷料的形态有纱布、薄膜、海绵、凝胶、止血胶（hydrocolloid）、纤维膜（membrane）等，依靠材料自身成分或结构特点抗菌；或添加抗生素、季铵盐、贵金属银等纳米粒子或抗菌聚合物，赋予材料抗菌功能；也有研究通过调控生长因子、DNA、RNA 及细胞等策略主动促进伤口愈合。

由棉花或非棉织物制备的医用纱布是最常见的伤口敷料产品，同抗生素、止痛剂等药物联合应用，具有较好的抗微生物作用，但是在移除纱布过程中会有二次创伤的风险。聚氨酯制备的透明、弹性薄膜敷料使用时变形性好，可随身体运动，而且是一种半渗透性膜，即提供氧气、水蒸气、二氧化碳交换传输通道，阻止外部细菌进入创面。但是薄膜敷料吸液性差，不适用于渗出物较多的伤口。聚酯海绵材料则具有吸液、保湿、气体交换等多种有利于伤口愈合的功能，而且海绵材料为受伤组织提供缓冲保护，并具有较好的隔热性能，但是其超强的吸液性往往不利于负载药物和可控释放药物分子，尤其对缓释抗生素应用需求场合。水凝胶是 3D 交联网状结构，富含大量水分子，拥有无定型或片状海绵或浸渍型纱布等多种使用形态，为干燥或渗出量很少的伤口提供水分支持。从伤口移除时不会造成二次伤害是水凝胶敷料最大的优点，但是其弊端是渗透性差，不利于氧气等气体传输，因此其抗感染性不佳。与其他抗菌组分复合，通过抗菌材料抑菌或杀菌作用，促进伤口组织上皮化与愈合。具有抗菌功能的壳聚糖等高分子聚合物及其复合材料也被不断开发和功能优化，成为促伤口愈合敷料。来自明胶、果胶或羧甲基纤维素制备的胶水类敷料伤口粘贴性极好，可使水分子和氧气透过，服役时能提供绝热保湿功能；无力学刚度，易于移除；可为伤口提供细菌绝缘层，降低感染概率。

促伤口愈合领域近年来发展迅速，目前已商业化的促伤口愈合敷料种类繁多，各自的优势明显[10]。即便如此，上述敷料均存在无法适用于大面积烧伤和皮肤慢性炎症缺陷，也不适用于战场紧急止血、抗菌、促愈合敷料。未来，随着生物学和药学的进步，以及材料止血机制的科学研究不断取得新进展，会产生更多的新的活性分子，势必推动具有止血与抗菌双重功能的新型止血材料的研发步伐。

5.2 石墨烯基材料止血的影响因素及止血机制

生物医用材料具有良好的血液相容性是其用于心血管系统材料或装置的必要前提条件。当生物材料直接或间接接触血液时，与血液中的血小板、红细胞、白细胞及血浆蛋白等成分发生相互作用，可能出现血栓、溶血、补体系统激活及血液中的有效成分改变等问题。材料表面的成分、结构和理化特性决定了其与血液相容的优劣性。普遍认为，低表面自由能、高亲水性的表面血液相容性好；通过生物化学手段活化材料表面，是提高其抗凝血和抗血栓性能的一个有效策略。此外，对表面进行仿生修饰改性也可以改善血液与材料接触状况，防止材料破坏血液成分。上述因素均可在设计基于石墨烯基纳米止血剂和探讨止血机制时作为参考。

2011 年，Singh 等人首次报道 GO 纳米片能够激活血小板，诱导整合素 $\alpha_{IIb}\beta_3$ 介导各种细胞在纤维蛋白原附近聚集和黏附[11]。单层或少层、横向尺寸范围为 $0.2 \sim 5\ \mu m$ 的 GO 纳米片聚集血小板与酪氨酸残基上血小板蛋白的显著磷酸化有关，其背后的机制是促使了 SrC 激酶活性上调和诱导细胞释放钙离子。研究发现，GO 在血小板中引起强烈的聚集反应，其规模与凝血酶引起的反应相当，如图 5.2 所示。进一步地，通过诱导小鼠肺血栓栓塞证实，GO 能够诱发产生前血栓，其表面上的电荷分布对血小板活化起着重要作用。在随后的研究中，研究人员采用交联法、水热法、溶胶凝胶等多种方法制备了石墨烯基海绵，探讨了具有丰富孔结构的石墨烯基海绵材料快速吸收血浆功能。研究证实，海绵材料促进伤口表面形成凝血初塞，加速激活自身凝血机制达到止血[12-14]。Quan等人率先研究报道了以GO为模块组装成石墨烯海绵用于止血领域，通过快速分离血液中的血浆成分，在材料界面富集形成血细胞层，促进血痂形成而实现快速止血，显示出与硅沸石、介孔硅胶等止血材料相似的止血能力[12]。他们以乙二胺（EDA）为交联剂，通过加热条件下EDA与GO表面的环氧基团之间开环反应，实现GO纳米片交联，结合冷冻干燥和微波膨化技术制备新型交联结构石墨烯止血海绵。海绵呈现丰富的多级孔状结构，能够在40 ms内吸收一滴水/血液。小鼠断尾模型评价结果表明，石墨烯海绵可在2~4 min内实现快速止血，远低于对照组医用纱布所用的止血时间（10 min以上）。

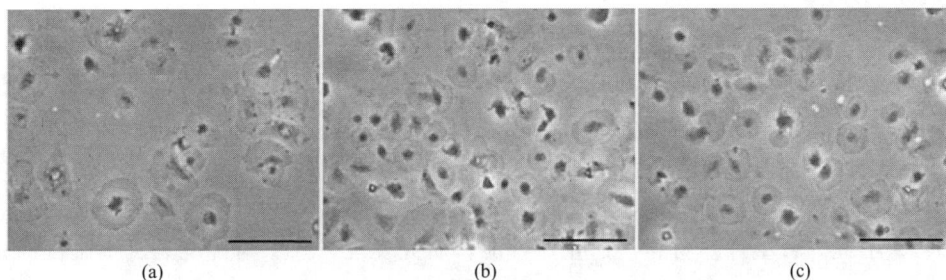

图5.2　血小板在固定化纤维蛋白原上的黏附和铺展
（a）未处理的血小板；（b）GO（2 μg/mL）处理的血小板；
（c）凝血酶（1 U/mL）处理的血小板，标尺均为10 μm[11]

GO纳米片表面存在丰富的含氧官能团，携带大量的负电荷，在负电荷作用下，GO纳米片对红细胞和血小板产生强的凝血刺激，诱导其发生形态改变，打开凝血通路，实现更加快速凝血。研究发现，提高前驱体GO纳米片的电负势，可进一步增加石墨烯海绵表面有效电荷密度；此外，GO纳米片拥有大的比表面积、优异的力学性能、良好的导电和导热性能，均赋予其可通过物理和化学多途径达到止血效果，即吸液、物理封堵、电刺激和热刺激及化学反应等止血机制[15-23]。

多孔石墨烯与容易进入血液的、有一定生物毒性但止血性能较好的材料复合形成海绵，如蒙脱土——将其限制在多孔石墨烯载体内，避免其产生生物毒性的同时获得更高止血功能[15]。此外，石墨烯海绵还以其优异的热传导性能提高复合海绵的散热能力，减少止血过程中无机材料放热对周围组织可能产生的严重烧伤问题[16]。为了制备沸石-石墨烯（Z-CGS）复合止血海绵，Liang等人首先采用水热法制备沸石-rGO复合水凝胶，再通过阶梯式冷冻干燥获得沸石-石墨烯复合气凝胶，随后经过一系列清洗、除杂处理，将复合海绵在室温下干燥、微波膨化和低温热处理，最终制备出掺入沸石的石墨烯止血海绵。复合海绵以多种方式实现止血，如图5.3所示。在整个止血过程中，复合海绵表现出温和的放热反应，没有在组织周围出现明显的局部高温，伤口组织温度不超过 42℃——较高的温度在刺激激活凝血因子加速止血的同时不会对伤口造成严重灼伤。

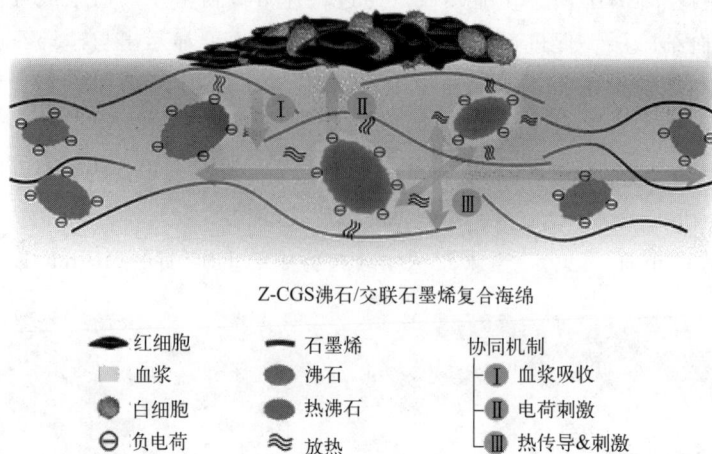

图 5.3　Z-CGS 沸石/交联石墨烯复合海绵止血机理示意图[16]

　　为了提升石墨烯基材料快速止血性能，研究发现，除了与传统无机止血材料通过联合电荷刺激、热刺激等方法，还可以通过聚合物阳离子电荷促进止血，从而充分发挥石墨烯和聚合物双重止血效果。如 CS 大分子可促进纤维蛋白原的吸附，并通过电荷相互作用引起血小板的黏附聚集和形成血栓，与 GO 通过强的界面相互作用，进一步改善 CS 基体材料的力学、热学、电学等性质[3,14,21-24]。

5.3　石墨烯基止血材料的形态与性能

　　石墨烯基材料是生物医学领域的新兴材料，由于其优异的导电性、高的比表面积和良好的生物相容性，石墨烯基材料在药物递送、生物成像、生物传感器、神经修复等方面都引起诸多的应用研究。近年来，GO 纳米片以其独特的结构和理化性质、易于修饰等特点在构筑止血海绵和凝胶方面引起研究者关注[25]。其中，石墨烯海绵作为一类新型的外伤止血材料，拥有制备简单、成本低，超强的吸液能力等优势，使其具备被动止血材料的固有属性；易于通过其他分子修饰构筑多功能海绵，包括复合无机止血陶瓷材料、交联有机止血材料，及填充生物活性止血因子等；符合完美止血剂 7 项标准，即 2 min 内止血、立即使用、使用方便、超轻便携、性质稳定、生物安全、价格低廉[26]。Wu 等人在综述中详细介绍了石墨烯止血海绵的研究进展，总结了石墨烯海绵的止血机理及未来发展方向，感兴趣的读者可参阅相关资料[27,28]。相关的石墨烯基止血材料和止血性能见表5.1。

表5.1 石墨烯基止血材料和止血性能

止血材料	吸液速率①	液体吸附能力②	体外凝血时间	体内止血时间	失血量	是否抗菌	动物模型	参考文献
CGS	<40 ms	约147/约112倍	90 s	约240 s	约0.085 g	抗菌	雄性(7周)SD大鼠，断尾，按压止血	[12]
DCGS	40 ms	约115倍	60 s	约200 s	约0.04 g	—	同上	[13]
DCGO	约120 ms	约37/约48.8倍	—	约105 s	约0.9 g	—	同上	[28]
GMCS	40 ms	约719.5/约964 mg/cm³	—	<85 s	12.1 g	—	雄性兔子，腹股沟大动脉	[15]
Z-CGS	360 ms	约771/约830 mg/cm³	10.47 s(PT)20.63 s(APTT)	<69 s	约0.5 g	—	同[12]	[16]
GKCS	80 ms	约706/约955 mg/mL	—	约73 s	—	—	同[15]	[17]
GOCS	80 ms	约883/约910 mg/cm³	约33.87%(BCI)约67.53%(CGS)	51 s	约0.54 g	—	雄性SD大鼠股动脉	[18]
GO-PVA-SD	—	—	约30 s	—	—	—	—	[19]
PA-GO	—	—	13.1 s(PT)33.9 s(APTT)	约250 s	约1 g	—	雄性(14周)SD大鼠，断尾，按压止血	[20]
PVA/CS/GO/TiO₂(V-N)/Cur	—	80%	—	—	—	抗菌	—	[21]
CC/L-GO	—	2942%	—	约20 s	0.06 g	抗菌	SD大鼠腹股沟	[14]
Chi-GO	—	约60%	—	约150 s	—	—	12-14周雌性大鼠，断尾	[24]
ACGS	—	约10/约50倍	约40 s	约120 s	约3 g	—	雄性兔子，腹股沟大动脉	[29]
CS/GO/TA	—	约1800%/约2100%	约30 s(约25%BCI)	26 s(约110 s纱布)	0.51 g(1.5 g纱布)	抗菌	大鼠肝损伤	[30]
BGCS	—		—	50 s	—	—	7周雄性SD大鼠，断尾	[31]
GP-GOs	106 ms	30 mg/mg与单质GP无差异	17.5%BCI约13 s(PT)，与GP无差异；约30 s(APTT)，低于GP	约100 s(股动脉)约50 s(肝)	约1 g(股动脉)约0.2 g(肝)	—	7周雄性SD大鼠	[32]

止血材料	吸液速率[①]	液体吸附能力[②]	体外凝血时间	体内止血时间	失血量	是否抗菌	动物模型	参考文献
CSAG	约 100 ms	约 718 mg/cm³	10.2%BCI 8.3s(PT) 29.2s(APTT)	66.7 s (股动脉) 32.3 s (肝)	1.03 g (股动脉) 0.25g (肝)	—	8 周雄性 SD 大鼠	[33]

注：ACGS 为 N-烷基化壳聚糖/GO 海绵；APTT 为活化部分促凝血酶原激酶时间；BCI 为凝血指数；BGCS 为白芨多糖/GO 复合海绵；CC 为羧甲基壳聚糖-羧胺基纤维素；CGS 为乙二胺交联石墨烯海绵；Chi 为壳聚糖；CSAG 为壳聚糖/GO 复合海绵；Cur 为姜黄素；DCGO 为聚多巴胺-氧化石墨烯复合海绵；DCGS 为氨基丙氨酸交联石墨烯海绵；GKCS 为高岭土-石墨烯复合海绵；GOCS 为花蕊石-石墨烯复合海绵；GMCS 为石墨烯-蒙脱土复合海绵；GP-GOs 为明胶-氧化石墨烯复合海绵；L-GO 为 L-半胱氨酸修饰的 GO；PT 为凝血酶原时间；PA 为原花青素；SD 为天然葡萄籽提取物；TA 为单宁酸；TiO₂（V-N）为钒-氮共掺杂型二氧化钛；Z-CGS 为沸石-石墨烯复合海绵。

① 滴液法测试，血浆。

② 血浆/水，"倍数"是采用倍数法评估海绵的吸液能力，"百分比"是采用百分数说明该海绵材料的吸液量，采用如下公式计算 $(M_2-M_1)/M_1$，M_1：吸液前干海绵质量，M_2：吸液后湿海绵的质量；单位为"mg/cm³、mg/mL、mg/mg"的是采用密度法评估的海绵吸液能力。

当止血海绵材料与创口接触时，通过吸收血浆、迅速聚集血小板、释放相关的凝血因子、结合压迫方式达到止血目的。除了海绵类止血材料，近年来，水凝胶敷料也以出色的吸液和保水特性被迅速开发用于伤口止血材料。水凝胶不仅通过物理黏附和封堵止血，还可经浓缩血浆达到止血目的，尤其当无法采用压迫式止血，可通过注射、强黏附方法止血，而且凝胶材料通过吸收渗出液为创面提供适度潮湿的环境，有利于伤口愈合。然而，赋予水凝胶伤口敷料出色的止血性能仍然是一个巨大的挑战。随着临床对伤口敷料性能的要求日益增加，开发具有止血和促愈合等多功能伤口敷料，满足各种创面修复成为了研究的焦点。目前，研究的 GO 水凝胶大都与其它生物材料复合，例如壳聚糖[34]、聚乙烯醇[35]、海藻酸盐[36,37]、透明质酸[38]、明胶[39-41] 等。GO 纳米片富含羟基、羧基、环氧基等含氧官能团，既可与壳聚糖骨架中氨基和羟基通过氢键和静电相互作用，以非共价键方式形成凝胶材料，又可以通过化学交联方式，提升 CS 凝胶力学、自愈合和剪切稀释形成可注射凝胶的功能[42,43]。基于此，Feng 等人探讨了具有黏附性和自愈合特性的可注射 CSGO 水凝胶的成胶机理，并用于止血和促进伤口愈合[34]。CSGO 凝胶的制备过程如图 5.4 所示，该凝胶材料制备方法简单，且不产生任何污染和废物；CSGO 具有止血、促伤口愈合功能，作为外科手术敷料展现出很好的应用前景。为了进一步提高凝胶迅速吸收血浆达到优异的止血效果，同时不造成生物安全问题和防止移除止血材料产生二次伤害，Xie 等人采用冷冻干燥技术制备了海藻酸钙-GO 水凝胶 CDCG，其中 GO 经壳寡糖（COS）修饰，以提升 GO 在体内生理环境下的溶解性和稳定性，图 5.5 为制备过程示意图[36]。首先，采用 1-（3-二甲氨基丙基）-3-乙基碳二亚胺盐酸盐（EDC）和 N-羟基琥珀酰亚胺（NHS）通过亲核取代反应活化处理获得 A-GO，再将 A-GO 与 COS 的胺基发生反应，形成纳米复合材料 CG；为了制备泡沫胶 CGCD，首先将 CG 充分分散于去离子水中，然后加入海藻酸钠（SA），共混后，将溶液冷冻干燥，制得负载 CG 的 SA 泡沫（CG/SA），随后，通过氯化钙交联和甘油软化处理制得 CGCD。

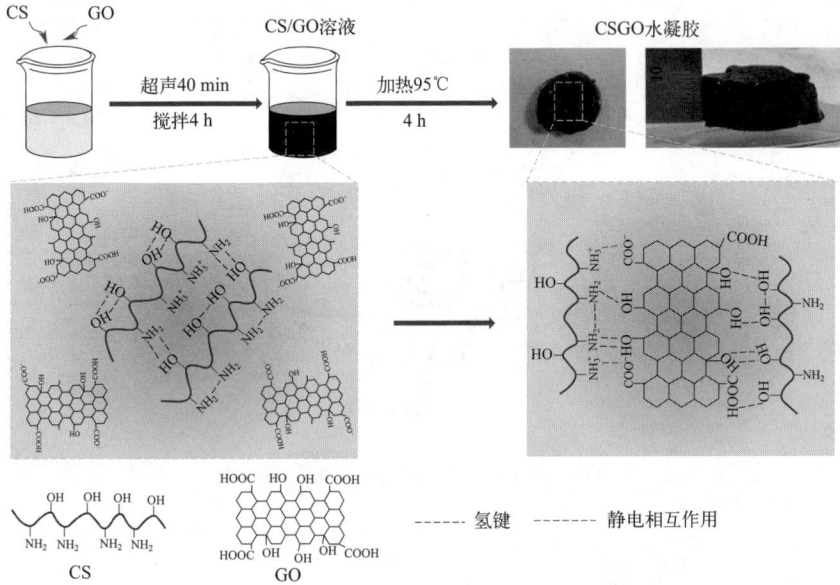

图 5.4　CSGO 水凝胶制备示意图[34]

明胶是一类非常友好的天然蛋白衍生材料，以其优异的生物相容性、无免疫原性和促进细胞黏附特性已经广泛用于医疗水凝胶。为了克服其相对较弱的黏附性和力学性能，科学工作者受贻贝启发，提出了一种制备自愈合水凝胶策略[44,45]。贻贝黏附蛋白中富含邻苯二酚基团，使其具有优异的黏附特性，引入聚合物侧链中，同样可以提高基体的黏附性；而贻贝的内禀自修复能力主要来自金属离子 Fe^{3+} 与邻苯二酚基团之间形成的可逆化学键，赋予其耐反复冲刷能力，是形成黏附性强和自愈能力水凝胶的主要机理。此外，研究发现，通过在明胶中引入金属银纳米粒子或导电碳材料等电活性物质，可提升复合胶体组织修复能力[46]。Han 等人设计了一款粘贴型导电、自愈合水凝胶，制备流程如图 5.6 所示[39]。首先，采用多巴胺接枝明胶（GelDA），基于硼酸酯键构建动态交联网；加入 GO 后，在 H_2O_2/HRP 催化下，由邻苯二酚基团氧化交联获得 GelDA/GO 水凝胶。水凝胶中，GO 在邻苯二酚环境中可发生还原反应，提高凝胶的机械强度和导电性能。体内（大鼠肝出血模型）、体外止血测试表明，所制备的水凝胶具有良好的止血性能，出血量仅为空白对照组的 1/5，其优异的多功能性能在开发可穿戴器械领域具有重大潜力。

(a) 基本反应

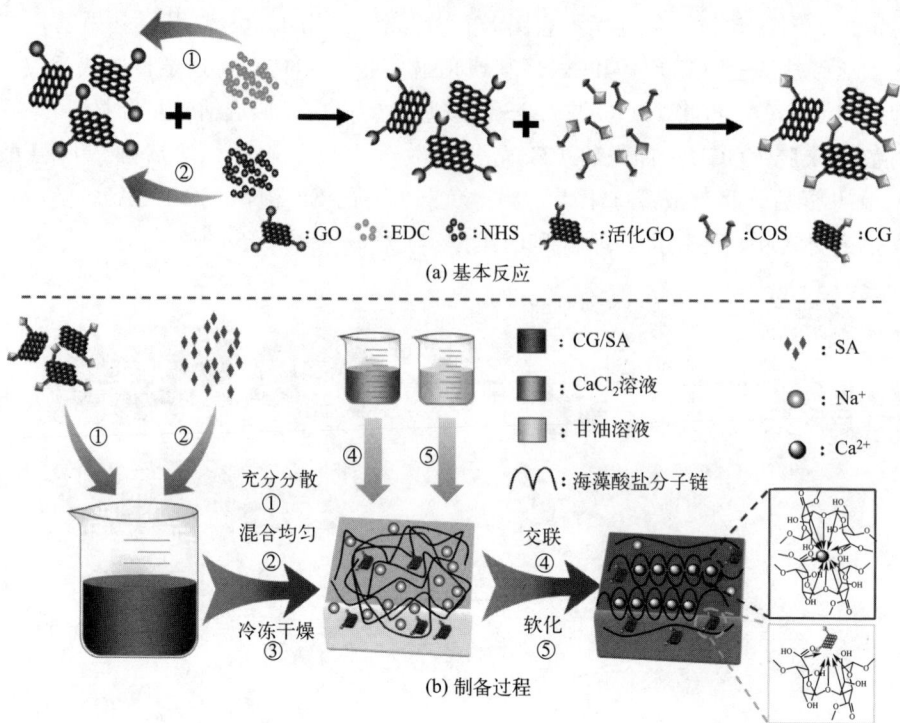

图 5.5　CDCG 水凝胶制备过程示意图[36]

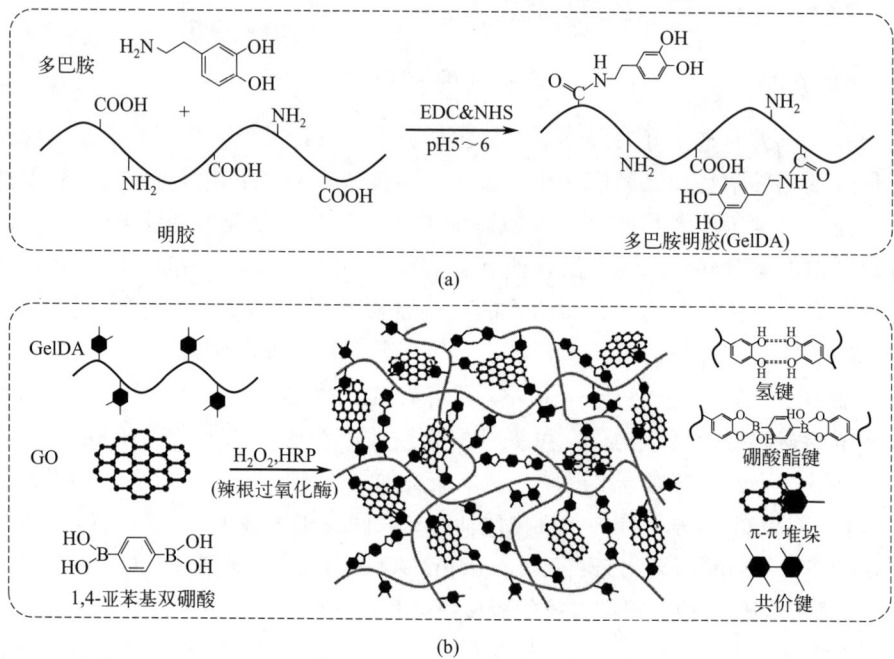

(b) 制备过程

(a)

(b)

图 5.6　GelDA/GO 水凝胶制备示意图[39]

5.4 石墨烯基促愈合材料

止血、促愈合生物材料中，壳聚糖以其良好的止血性质及来源广泛、无毒、易降解等优点，成为研究最为广泛和深入的止血材料之一[7]。壳聚糖分子结构富含大量带正电荷的氨基，在血液中形成—NH_3^+，通过静电相互作用增加血小板的黏附，同时也促进红细胞在受损部位快速黏附和聚集，促进血小板活化，加快形成血栓。但是无论作为止血粉还是止血膜，壳聚糖都存在亟待解决的问题，如膜的力学性能不佳，难以实现牵拉包扎；膜的透气性差，导致创面愈合慢等问题；即便制备成海绵结构，有助于创口愈合，由于壳聚糖内禀止血不依赖于基体凝血因子，其凝血能力不足，止血效果差，加之壳聚糖海绵自身力学强度不够、与伤口的黏附力弱，均导致在严重创伤时止血过慢。为了提高壳聚糖海绵的凝血能力和止血速率，常常采用添加其他成分或引入特定基团的策略[47,48]。继 2010 年 Hu 等人首次报道石墨烯基纸的抗菌活性，Lu 等人首次尝试了具有抗菌活性的石墨烯材料作为壳聚糖纤维膜填充材料在促进大鼠和兔子皮肤伤口愈合中的作用[45]。他们首先分别制备了 CS 与聚乙烯醇的混合原液、机械剥离石墨烯纳米片与 N,N-二甲基乙酰胺的混合原液，然后采用 32 kV 静电纺丝工艺制备了含有石墨烯的 CS 纳米纤维。动物模型评估结果表明，施加含有石墨烯的纳米纤维复合膜的伤口在术后 10 天明显缩小（兔子）或愈合（大鼠），如图 5.7 所示。石墨烯增强抗菌和促愈合归因于电荷转移机理——电子从石墨烯转移至细胞膜（膜电位驱动），对于真核细胞，电子难以通过细胞核外膜，因此不会破坏 DNA 和其他遗传物质。但是，对于细菌等原核细胞则相反，石墨烯可阻止微生物增殖，产生抗生物污染效果，根除阻碍伤口愈合的因素。

进一步的，Lin 等人开发了一种基于壳聚糖（Chi）和 GO 的多功能核（GO）-壳（Chi）海绵，海绵的制备工艺极其简便，操作流程如图 5.8 所示[24]。Chi-GO海绵能快速吸收血浆，通过红细胞和血小板刺激界面反应达到高效率止血，具有用于急性出血止血材料的潜力。不仅如此，复合海绵还通过光声成像技术实时监测体内深度伤口愈合状况，为临床用促伤口愈合海绵提供了一个新的可能材料。复合海绵促创口愈合功能归因于壳聚糖的抗微生物活性，GO 的亲水性、生物相容性、抗菌活性及两者的协同作用。通常情况下，壳聚糖的抗菌活性与环境的 pH 值和其自身的分子结构有关。在酸性条件下，壳聚糖分子链上的氨基阳离子与微生物表面的负电荷依靠静电引力互相作用，阻碍细胞膜上的物质跨膜转运，影响其代谢和繁

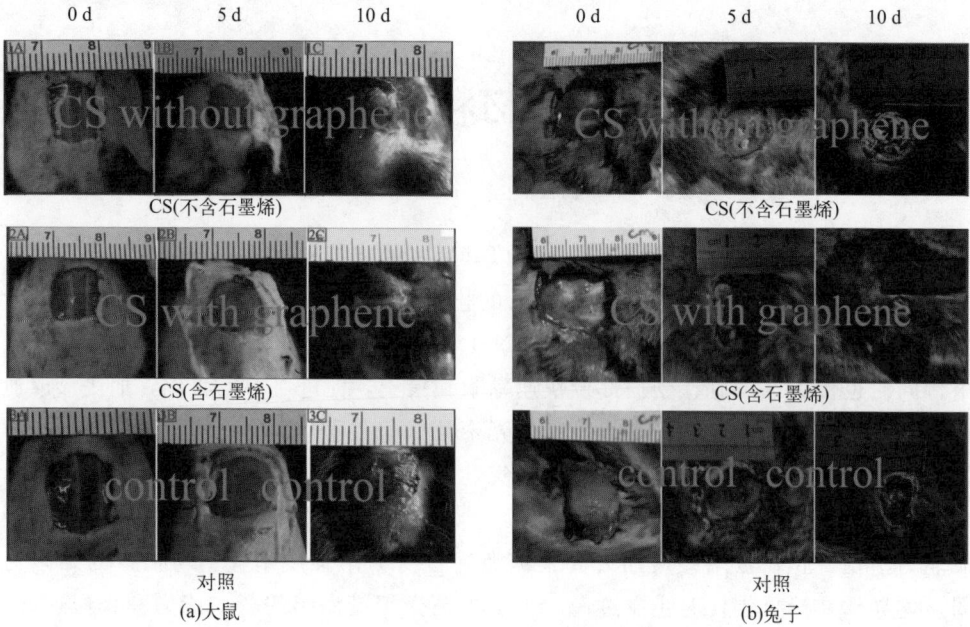

图 5.7 大鼠（a）和兔子（b）背部皮肤创口模型伤口愈合图[45]

殖；低分子量的壳聚糖穿透细胞壁，进入微生物细胞内，通过阻碍转录过程，抑制微生物的蛋白表达。Cao 等人在壳聚糖（CS）和 GO 的海绵体系中引入单宁酸（TA），进一步增强复合海绵的抗菌活性、抗氧化能力、抗炎特性，以及促红细胞黏附和提高细胞相容性，达到快速止血和促进创口愈合的功效[30]。

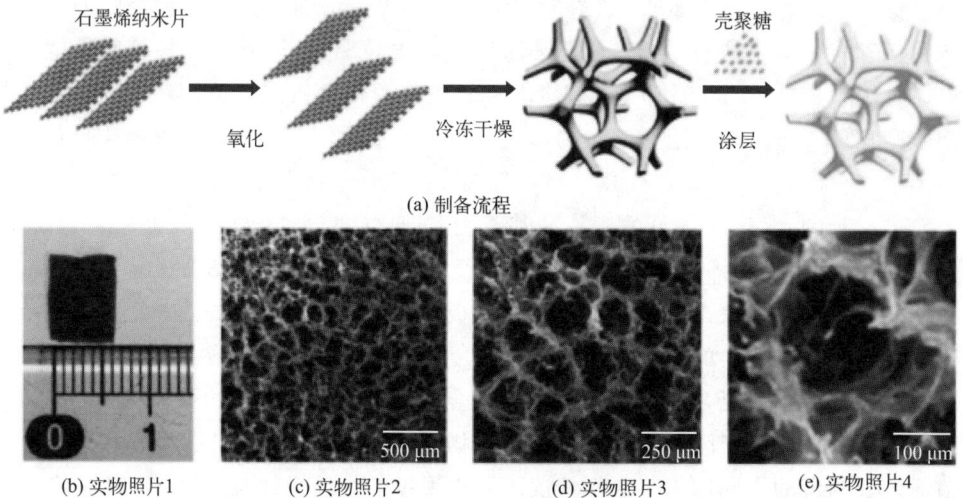

图 5.8 Chi-GO 止血海绵的制备示意图[24]

为了开发一款用于临床创口愈合和皮肤再生水凝胶敷料并探讨其修复机理，Liang 等人以透明质酸（HA）为凝胶基体，通过 EDC 和 NHS 亲核取代反应活化处理 A-HA，采用多巴胺（DA）接枝，提高凝胶（HA-DA）的黏附性能（即提高止血能力）和抗氧化能力[38]。考虑到皮肤再生过程是细胞因子、生长因子、巨噬细胞等多因素共同作用的结果，为了引导伤口间隙处相关细胞的增殖，提高修复效果，他们采用 rGO 作为电刺激信号材料和光热抗菌活性材料，通过碱性溶液下聚多巴胺修饰 rGO，得到 rGO@PDA；经 H_2O_2 和 HRP 催化，再通过邻苯二酚基团的氧化耦合作用，HA-DA 和 rGO@PDA 形成了具有黏附性、抗氧化性的导电止血水凝胶 HA-DA/rGO（图 4.21）。他们全面评估了凝胶的各项性能指标，包括凝胶时间、溶胀、降解、形貌和流变性质。研究发现，随着 rGO 加入量增多，凝胶的吸液性能和孔直径均呈下降趋势，而流变存贮模量和损失模量均提高，流变恢复行为表明，复合凝胶的自愈合特性可能来自 rGO@PDA 和 HA-DA 之间的物理相互作用，包括氢键和 π-π 堆垛。力学、电学和抗氧化性能分析显示，引入 rGO 可显著提升复合凝胶的力学性能，相同应变下，应力随 rGO 的加入量而增加，多次加-卸载循环测试并未导致应力-应变曲线发生明显变化，体现了良好的抗断裂能力，具有与人体皮肤相近甚至更为优异的力学性能；导电性方面，分别测试了干、湿两种状态下材料的电导率。干性状态下，加入 rGO 量最多的凝胶电导率最高，源于 rGO 的电子导电贡献；湿态下，凝胶的导电性因透明质酸的离子电导率而显著提高，达到 0.5 S/m；黏附性测试表明，最佳黏附强度（>6 kPa）的凝胶对应于中等添加剂量的 rGO，其对大鼠肝部出血量为小于 100 mg，止血效果明显优于空白对照组（>400 mg）。近红外光（NIR，808 nm，1.0 W/cm²）照射 10 min，随 rGO 添加量增加，复合凝胶核心温度最高可达 45℃；NIR 仅照射 1 min，即可使大肠杆菌和金黄色葡萄球菌的细菌存活率分别降低至 64.1% 和 65.4%，杀菌机理归因于高温破坏细菌细胞中的活性酶和蛋白质。为进一步提升复合凝胶抗菌活性，研究者尝试负载皮肤伤口修复用抗生素——第二代四环霉素类抗生素，药物分子中的氨基和凝胶网络通过氢键相互作用，使药物以扩散方式缓释长达 10 天以上。大鼠背部全皮缺损模型测试显示，有无负载抗生素的复合凝胶伤口愈合效果均优于商用创口贴膜，大鼠背部伤口几乎完全闭合，而且生出被毛。

Zhong 等人构建了一款明胶（GM）与石墨烯的复合水凝胶，如图 5.9 所示[49]。其中石墨烯经高硫酸化透明质酸（sHA）修饰，具有免疫刺激和抗炎活性，即 sHA 分子中的磺酸基与白细胞介素结合，可募集巨噬细胞并促进其 M2 表型极化，提升伤口愈合率。由于添加了导电石墨烯，复合凝胶协同电刺激，可放大创口附近内源性电场，调节成纤维细胞活性，达到无瘢痕完美修复的目的。

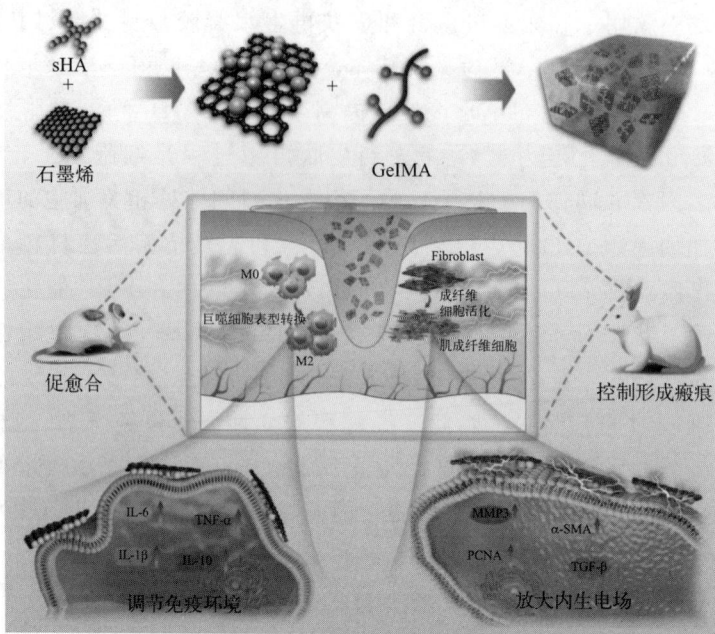

图 5.9　sHA/G-GM 水凝胶实现无瘢痕修复示意图[49]

5.5　结论与展望

自从 Hummers 方法制备 GO 纳米材料以来，对 GO 及其还原产物 rGO 材料的科学研究与技术应用就没有停止过。目前，石墨烯基材料如 GO、rGO、单/少/多层石墨烯、石墨烯基复合材料的研究已涉及众多领域，包括生物医学领域中止血材料，呈现出巨大的应用潜力。GO 纳米片自身即拥有媲美凝血酶的止血效果，其丰富的含氧官能团可有效促进血管生成和血小板活化；交联石墨烯海绵、石墨烯水凝胶材料具有制备方法简单、制作成本低、强大的吸水能力及优异的力学性能等天然优势。二维结构独特和易于功能化，使其可复合其他止血材料，充分发挥石墨烯基材料多种优异性能，包括导热性、大的比表面积，同时弥补其他止血材料的不足，产生多种材料协同止血作用，是一种性能优异、未来可期的新型止血材料。

对于深度、不规则伤口，传统止血方法通常采用压迫、结扎和电凝处理，但是这些方法较难控制持续出血和术中大量出血。高膨胀性海绵则通过其高吸液率特点，有效吸收和浓缩血浆，利于血小板黏附、聚集、形成血栓，减少出血量，激发生物体释放自身凝血因子，促使血液形成稳固的聚合纤维蛋白和成痂，达到快速止血的目的。石墨烯止血海绵泛指以石墨烯基纳米材料为模块组装成的交联结构、添加其他无机或生物止血剂的复合海绵、添加石墨烯基纳米片的有机聚合物复合海绵材料。石墨烯海绵具有质轻、力学和化学性质稳定、使用方便、易于功能化等诸多优势，已经在外伤和动物体内脏出血模型中被证实具有比传统止血纱布更加优异的止血和促伤口愈合功能，且去除止血海绵不会产生二次伤害。为了充分发挥 GO 纳米片丰富的含氧官能团通过电刺激激活血小板和凝血因子、激活生物体内源性凝血级联反应，在设计石墨烯海绵时，应尽可能使用具有更低电位的 GO 分散液，避免采用高强度交联剂和高温组装工艺，综合考虑高吸液率、快速凝血与促愈合目标。虽然可引入其他具有电荷刺激能力的无机非金属止血颗粒，但是无机材料稳定性和安全性仍是一个首要问题。将 GO 纳米片引入传统天然或人工有机聚合物止血海绵材料中可能是一个促进石墨烯材料应用的最佳策略。由于止血与后期伤口愈合密切相关，基于石墨烯材料的电活性刺激伤口愈合机制，单一通过 GO 同时实现止血和促愈合显然并不可行。但是，值得一提的是，GO 纳米片大的比表面积和含氧官能团使其易于被金属纳米粒子修饰，例如经 GO 纳米片分散的金属银纳米粒子，赋予石墨烯止血海绵优异的灭菌效果，实现促伤口愈合功效；GO 和 rGO 通过电子转移特性，或与其他光催化材料复合，在抗氧化和清理创口表面具有优势，提高伤口闭合率。此外，在不影响石墨烯海绵丰富孔结构的前提下，通过对海绵表面进行修饰或添加止血活性因子、药物成分，也是发挥石墨烯海绵止血功能的一个不错的选择，但是仍需充分考虑止血添加剂的时效性、价格因素和各种止血需求等。

水凝胶材料对创口黏附性和物理封堵止血优势明显，尤其适用于体内出血情况。此外，溶胀型水凝胶还可通过吸收方式，浓缩血浆凝血因子和激活凝血级联达到止血目的；可注射型凝胶则为化学功能化和调节机械强度提供广阔平台。将预聚合溶液注射至伤口部位，发生原位交联，并与血浆发生化学相互作用实现止血。但是，水凝胶凝血所用时间通常大于止血海绵，这是限制凝胶材料广泛应用的一个明显不足。石墨烯基纳米材料以其二维纳米结构优势，作为力学、电学、热学等性能增强型添加剂，在赋予水凝胶多功能和智能监控型止血和促愈合方面具有很大的应用前景。但是，复合水凝胶是否可生物吸收或降解，高黏附性水凝胶可否无创移除，这些也是设计制备时需着重考虑的问题。

总的来讲，止血材料和促皮肤愈合支架材料在全球范围内市场巨大，石墨烯基材料以其优异的血液相容性、出色的止血和促伤口愈合功能具有广阔的应用前景。但是，为了确保石墨烯止血材料用于伤口火线抢救（战时）或院前急救，在研制过程中，除了对多功能止血材料的性能进行全面、准确评估外，尚需考虑材料设计小型化、使用简单易操作和生物安全保障问题。

参考文献

[1] Behrens A M, Sikorski M J, Kofinas P. Hemostatic strategies for traumatic and surgical bleeding [J]. J Biomed Mater Res Part A, 2014, 102 (11): 4182-4194.

[2] Guo B L, Dong R N, Liang Y P, et al. Haemostatic materials for wound healing applications [J]. Nat Rev Chem, 2021, 5 (11): 773-791.

[3] Shao H J, Wu X, Xiao Y, et al. Recent research advances on polysaccharide-, peptide-, and protein-based hemostatic materials: A review [J]. Int J Biol Macromol, 2024, 261: 129752.

[4] Liu Y, Zhang Y, Yao W F, et al. Recent advances in topical hemostatic materials [J]. ACS Appl Bio Mater, 2024, 7: 1362-1380.

[5] 柳春玉. 急救用抗菌止血材料的构建及止血机理研究 [D]. 大连: 大连理工大学, 2020.

[6] 韩晓, 陈哲远, 金红旭. 止血材料研究现状与展望 [J]. 创伤与急危重病医学, 2022, 10 (4): 243-244.

[7] Zhang S X, Lei X X, Lv Y, et al. Recent advances of chitosan as ahemostatic material: Hemostatic mechanism, material design and prospective applications [J]. Carbohyd Polym, 2024, 327: 121673.

[8] 吴晓青, 张子旋, 孟昭刚. 快速止血材料研究进展 [J]. 创伤与急危重病医学, 2023, 11 (1): 62-65.

[9] Li L X, Zhou Y, Li P Z, et al. Peptide hydrogel based sponge patch for wound infection treatment [J]. Front Bioeng Biotech, 2022: 1066306.

[10] Saghazadeh S, Rinoldi C, Schot M, et al. Drug delivery systems and materials for wound healing applications [J]. Adv Drug Deliver Rev, 2018, 127: 138-166.

[11] Singh S K, Singh M K, Nayak M K, et al. Thrombus inducing property of atomically thin graphene oxide sheets [J]. ACS Nano, 2011, 5 (6): 4987-4996.

[12] Quan K C, Li G F, Luan D, et al. Black hemostatic sponge based on facile prepared cross-linked graphene [J]. Colloid Surface B, 2015, 132: 27-33.

[13] Quan K C, Li G F, Tao L, et al. Diaminopropionic acid reinforced graphene sponge and its use for hemostasis [J]. ACS Appl Mater Interfaces, 2016, 8: 7666-7673.

[14] Xu Z K, Zou L Y, Xie F, et al. Biocompatible carboxymethyl chitosan/GO-based sponge to improve the efficiency of hemostasis and wound healing [J]. ACS Appl Mater Interfaces, 2022, 14: 44799-44808.

[15] Li G F, Quan K C, Liang Y P, et al. Graphene-montmorillonite composite sponge for safe and effective hemostasis [J]. ACS Appl Mater Interfaces, 2016, 8: 35071-35080.

[16] Liang Y P, Xu C C, Liu F, et al. Eliminating heat injury of zeolite in hemostasis via thermal conductivity of graphene sponge [J]. ACS Appl Mater Interfaces, 2019, 11: 23848-23857.

[17] Liang Y P, Xu C C, LI G F, et al. Graphene-kaolin composite sponge for rapid and riskless hemostasis [J]. Colloid Surface B, 2018, 169: 168-175.

[18] Wu B X, Du F L, A W J, et al. Graphene-ophicalcite heterogeneous composite sponge for rapid hemostasis [J]. Colloid Surface B, 2022, 216: 112596.

[19] Mellado C, Figueroa T, Báez R, et al. Development of graphene oxide composite aerogel with proanthocyanidins with hemostatic properties as a delivery system [J]. ACS Appl Mater Interfaces, 2018, 10: 7717-7729.

[20] Borges-Vilches J, Aguayo C, Fernández K. The effect on hemostasis of gelatin-graphene oxide aerogels

loaded with grape skin proanthocyanidins: in vitro and in vivo evaluation [J]. Pharmaceutics, 2022, 14: 1772.

[21] Jayabal P, Sampathkumar V K S, Vinothkumar A, et al. Fabrication of chitosan-based wound dressing patch for enhanced antimicrobial, hemostatic, and wound healing application [J]. ACS Appl Bio Mater, 2023, 6: 615-627.

[22] He Q, Gong K, Ao Q, et al. Positive charge of chitosan retards blood coagulation on chitosan films [J]. J Biomater Appl, 2013, 27: 1032-1045.

[23] Gupta R, Swarupa S, Mayya C, et al. Graphene oxide-carbamoylated chitosan hydrogels with tunable mechanical properties for biological applications [J]. ACS Appl Bio Mater, 2023, 6: 578-590.

[24] Lin X W, Shen Y J, Wang L D. Multi-scale photoacoustic assessment of wound healing using chitosan-graphene oxide hemostatic sponge [J]. Nanomater, 2021, 11: 2879.

[25] 杜芳林, 吴冰昕, 刘娇, 等. 石墨烯基海绵在止血领域的研究进展 [J]. 高等学校化学学报, 2021, 42 (4): 1177-1187.

[26] Pusateri A E, McCarthy S J, Gregory K W, et al. Effect of a chitosan-based hemostatic dressing on blood loss and survival in a model of severe venous hemorrhage and hepatic injury in swine [J]. J Trauma Acute Care Surg, 2003, 54 (1): 177-182.

[27] Wu B X, Du F L, A W J, et al. Graphene-based hemostatic sponge [J]. Chinese Chem Lett, 2022, 33: 703-713.

[28] Li G F, Liang Y P, Xu C C, et al. Polydopamine reinforced hemostasis of a graphene oxide sponge via enhanced platelet stimulation [J]. Colloid Surf B, 2019, 174: 35-41.

[29] Zhang Y, Guan J, Wu J M, et al. N-alkylated chitosan/graphene oxide porous sponge for rapid and effective hemostasis in emergency situations [J]. Carbohyd Polym, 2019, 219: 405-413.

[30] Cao S J, Xu G, Li Q J, et al. Double crosslinking chitosan sponge with antibacterial and hemostatic properties for accelerating wound repair [J]. Composite Part B, 2022, 234: 109746.

[31] Chen J K, Lv L Y, Li Y, et al. Preparation and evaluation of Bletilla striata polysaccharide/graphene oxide composite hemostatic sponge [J]. Int J Biol Macromol, 2019, 130: 827-835.

[32] A W J, Du F L, He Y B, et al. Graphene oxide reinforced hemostasis of gelatin sponge in noncompressible hemorrhage via synergistic effects [J]. Colloid Surf B, 2022, 220: 112891.

[33] Du F L, A W j, Liu F, et al. Hydrophilic chitosan/graphene oxide composite sponge for rapid hemostasis and non-rebleeding removal [J]. Carbohyd Polym, 2023, 316: 121058.

[34] Feng W J, Wang Z K. Shear-thinning and self-healing chitosan-graphene oxide hydrogel for hemostasis and wound healing [J]. Carbohyd Polym, 2022, 294: 119824.

[35] Wang Y N, Lu Y H, Zhang J Y, et al. A synergistic antibacterial effect between terbium ions and reduced graphene oxide in a poly (vinyl alcohol) -alginate hydrogel for treating infected chronic wounds [J]. J mater Chem B, 2019, 7: 538-547.

[36] Xie F, Zou L Y, Xu Z K, et al. Alginate foam gel modified by graphene oxide for wound dressing [J]. Int J Biol Macromol, 2022, 223: 391-403.

[37] Han K, Bai Q, Wu W D, et al. Gelatin-based adhesive hydrogel with self-healing, hemostasis, and electrical conductivity [J]. Int J Biol Macromol, 2021, 183: 2142-2151.

[38] Liang Y P, Zhao X, Hu T L, et al. Adhesive hemostatic conducting injectable composite hydrogels with sustained drug release and photothermal antibacterial activity to promote full-thickness skin regeneration

during wound healing [J]. Small, 2019, 15: 1900046.

[39] Han D, Yan L. Supramolecular hydrogel of chitosan in the presence of graphene oxide nanosheets as 2D cross-linkers [J]. ACS Sustain Chem Eng, 2014, 2 (2): 296-300.

[40] Marapureddy S G, Hivare P, Sharma A, et al. Rheology and direct write printing of chitosan-graphene oxide nanocomposite hydrogels for differentiation of neuroblastoma cells [J]. Carbohyd Polym, 2021: 269.

[41] Quan W Y, Hu Z, Liu H Z, et al. Mussel-inspired catechol-functionalized hydrogels and their medical applications [J]. Molecules, 2019, 24 (14): 2586.

[42] Gan D, Xu T, Xing W, et al. Mussel-inspired dopamine oligomer intercalated tough and resilient gelatin mechacryloyl (GelMA) hydrogels for cartilage regeneration [J]. J Mater Chem B, 2019, 7 (10): 1716-1725.

[43] Gan D, Huang Z, Wang X, et al. Graphene oxide-templated conductive and redox-active nanosheets incorporated hydrogels for adhesive bioelectronics [J]. Adv Funct Mater, 2019, 30 (5): 1907678.

[44] 周舒毅，朱敏，刘忆颖，等. 高分子止血材料研究进展 [J]. 中国塑料，2022, 36 (7): 74-84.

[45] Lu B G, Li T, Zhao H T, et al. Graphene-based composite materials beneficial to wound healing [J]. Nanoscale, 2012, 4: 2978-2982.

[46] Shariati A, Mostafa Hosseini S, Chegini Z, et al. Graphene-based materials for inhibition of wound infection and accelerating wound healing [J]. Biomed Pharmacother, 2023, 158: 114184.

[47] Rehman S R U, Augustine R, Zahid A A, et al. Reduced graphene oxide incorporated GelMA hydrogel promotes angiogenesis for wound healing applications [J]. Int J Nanomedicine, 2019, 14: 9603-9617.

[48] Zhou Q Q, Dai H Q, Yan Y K, et al. From short circuit to completed circuit: Conductive hydrogel facilitating oral wound healing [J]. Adv Healthcare Mater, 2024, 13: 2303143.

[49] Zhong S, Lu C H, Liu H Y, et al. Electrical and immune stimulation-based hydrogels synergistically realize scarless wound healing via amplifying endogenous electrophysiological function and promoting macrophage phenotype-switching [J]. Chem Eng J, 2024, 491: 152048.

第 6 章
石墨烯基磁性材料与造影剂

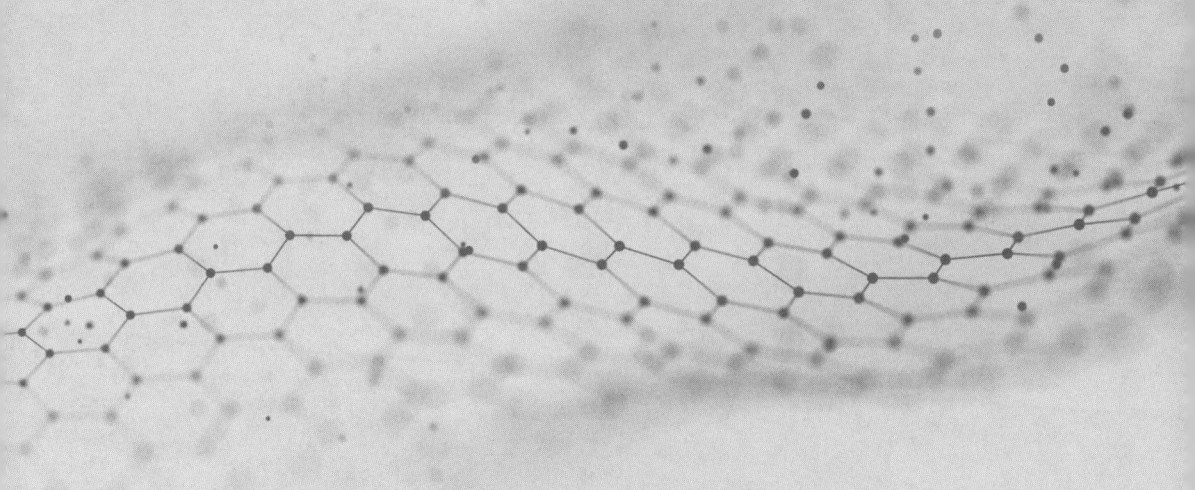

6.1 概述

现代医学成像技术是一种依托于数字技术、非侵入式获取人体内部组织器官的解剖学影像的方法，通常采用分辨率和对比度衡量成像质量。自 1895 年 X 射线问世至今，成像理论不断发展，相继涌现出多种成像技术，为临床诊断提供了重要的参考。目前，超声（ultrasound，US）成像、X 射线计算机断层扫描（computed tomography，CT）成像、磁共振成像（magnetic resonance imaging，MRI）、核磁共振（nuclear magnetic resonance，NMR）成像是主要的应用技术。随着红外荧光探针和近红外吸收材料的研究进展，光学成像（optical imaging，如荧光 PL 成像）和光声成像（photoacoustic imaging，PAI）等技术也在不断发展进步和投入使用。由于各种成像技术的原理不同，其成像功能、分辨率及灵敏度等势必优劣并存，在实际应用时难免出现一定的诊断盲区。为了提高诊断准确性，常常叠加使用成像技术，增加了患者诊断和治疗过程中的痛苦和经济负担，而且 CT 和 NMR 采用高能电离（如 X 射线、伽马射线）和放射性同位素，存在对健康组织产生不可逆的物理和/或化学损伤的风险。为了增强医学影像成像效果，临床上常对生物体施加一种化学制剂——造影剂（contrast agents）。通过静脉注入或口服方式，将造影剂输送到人体组织或器官中，由于其密度与周围组织不同，形成或高或低的对比灰度区域影像，使 X 射线和 CT 等器械显示出更清晰的图像。传统的造影剂种类多样，包括含碘和含钡制剂，如无机碘制剂 12.5%（质量分数）的碘化钠水溶液，有机碘制剂中的离子型造影剂泛影葡胺、碘克沙酸，非离子型造影剂碘苯六醇（iohexol）、碘普罗胺（iopromide）及碘必乐（iopamidol）等，主要用于显示血管和体腔。设计开发高分辨率、高灵敏度及多功能的成像信号对比增强药物试剂是精准诊断和高效治疗的重要保障，也是科研工作者的一项重要研究内容。本章首先简要介绍各种医学成像技术及与造影剂相关的基础知识，然后围绕石墨烯基材料在生物成像领域的独特优势，着重介绍用于医学成像的石墨烯基造影剂的各种应用研究现状，最后对石墨烯基造影剂的发展进行了展望。

6.1.1 医学成像技术

US 成像是基于回声定位原理开发的一种成像方式，具有无电离辐射损伤、无创诊断、易于操作和廉价等优点。当良好指向性的超声波（1～40 MHz 高频声波）

发射至物体（人体）内部，由于不同部位（如正常组织与病变组织）的密度和声速等性质不同，其声学阻抗不同，声波在组织之间的界面处会出现反射、折射和透射现象。声阻抗差具有生命组织特异性，不同组织之间的声阻抗差决定了超声波在组织之间传播的方式，进而可以给出各组织的成像效果。通过特定仪器探测和处理入射与反射声波，最终形成人体组织的超声影像。超声波在生物组织中散射程度低，通常比电磁波弱两到三个数量级，所以声波能够提供较好的信噪比和较高的分辨率，尤其适用于人体软组织如胸腹部探测。近年来，将 US 成像技术与其他成像手段联用，利用 US 成像的特殊功能，通过 US 成像造影剂负载药物，构建多模态造影剂成像与治疗平台，为开发肿瘤治疗法提供了有益的借鉴和参考。此外，先进的组织工程和再生医学迫切需要实时、无损伤监测组织和伤口在外部干预下的治疗效果，准确评估植入体在生物体内的结构状态、相容性和功能，为此，包括 US 成像在内的多种成像技术被不断研究，评估在各种组织功能和再生中的适用性[1]。基于其成像机理和盲区，各种成像技术各有其最佳的适用成像区域，如图 6.1 所示。US 技术目前尚无法评估生物体整体，而且对于血管等组织病灶，为了增强成像灵敏度，需要使用 US 专用造影剂[2]。面向小型化、智能化和实现动态观察实时成像是超声成像技术未来发展的主要目标。

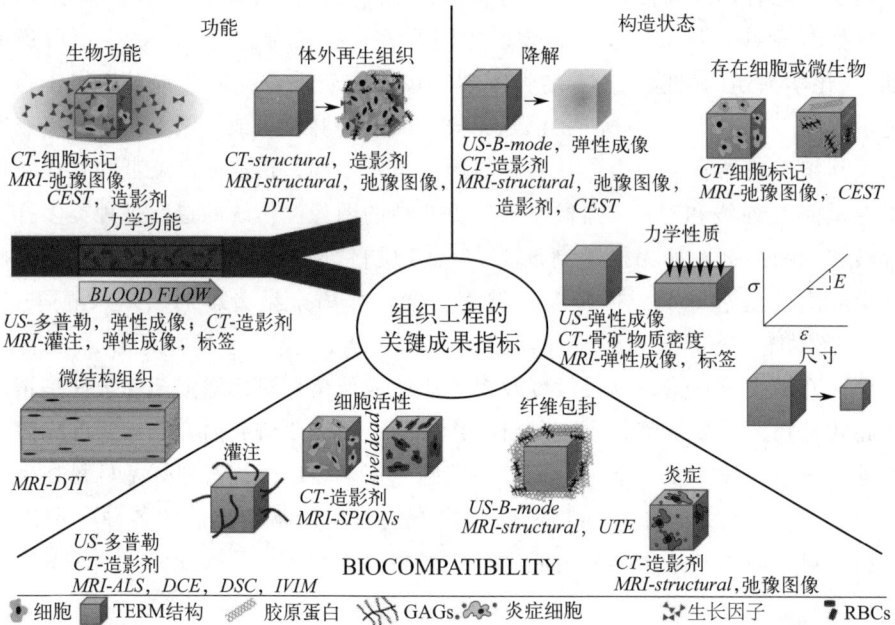

图 6.1　组织工程与再生医学结构评估结果及所采用的特异性成像技术示意图[1]

CT 成像也归属于临床非侵袭、无创诊断工具，是一种先进的放射学技术，具有组织穿透深、扫描速度快、患者舒适度高、分辨率高等优点，是某些严重疾病

（如恶性肿瘤、心血管疾病、传染病）的必要诊断手段之一，尤其适用于骨骼结构成像。CT 成像可获得器官的解剖结构和功能信息，监测疾病的发生发展过程，同时不会对周围正常组织产生副作用和伤害。但是从成像原理上，X-CT 成像依据的是 X 射线吸收的空间分布图像，依赖于生物体对 X 射线衰减能力，与组织的原子序数和电子密度有关，因此当病变组织与周围正常组织的吸收系数相同时，无法准确提供可参考的诊断信息，不能够反映出人体器官的生理状态信息，也不能用于细胞水平成像。此外，CT 有辐射性，不适于频繁使用。CT 成像常用的造影剂是小分子碘试剂，其次为金、铋、钆等对 X 射线有强吸收功能的高原子序数元素[3]。由于 CT 兼容的造影剂目前很有限，开发新型纳米粒子造影剂，提高 CT 成像分辨率及开发基于 CT 成像的双模式或多模式成像，对于 CT 成像技术的应用意义重大。

MR 无创成像技术基于原子核的磁矩共振原理，通过外磁场和射频波与生物体相互作用，形成组织内的质子密度图。概括地讲，当生物组织内的质子（氢原子的主要同位素）磁矩在一定能量的外加静磁场或射频磁场作用下发生共振时，如果磁场强度沿测试分析轴线呈现梯度变化，则获得的共振信号频率也随之发生变化；对收集到的信号采用数学分析方法，如傅里叶变换，求出各个共振频率及其对应的空间位置，即可获得组织空间定位图像。MR 成像技术装置不仅具备 X-CT 成像功能特点，而且其成像质量与质子数量有关，也与其运动特性有关，即原子核弛豫时间 T_1（纵向磁化强度恢复的时间常数）和 T_2（横向磁化强度消失的时间常数），因此，通过精确地测量 T_1 和 T_2，分别观察组织的解剖结构和病变区域，得到生物组织中相关的化学结构信息，从而获得相应位置的成分图像。MR 成像也是临床医学影像学中一项重要的检查技术，已广泛应用于心脑血管等软组织成像和肿瘤等重大疾病的诊断，无需使用电离辐射，也可以在无造影剂的条件下，获得高对比度的清晰图像。但是，MR 检测不适用于体内有磁性金属或起搏器的病人，而且梯度磁场可能导致人体周围神经兴奋、仪器运行产生的噪声造成患者听力受损等。值得注意的是，MR 成像技术对于区分正常组织和病变组织的灵敏度方面尚待提高，为此，增强 MR 图像与背景的对比度，使用及开发安全高效 MRI 用造影剂，如 T_1 加权造影剂和 T_2 加权造影剂，已经成为目前临床诊断中不可或缺的药物。

NMR 核成像是一种基于追踪放射性核素在生物体内的分布而形成的生物结构成像方法。通常所说的正电子发射计算机断层扫描（positron emission tomography，PET）和单光子发射计算机断层扫描成像（single photo computed tomography，SPECT）均属于核成像技术。放射性标记方法灵敏度高（$10^{-12} \sim 10^{-11}$ mol/L）、组织穿透无限深，可提供定量检测结果。其中 PET 的图像分辨率和精度更高，对生物结构识别能力更强，但是 SPECT 可以同时使用两种及以上放射性同位素的化合物标记生物结构，而且成本低于 PET[1]。即便如此，放射性同位素在健康组织内会引起不可逆的物理和/或化学转化，PET 常用的放射性核素有 ^{18}F、^{11}C、^{89}Zr、^{64}Cu、^{86}Y 和 $^{68}Ga^{[1,4]}$，SPECT 常用的放射性核素有 ^{99m}Tc、^{111}In、^{67}Ga、^{123}I、^{125}I、^{131}I 和 $^{201}Tl^{[1]}$。减少放射性核素的使用量、提高核素的使用效率及拓宽核素诊断模式，是未来开发新型 PET 和 SPECT 造影剂的研究目标。

光学成像技术包括生物发光成像、PL 成像、表面增强拉曼成像等，属于非侵入检测/监测技术，成像使用非电离的可见光或近红外辐射。根据光子与作用体相互作用的光谱特征（折射率、散射和光衰减），提供详细的生物结构对比，可广泛监测组织、器官甚至更加微小的细胞和分子结构等。与 CT 和 MR 等其他成像技术相比，光学成像只需要简单和高效的设备，成像模式所需成本较低，诊断方法简单，具有安全、灵敏度高（$10^{-12} \sim 10^{-9}$ mol/L）、平面分辨率好、实时成像的特点。但是，由于在生物组织中高光散射和较差的穿透深度（$0 \sim 2$ cm），光学成像的应用受到了限制，体内光学成像仅限于发光粒子的激发和发射光谱都在近红外范围，即第一（$650 \sim 950$ nm）和/或第二（$1000 \sim 1300$ nm）生物窗口，其中位于长波长的第二生物窗口成本更高。

PA 成像结合了光学成像高的光谱灵敏度和 US 的空间和时间分辨率优势，基于光声效应成像，使信号发生光声功能转换，具有极高的时空分辨率和成像对比度。当入射的低能脉冲电磁波的频率与功能材料的基态与激发态之间的能隙重合时，出现光吸收现象，产生光热转换效应。被激光照射的部分形成温差，造成非稳定的热弹性膨胀（交替膨胀-收缩），引起样品内部的压力变化，并以一种宽带声波形式发射出来，即瞬态声信号，采用超声波换能器或者换能器阵列收集并检测声波形成图像。PA 成像属于光激发和超声波检测范畴，使用近红外范围内的非电离辐射，因此是非侵入式且安全可靠的生物成像技术。经过去的二十多年研究，光声成像技术已逐渐成熟，作为一种临床前成像方式获得了巨大的关注。实际操作时，使用纳秒激光照射生物组织。由于超声在组织中的散射比光子散射小三个数量级以上，光声成像可以获得远超光学扩散极限的分辨率，在相同的对比度、多种尺度下成像，包括组织、器官和细胞和分子，有望为预防重大疾病提供重要的监测依据。

6.1.2 医学成像造影剂

对于各种医学成像，为提高病变组织与正常组织之间的对比度和分辨率，使用造影剂增强成像效果是目前临床上广泛采用的方法。根据成像方法和原理不同，适用的造影剂也不同，表 6.1 是多种医学成像技术常用的造影剂。

医用 US 成像造影剂常用的是微泡注射剂，微泡外层是可生物降解聚合物和脂质体如聚乙二醇，内为含空气气泡的液体，气泡的直径为微米量级，通常不超过 $7\mu m$，其基本属性是增强组织的回波能力，从而提高超声图像的对比度和清晰度。

操作时，通过静脉注射的方式进入人体血液循环系统。当入射声波的频率与气泡共振频率一致时，入射声波的能量将全部被气泡共振吸收，形成共振散射，通过增强超声波的反射强度达到超声造影成像的目的。超声造影剂增强影像效果取决于造影剂的浓度、尺寸和超声声波的发射频率[5,6]。理想的超声造影剂应无明显的毒性、分散均匀且能显著提高超声的回声响应。目前，常用的超声造影剂通过纳米沉淀法结合超声震荡方法制备而成。微泡型 US 造影剂适用于肝脏、胆囊和乳腺等含有金属元素的器官。此外，常用的 US 造影剂还包括蛋白型（适于肾脏和脾脏等器官的检查）、磷脂型（适于肝、胆、脾、胰腺等器官）和硫酸盐等。将造影剂与超声触发控制药物递送与突释技术相结合，在临床上受到越来越多的关注，对于增强造影剂组织靶向性诊疗意义重大。

表 6.1　临床常用造影剂材料

成像种类	用于造影剂的材料
US 成像	多聚体、白蛋白、磷脂、棕榈酸、半乳糖等
CT 成像	碘制剂、硫酸钡等
MR 成像	顺磁性、铁磁性和超顺磁性材料
PL 成像	碘制剂、硫酸钡、近红外 AIE 分子等
PA 成像	小分子有机染料、金属纳米颗粒、碳纳米材料、有机纳米多聚物等

CT 成像是目前临床上应用最为广泛的检测疾病的方法之一，采用造影增强可提高 CT 成像的分辨率和检测灵敏度，尤其对软组织成像。临床 CT 成像采用的造影剂是基于高原子序数的碘基分子，通过改变生物体内局部组织对 X 射线的吸收，增强其所在组织与周围组织间的对比度，获得区域附近更为高清晰的图像。虽然碘基分子稳定性高，生物相容性良好，X 射线衰减系数高，但是其血液循环半衰期很短，并且在生物体内几乎都呈非特异性分布，因此，检查结果的准确性十分依赖于造影剂注射的速度和用量，以及注射后的检测时间[7,8]。研究通过脂质体包裹和聚乙二醇修饰碘基造影剂，为设计临床应用新剂型提供了非常有价值的设计思路。此外，Au、Bi、Pt 和 Ta 等金属纳米粒子也具有显著的 X 射线衰减效应，被认为是潜在的 CT 造影剂。具有放射治疗效果的造影剂可望实现诊疗一体化应用[9]。

MR 成像造影剂工作时，通过缩短人体组织中质子的纵向弛豫时间 T_1 或横向弛豫时间 T_2，使其所在区域的磁共振成像信号与周围组织成像信号之间产生明显的差异，增强 MR 成像对比度与分辨率。通常可分为 T_1 型 MRI 造影剂，T_2 型 MRI 造影剂，T_1-T_2 双模造影剂和刺激响应切换/激活型造影剂。T_1 型 MRI 造影剂在磁场作用下缩短氢质子的 T_1 弛豫时间，从而增强其在 T_1 加权图像上的信号，表现为目标区域的亮度提高；T_2 型 MRI 造影剂则用于缩短 T_2 弛豫时间，降低生物体在 T_2 加权成像上的信号，表现为目标区域的亮度降低。目前，T_1 型的 MRI

造影剂普遍采用的是顺磁性金属离子（如 Gd^{3+}、Mn^{2+}、Fe^{3+} 等）的配位化合物或无机纳米颗粒（如 $NaGdF_4$、Gd_2O_3、Fe_2O_3、$KMnF_3$、MnO 等）。Gd^{3+} 的螯合物钆喷酸葡胺（Gd-DTPA）已被美国食品药品监督管理局（FDA）认证，并广泛应用于临床诊断[10,11]。纳米技术的发展为 MRI 造影剂的纳米化开发提供了一个崭新的机遇。基于纳米材料特殊的尺寸效应和独特的理化性质，将 Gd^{3+} 与纳米材料相结合，制备新型 MRI 造影剂，不仅提高造影的弛豫效率，表现出卓越的 T_1 磁共振成像性能，而且提高造影的稳定性和使用效率，通过高效、低剂量设计原则，减少钆基造影剂对人体肾脏带来的副作用，提高造影剂的生物安全性[12]。T_2 型 MRI 造影剂通常指超顺磁氧化铁纳米颗粒（SPIO），如 Feridex（菲立磁）和 Resovist（铁羧葡胺）。T_2 型 MRI 造影剂属于区域内信号降低型造影剂，工作成像时，区域内局部图像会变暗，容易与金属沉积、出血、组织钙化点等因素混淆，产生局部伪影，影响临床诊断的准确性，因此，一直以来科研工作者在试图寻找新型 T_2 型或开发 T_1-T_2 双模态 MRI 造影剂，同时获得 T_1 和 T_2 成像，以交叉验证排除假阳性信息[13,14]。除了上述传统 MR 成像造影剂，开发一类通过特异性刺激（如 pH 值）响应型 MR 造影剂，使其可以切换 T_1 和 T_2 成像信号，从而在造影剂给药后，目标区域在不同时间点提供不同的成像信息，达到区分肿瘤组织和其他脂肪组织的目的，实现更佳的 MR 成像对比度[15]。除了开发高成像分辨率和对比度等性能的 MR 成像造影剂，在诊疗一体化平台建设中，金属纳米材料如 Fe、Co、Ni、Cu 等过渡族元素已经受到研究者们青睐，通过 MR 成像的同时，引导产生磁热治疗、光热治疗及通过纳米材料负载抗肿瘤药物，实现靶向化学动力治疗、化疗等多种治疗方法的协同效果[16,17]。

　　PL 成像使用荧光染料和量子点作为荧光探针，在生物体外或体内，通过吸收和发射荧光显像，使用标准摄像机（硅探测器）检测荧光。大多数红外荧光染料耐光性差，光照下荧光性能大幅度降低，而且小分子不具有肿瘤组织靶向功能，体内半衰期很短。近年来，近红外（NIR）染料、贵金属金纳米粒子、稀土掺杂纳米粒子在光学成像中得到了广泛的研究，可显著延长荧光染料分子在体内循环的时间，同时使其具有靶向功能[18-20]。此外，为了克服 PL 组织成像深度问题，目前，PL 和 MR 双模式及 PL、PA 与 CT 多模式成像研究受到关注[21]。石墨烯基纳米材料近年来被深入研究用于光学成像，主要涉及 PL 成像、氮掺杂石墨烯量子点双光子荧光成像、金属纳米颗粒或药物分子表面增强拉曼散射成像等。此外，通过染料、光敏剂、量子点等功能化 GO/rGO，在 NIR-Ⅰ 和 NIR-Ⅱ 发射波长范围内的应用研究更是方兴未艾，相关内容详见后续章节介绍。

　　PA 成像中，光声信号转换能力主要取决于造影剂，即光声成像造影剂旨在获得生物组织的深层区域影像。传统的 PA 造影剂具有生物相容性好、易于功能化修饰、代谢快、光声成像部位广等优点，主要使用内源性声色团，如水、脂肪、黑色素、血红蛋白等或外源性小分子染料造影剂，如有机染料吲哚菁绿、亚甲基蓝和普鲁士蓝等，用于淋巴系统实时监测和前哨淋巴结识别，也用于肿瘤成像技术中肿瘤边界检测，具有实时特点，不额外增加手术时间和麻醉时间；部分造影剂已经进入临床试验阶段或进入临床转化阶段，但是存在的缺点也比较明显，如微创、滞留性差、易漂白，而且生色团组织背底噪声大，消光系数低[22]。发展高性能外源性光声成像造影剂迫在眉睫。近年来，基于表面等离子体共振效应，无机纳米粒子如贵金属金、银纳米材料以其良好的近红外吸光性能和光热转换功能，在原位胰腺肿瘤模型和光热治疗基础研究中得到了较多的关注[22,23]。近红外吸收荧光探针分子有望产生实质性 PA 响应。生物组织在光照下，引发强烈的近红外光吸收，产生更为强烈的周期性热弹性膨胀，由此产生的 US 信号更加强烈，显著增强了 PA 成像信号，成为一类新型分子光声造影剂[24]。上述可高效吸收近红外光并具有光热转换的材料不仅作为 PA 造影剂，而且可与磁性纳米粒子如 Fe_3O_4 复合，表现出 MR 与 PL 双模态成像[25]；与 Au 纳米粒子复合，呈现出 PA 和 CT 组合成像，同时具有成像模态下引导肿瘤光热治疗功能[26]。石墨烯衍生物 GO 和 rGO 具有本征的吸收近红外光的结构优势，近年来在 PA 成像造影剂方面也相继开展了大量研究[27]。

开发上述成像模态用新型造影剂、两种及以上成像模态用组合造影剂，以及"一剂多用"型多功能诊疗平台是未来成像造影剂应用的关键目标，多功能显像药物研制具有巨大的市场价值。

6.2 石墨烯基磁性材料

有关碳材料的铁磁性问题，自 20 世纪 70 年代，苏联科学家 Ovchinnikov 就对有机铁磁化合物进行了理论和实验上的探讨研究[28,29]。与铁磁性金属材料相比，有机铁磁材料最突出的优势在于其高的比磁化强度（磁化强度/密度），理论上，三维磁性碳体系的饱和磁化强度可达 230 emu/g，晶体结构特征为 $sp^2/sp^3 = 1$，即两种杂化形式以等数量方式出现[29]。后续的研究中，虽然碳的铁磁性产生机制和实验验证结果一度存在争议，例如铁磁性来源于 Fe_3C 或其他金属杂质[30]，但是相继在其他形式的碳材料中不断发现磁有序现象，尤其近年来石墨烯基碳材料呈现出顺磁、超顺磁和铁磁性特性，使得基于碳材料的单分子磁体的研究重新获得关注[31-33]。

石墨烯是单原子碳以 sp^2 杂化成键形成的二维材料，拥有诸多优异的物理和化学性质[34-36]。但是，由于本征石墨烯原子层中完美的 π 电子去局域网络，不存在未配对电子自旋局域磁矩，电子自旋-轨道耦合极弱，因而表现出固有的抗磁性[37]，限制了其在未来电子行业中的广泛应用。近年来，石墨烯基碳材料的磁性研究被相继报道，包括石墨烯降维成一维的纳米带及零维的纳米结构[38]，设计制备具有顺磁性、反铁磁性和室温铁磁性的石墨烯及衍生物氧化石墨烯（GO）和还原氧化石墨烯（rGO）[39,40]。其中，通过引入结构或化学缺陷等方法，例如拓扑、空位、掺杂、吸附原子、zig-zag 边缘 π 电子态、sp^2-sp^3 等策略，均可在理论研究或实验观察中发现石墨烯基碳材料体系铁磁性特征[41-43]。开发室温稳定的铁磁性石墨烯基全碳材料的研究不仅对基础物理学科的发展意义重大，而且在轻质、透明和生物相容性等需求领域具有重要的应用价值。为此，本节将围绕石墨烯及衍生物铁磁性、反铁磁、顺磁性、超顺磁性、反铁磁性的引入方法、性能特点加以介绍，主要针对全碳材料的磁性能，而以石墨烯基材料为基体，通过金属及合金掺杂或其他磁性材料修饰等方法制备石墨烯基磁性材料的研究进展可详见参考文献［44］。

6.2.1　构建磁有序石墨烯

本征二维石墨烯以其独特的电子结构呈现诸多新奇的物理现象，对未来电子行业的发展具有革命性的推动作用，尤其当石墨烯被赋予磁性性能，在自旋电子学领域对量子信息处理应用前景广阔，涵盖低能耗下高速运行能力，优化计算速度和超强数据存储能力等目标[33]。因此，在本征石墨烯中诱发磁矩，并实现长程、稳定可控的磁有序是首要基本条件。构筑 π 电子局域态和/或 sp^3 态，修饰或改变石墨烯电子结构，使石墨烯晶体结构中费米能级处或附近出现带隙或平带，基于新能带具有自旋极化特征，促进形成不成对电子，使电子磁矩增大，这是目前采用各种技术手段实现磁性可控的理论依据。相继报道的石墨烯基材料磁性理论研究和实验结果表明，在碳骨架中通过引入空位（约 $1\mu_B$）和吸附原子（约 $1\mu_B$）这类缺陷，可产生一定磁矩的顺磁中心[45]；石墨在 N-甲基吡咯烷酮中超声形成石墨烯片及经氟化、电子束辐照或空穴掺杂处理，均可得到一定饱和磁化强度（最大可约达 0.2 emu/g）的顺磁材料[46]。

调控缺陷种类、尺度范围和浓度是构筑铁磁性石墨烯的有效策略。首先，石墨烯晶格中存在传导电子，为电子局域自旋耦合提供媒介；其次，由缺陷诱导产生的磁矩被归因于石墨烯晶格中 π 电子的贡献，即石墨烯晶体中的电子巡游磁矩——π磁性。因此，石墨烯不仅同其他磁性材料一样，在外电场作用下，局域磁矩之间产生耦合效应，而且具有独特的磁矩自持特性。然而，由于 π-电子体系参与的磁性相互作用较弱，各种调控策略产生的高度的铁磁有序是否在室温稳定存在仍有争议[31]。sp^3 功能化石墨烯是近年来研究构筑低温高磁矩和室温稳定磁性的另一个依据，相比于单自由基（缺陷）诱导磁性，其磁性中心被称为"双自由基图形"

（diradical motifs）[47]。然而，只有当 sp^3 功能化达到一定水平时，才能产生双自由基体，并抑制吸附原子的横向扩散，破坏石墨烯片上 sp^2 磁岛的周期性结构。sp^3 功能化基团（如羟基）不仅为产生磁矩中心提供平台，还作为双自由基体之间相连接的桥梁，参与其超交换相互作用，稳定石墨烯晶格高温磁矩[48]。

总之，在不引入其他磁性元素或磁性材料的情况下，目前公认的在石墨烯中引入铁磁性的方法包括氢、氮、氟和硫掺杂原子缺陷法[49-56]、羟基官能化法[49]、构建 zig-zag 边缘态法[56]、引入结构缺陷如碳原子空位法[57,58]，以及构筑纳米结构石墨烯如石墨烯纳米片[59-62]、石墨烯纳米带[63-65] 和魔角石墨烯[66]。经修饰或功能化的石墨烯增强了水溶液分散能力，提高了生物相容性，协同磁性能，在磁共振成像造影剂方面展现出良好的应用潜力，相关研究进展详见下节。

6.2.2　氧化石墨烯磁性材料

GO 纳米片化学结构显示多种含氧官能团，其中羰基（C＝O）和羧基（—COOH）位于片层边缘，羟基（—OH）和环氧基（—O—）位于面内。含氧官能团降低了石墨烯本征结构的电学性质，但是丰富了其表面活性，赋予 GO 在生物医学领域更多的可能性应用[67,68]。通过化学法、热处理、电化学和微生物等多种方法，去除 GO 中部分含氧官能团，部分恢复石墨烯共轭结构。由于 rGO 在力学和电学方面的优势，在开发新一代抗微生物材料和组织工程支架材料方面呈现广阔的应用前景[69,70]。近年来，对 GO 和 rGO 的磁性研究更有希望拓宽石墨烯基材料在生物医学领域的应用，例如，利用顺磁特性制备新型造影剂、借助铁磁特性吸收或屏蔽电磁波及作为药物递送载体材料等[40]。目前，GO 和 rGO 的铁磁性和磁性产生机理研究处于初期阶段，相关石墨烯基纳米片缺陷结构、含氧官能团种类和密度等因素对铁磁性的贡献机理尚待澄清，而且尚未实现规模化、低成本制备性能稳定的全碳膜。理论研究表明，—OH 是一类理想的 sp^3 型结构缺陷，单个—OH 能够产生约 1 μ_B 且稳定的局域自旋磁矩[71]，通过硼氢化钠碱性溶液处理 GO 纳米片[72] 或采用高温加热方法[73]，促使面内—O—迁移和开环，从而提高材料中—OH 含量，获得具有高饱和磁化强度的石墨烯基碳材料。然而，Wang 等人的理论计算结果表明，只有特定分布结构的—OH 才能产生有效的不成对自旋，即六元环内的一个碳原子分别与两个不相邻碳键—OH 相连[74]。而环氧基对铁磁性可能产生的贡献方面，Bagani 等人在研究中发现，GO 中高密度-O-在高温加热过程中形成富含 zig-zag 边缘结构的 GO 碎片[73]。Boukhvalv 等人的研究也表明，经过碱性溶液或热处理 GO，随着环氧基被破坏，GO 的铁磁性能明显下降，由此推断，-O-是 GO 纳米片中碳自由基产生不成对自旋的关键因素[49]。最近，Prías-Barragán 等人采用热解法制备 GO 并探讨了铁磁性的来源[75]。研究发现，吸附—OH 分子后，碳原子发生 sp^2 向 sp^3 杂化的转化倾向，造成局部某些特定的 C-p$_z$ 轨道数目减少，使 GO 碳骨架晶格中局部磁矩得以扩展。虽然高氧含量促进形成更多的 sp^3 杂化键，但是同时也增加了—O—密度；低含氧量的 GO 纳米片中—OH 含量高于-O-含量，对应于铁磁性材料更高饱和磁化强度，局域磁矩的产生归因于含氧官能团引起的拓扑缺陷（如褶皱等）和边界结构缺陷（边缘态等）。

纳米结构 GO 材料的磁性研究方面，Fu 等人探讨了低温（400℃）退火 GO 纳米带的室温铁磁性[76]。实验结果表明，所制备的 GO 纳米带具有优异的室温铁磁性，饱和磁化强度可达 0.39 emu/g，而且稳定性高，室温搁置半年以上未见饱和磁化强度降低，为开发有机铁磁体提供了一个设计思路。结构分析表明，退火有助于移除环氧基，并使羟基官能团择优分布在纳米带边缘，形成长程铁磁耦合结构，如图 6.2 所示。但是 GO 纳米带制备工艺繁琐，而且需严格清除初始材料中的过渡族金属元素。首先需选取特定规格的双壁碳纳米管，并经过一系列预处理过程，最后再以纵向 zig-zag 方式提取 GO 纳米带。虽然此策略尚需完善以形成规模化生产，但是这项研究证实-OH 对于生成室温稳定的铁磁性的重要性，并且启发探究有关官能团转换对-O-密度的要求及与纳米材料尺寸之间的关联度问题。

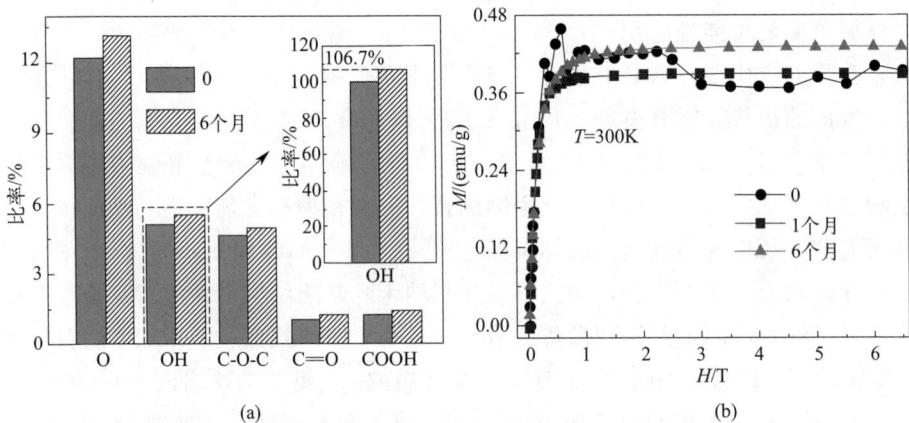

图 6.2 400℃退火的 GO 纳米带原样及室温搁置半年后样品的结构及磁性分析数据图

(a) O 原子及含氧官能团分别与碳原子含量之比，插图为—OH 与碳原子相对含量之比；

(b) 时间点分别为 0、1 个月、6 个月测试的室温铁磁 M-H 磁化曲线[76]

最近，Zhang 等人采用改进的 Hummers 方法制备了仅呈现顺磁特性的 GO 材料，并分析了磁性来源[77]。拉曼光谱和傅里叶变换红外光谱测试显示，样品为典型的 GO 结构，超导量子干涉仪分别在低温（5 K）和室温（300 K）下施加磁场（±2000 Oe，1Oe＝79.577A/m），样品并未显示出磁滞回线，而是典型的顺磁信号（低温下）和抗磁信号（室温下），低温下饱和磁化强度约为 0.58 emu/g；进一步在零场冷和场冷下测试磁化强度随温度的变化关系，结果发现两条曲线完全重叠，没有出现任何可逆信号，进一步证实了样品中不存在任何铁磁性和超顺磁成分，采用居里定律计算温度依赖的磁化率曲线，再次说明 GO 样品为纯顺磁行为；布里渊函数表征结果为每个可能的类磁畴单体（single species）或"缺陷"能提供的局域磁矩为 $5\mu_B$，远大于单个空位或吸附原子提供的磁矩，因此推测磁性来源于—OH 官能团。

6.2.3 还原氧化石墨烯磁性材料

与 GO 相比，rGO 中含氧官能团数目和种类均减少，但是在还原过程中，伴随含氧官能团的去除，在 rGO 晶格中产生包括拓扑空位和五元环-七元环在内的结构缺陷，室温下呈现出稳定的铁磁性[73, 78-81]。此外，通过设计还原方法，在还原过程中引入 sp^3 键态，进而在碳晶格中产生 sp^2 悬键（每个悬键可提供 $0.5\,\mu_B$ 磁矩），可获得高达 7.0 emu/g 的室温饱和磁化强度[82]。Quan 等人采用氮和硼原子双掺杂策略，探讨了单原子和双原子掺杂对 rGO 铁磁性影响规律，获得的 rGO 纳米片在低温（2 K）下饱和磁化强度为 0.43 emu/g，高的铁磁性归因于掺杂引起的边缘态结构缺陷[83]。虽然元素掺杂可能是一个提升石墨烯基材料铁磁性的有效策略[55]，但是元素掺杂制备条件严苛。

围绕创建边缘态、空位和功能化等方法，尚需开展大量研究，不仅深入探讨室温铁磁性增强规律与机理，而且采用简便且高效制备技术，提升石墨烯基碳材料的铁磁性能，以推动多功能全碳材料在未来的应用。最近，印度的 Chettri 等人将金属银纳米粒子整合到 rGO 纳米片层中，以深入了解 Ag-rGO 复合体系的磁性能，并探讨兼具优异的电学和光学性质的复合材料在生物医学领域的应用潜力[84]。研究结果表明，Ag-rGO 的磁性能与 Ag 纳米粒子的添加量之间存在一定的对应关系，添加适量 Ag 纳米粒子，复合体系饱和磁化强度最高可达 0.00445 emu/g，剩磁为 0.000234 emu/g，矫顽力为 52 Oe，呈现出弱的长程磁有序现象。加入 Ag 纳米粒子提升磁性能归因于—OH 官能团，扫描隧道显微镜下观察到存在原子尺度波纹，即由应变和晶格缺陷（如晶格失配和空位）导致的原子间距变化。为进一步简化磁性 rGO 基材料的制备工艺，提高体系的室温磁化强度，Wang 等人近期报道了通过碳纤维粉（CF）原位限制 GO 纳米片自组装成膜，在 CF 的干预下，扫描电子显微镜观察显示，GO 膜呈现出大量的微观褶皱，添加一定量 CF（如 10 %，质量分数）组装的复合碳膜饱和磁化强度可达 0.327 emu/g，矫顽力 100.4 Oe，磁滞回线呈现明显的铁磁特征，如图 6.3 所示[85]。通过拉曼光谱、傅里叶变换红外光谱、X 射线光电子能谱表征成分与结构，发现高磁性复合膜对应于更高比值的 I_D/I_G、sp^2/sp^3 及—OH/—O—，并将磁性增强归因于高含量的—OH 官能团引发局域磁矩耦合及结构和晶格缺陷等共同导致未成对电子的自旋与碳骨架轨道磁矩的耦合作用。

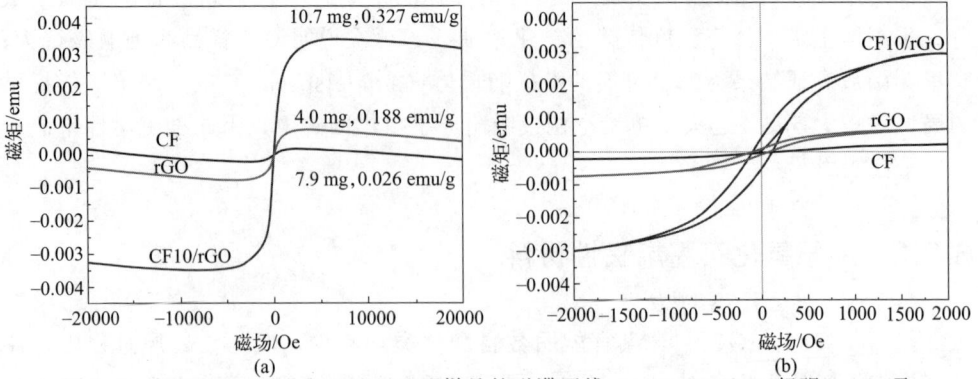

图 6.3　室温 CF、rGO 和 CF10/rGO 样品的磁滞回线（−60～60 kOe 场强）（a）及
−2000～2000 Oe 场强下磁滞回线（b）[85]

6.3　石墨烯基造影剂

6.3.1　PL 造影剂

虽然传统的有机染料分子和工程化荧光蛋白广泛用于细胞和组织成像，但是它们无法保持长期成像功能，存在严重的光漂白问题，有机纳米颗粒会因聚集造成发光猝灭现象。因此，开发新型碳基材料、有机纳米颗粒、无机纳米材料或复合型生物标记一直受到研究者关注，以期替代传统发光材料或成为其功能盲区互补材料[86]。例如，碳基材料中的纳米金刚石颗粒，基于其优异的荧光成像特性和纳米体系拥有的铁磁性或超顺磁性，构建诊疗一体多功能载体材料[87]。纳米碳材料荧光性质与结构密不可分。通常，碳材料晶格缺陷或纳米颗粒表面是光活性色心，例如氮原子掺杂引起空位色心，具有较高的发光稳定性；来自超细纳米颗粒表面结构无序、sp^2 悬键等发光中心。此外，纳米碳材料还可通过双光子荧光提供更为优异的成像效果，例如提升穿透深度、空间分辨率高、光漂白抗性强、低的光毒性和背景噪声等，从而确保使用红外激发发光时高的生物样品安全性。PL 成像对造影剂的基本要求是生物相容性好、低毒或无毒，较好的细胞渗透性及荧光寿命衰减程度低、荧光强度高等光致发光成像功能。

本征石墨烯 sp^2 结构完整，零带隙，因此通过各种策略裁剪 π 电子结构是制备具有光致发光功能石墨烯基碳材料的研究目标，包括通过尺寸减小产生量子限域效应和异质原子修饰技术等。目前，公认两种石墨烯基碳材料光致发光机理，一种涉及结构缺陷诱导局部电子结构的改变，光电性质取决于 sp^2 电子杂化结构中 π 电子态，因此，当存在碳-氧间 sp^3 杂化键（如 GO 面内氧与碳共价形成的环氧基和羟基）时，PL 受制于与碳-氧官能团相邻的碳原子 HOMO/LUMO 带隙转变；另一种认为发射峰位与 sp^3 基体上 sp^2 杂化电子畴数量和特定尺寸有关，并取决于能量从特定小尺寸区转移至较大尺寸区的效率[88]。石墨烯量子点具有光稳定性高、无毒和易于功能化等优点。通过纳米颗粒负载药物及靶向分子，可发挥靶向诊治一体功能。早期，Gokus 等人采用氧等离子体处理单层石墨烯片，首次发现了诱导 PL 现象[89]。石墨烯样品通过微机械剥离（microcleavage）石墨制取，通过光学显微镜和拉曼光谱确定其层数。PL 衰变动力学通过 530 nm 脉冲激光激发，时间相关单光子计数器记录，时间分辨率为 3 ps，测试结果如图 6.4 所示[89]。可以看出，氧化时间为 3 s 时，石墨烯片呈现局部空间明亮的 PL 斑点；增加等离子体处理时间，PL 强度增强而且光强趋向空间均匀分布，宽带中心约为 700 nm（1.77 eV），当采用功率大于 1 mW 的激光照射时，则出现了光漂白现象。PL 动力学描述采用衰减时间为 40 ps、200 ps 和 1000 ps 的三重指数，在整个光谱范围内分布均匀，不存在因能量迁移引起的光谱扩散问题，开启了石墨烯基光电子器件的研究热潮。有关量子尺寸效应引发 PL 成像，Pan 等人率先对石墨烯量子点进行了探讨研究[90]。考虑到石墨烯纳米带和石墨烯量子点在纳米光电器件和生物标签中的重要应用，Pan 等人首先研究了量子限域和/或纳米片边缘效应相关的光学性质。采用简单的水热化学法，将微米级石墨烯纳米片经过预氧化处理，在 200℃ 容器中去氧化处理，结构表征显示，预氧化过程中，环氧官能团线性定向分布形成环氧链，高能量状态的环氧链易于形成环氧对，从而进一步转变成羰基对，上述混合结构使石墨烯片脆性增强，在水热去氧化过程中，伴随环氧链中桥氧原子的去除，出现了石墨烯量子点，直径约为 9.6 nm。PL 量子产率为 6.9%，溶液中发出明亮的蓝光。分析发光行为并结合不同 pH 值观察发光特性，将石墨烯量子点发光归属于碳族系，发光机理来自于高浓度的类卡宾三重基态（$\sigma^1\pi^1$）自由 zig-zag 位置。Yang 等人率先研究 PEG 修饰纳米石墨烯片在动物体内产生荧光图像[91]。荧光图像显示，即使没有任何靶向配体辅助，石墨烯纳米片仍然在异种移植物肿瘤小鼠模型中表现出很高的肿瘤摄取率。

与石墨烯纳米材料相比，GO 和石墨烯纳米带以其优异的内禀荧光特性，更适用于生物医学和环境保护等领域的应用。GO 和 rGO 的电子结构中存在带隙，因此，纳米结构的 GO 或 rGO 拥有内禀的光电性质，呈现出光致发光现象，在一定激发波长（如 230～300 nm）激发下，发光波长涵盖近红外-可见-紫外波段，量子产率范围为 1.7%～74%，通过有机荧光染料分子等对其进行表面功能化和生物偶联处理后，可有效提高 GO 或 rGO 基材料的 PL 光强，降低其生物体内毒性，抑制传统荧光染料光漂白问题，提升探针近红外荧光细胞成像能力，在组织和器官成

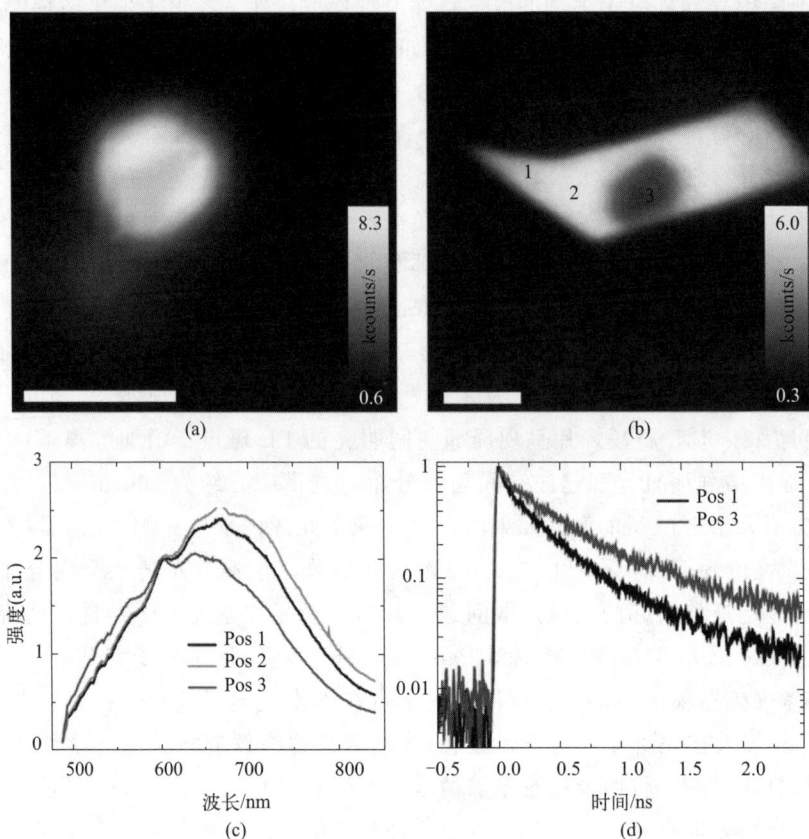

图 6.4　PL 衰变动力学测试

（a）共聚焦 PL 图像（氧化时间为 3 s），激光波长为 473 nm（2.62 eV），标尺为 5 μm；

（b）氧等离子体处理 5 s 后，PL 图像分布均匀，标尺为 10 μm，位置 3 在强激光照射下出现漂白结果；

（c）分别对应于图（b）各位置的 PL 光谱；（d）分别对应于图（b）各位置的 PL 瞬态曲线[89]

像，包括多模式成像研究和治疗中占据重要地位[92-94]。此外，GO 兼具石墨烯碳
六方晶胞结构和亲水功能的含氧官能团，无需任何复杂的共轭作用，很容易与核碱
基通过 π-π 堆积作用吸附 ssDNA；通过三磷酸腺苷依赖的网格蛋白介导的内吞过
程，无损进入细胞内。有研究者构建了一种基于 GO 的纳米探针，用于荧光端粒酶
成像[95,96]。端粒酶引物（TP）链与 FAM 荧光标记的 DNA 杂合，得到拥有单链
尾的 FAM-DNA/TS，GO 通过吸收 FAM-DNA/TS 猝灭 FAM。Telo-merase 催化
使 TP 伸长，产生端粒重复序列，与 FAM-DNA 的单链尾部结合，获得 DNA 双
链，致使 DNA 双链在 GO 和 FAM 的信号恢复。这种基于 GO 的纳米探针可以在
多种细胞中用于端粒酶成像，准确检测细胞内端粒酶活性的变化。最近，有 GO 用
于活细胞荧光成像的研究，Song 等人报道了采用聚集诱导发光剂（AIEgen）与
GO 复合纳米材料作为生物传感器，用于细胞超敏感检测和 miRNA-155 细胞内高

精度时空成像研究[97]。首先，通过点击化学组装了 DNA 和 AIEgen，然后将发光体附着于 GO 片上，GO 发挥其猝灭背底荧光的作用。当出现 miRNA-155 时，所组装的生物传感器能够显示出强 AIE 荧光，在 30 min 内探测活细胞内浓度范围为 2 pmol/L～200 nmol/L 的靶向 miRNA，敏感度高于传统的聚集猝灭法探针，同时保持其优异的特异性；在检测时间和成本上，无需使用活性酶且在常温环境操作，因此优于金标准 RT-qPCR 方法。AIEgen/GO 体系在疾病的早期诊断和持续监测方面显示出巨大的应用潜力。

6.3.2 PA 和 US 造影剂

目前研究用于生物传感和生物图像的造影剂种类很多，包括金属纳米颗粒、过渡族金属硫化物/二维过渡族金属碳氮基纳米材料、碳基纳米材料、金属氧化物、有机小分子、半导体聚合物纳米颗粒等[98]。作为一种新型影像学检测技术，PA 和 US 分子成像的关键在于选取分子探针种类和功能。高性能分子成像探针通过增强体内图像的对比度，弥补常规诊断手段的缺陷与不足，为肿瘤早期监测提供更为精准的诊疗和治疗依据。石墨烯基纳米材料具有优异的物理化学性质，赋予其优异的生物活性，包括对细胞膜产生高渗透作用；高的表面面积使其易于功能化，如高效负载药物分子和靶向分子。体内外研究表明，石墨烯基纳米片可有效用于 PA 和 US 成像造影剂[99]。

还原氧化石墨烯拥有大的比表面积，在生理环境下分散性较好，有研究者通过聚乙二醇非共价修饰 rGO，体系显示出优异的近红外光吸收特性，吸收效率可媲美碳纳米管和贵金属金纳米材料，开启了 rGO 基材料在 PA 成像应用的探索研究[100]。随后，为了通过更为绿色的还原方法获得用于临床 PA 成像造影剂，Sheng 等人采用牛血清蛋白（BSA）作为还原剂和稳定剂，合成了分散性良好的 rGO 纳米片，平均横向尺寸为 70 nm 左右，如图 6.5 所示[101]。采用自制激光发射器体外评估 rGO 纳米颗粒 PA 成像能力，以 808 nm 激光波长激发 PA 成像，激光强度在安全范围内（<20 mJ/cm^2）。结果表明，与对照组琼脂糖和 GO 纳米颗粒相比，rGO 纳米颗粒 PA 信号强度高出约 3 倍，信号强度随浓度增加呈线性关系。老鼠体内 MCF-7 肿瘤模型研究结果表明，注入 rGO 基纳米颗粒造影剂，纳米材料在肿瘤区域明显富集，在半小时内，出现肿瘤 PA 信号，随着时间增加，强度上升，高峰值持续至少 4 h，如图 6.5（d）所示，说明 BSA 功能化处理的 rGO 纳米颗粒是一种性能良好的 PA 成像造影剂。为了增强 rGO 对入射光的吸收效率，拓宽吸收带宽，提高 PA 强度，科学工作者研究通过等离子体金纳米颗粒作为纳米天线，构筑 rGO-Au 造影剂，在光照时，Au 与 rGO 发生相互作用，增强光电流，提高 rGO 的光热转换功能[102]。

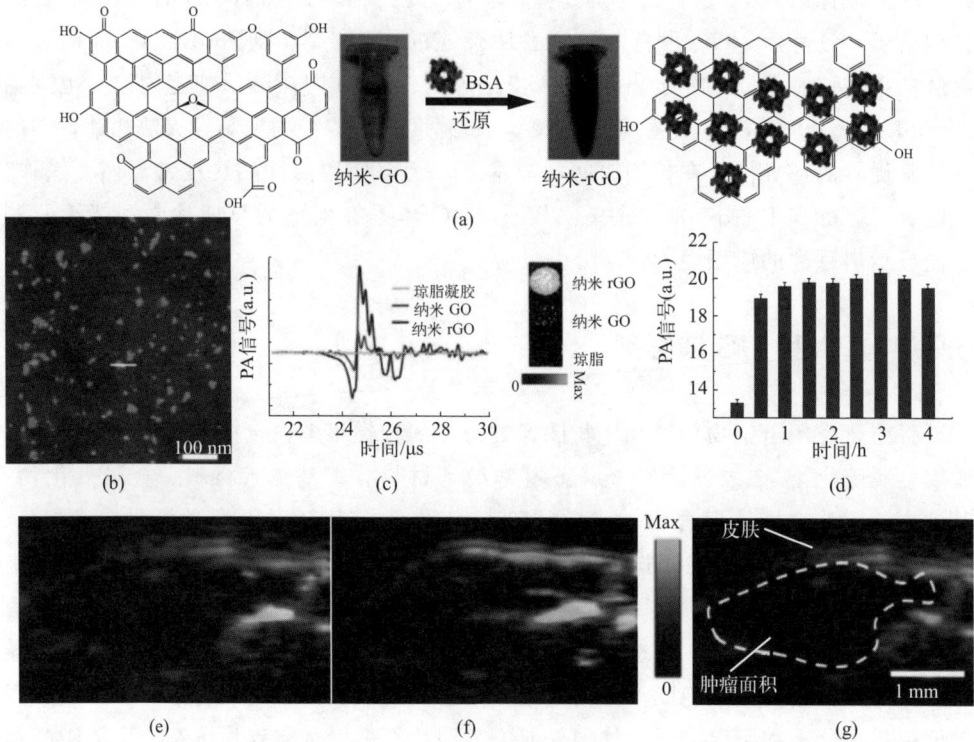

图 6.5　rGO 纳米片制备与表征

（a）使用 BSA 为还原剂制备 rGO 纳米颗粒示意图；（b）rGO 纳米片颗粒 AFM 图片；
（c）rGO 纳米颗粒（0.05 μg/mL）、GO 纳米颗粒（0.05μg/mL）、琼脂糖凝胶的 PA 信号曲线和 PA 图像；
（d）肿瘤区域 PA 信号强度随造影剂注入时间变换柱状图；采用 rGO 纳米片为造影剂获得的
肿瘤区域 US 和 PA 双模式成像；（e）0 h；（f）2 h；（g）肿瘤区域超声图像[101]

　　光热转换功能材料吸收光能后转化为热量，提高细胞膜的通透性，有助于药物和基因分子进入细胞，在局部定位高能辐照作用下，持续升高温度还有助于通过热疗作用杀死肿瘤细胞。基于 GO 光热特性和磁性（iron oxide，IO）聚乳酸（PLA）微泡，采用双乳化-溶剂挥发和静电吸附，合成 MR/US/PA 多模态成像造影剂 IO@PLA/GO。聚乳酸是一种非常常见的医用生物材料，具有优异的生物降解性，用于制备 US 成像造影剂；经 GO 负载超顺磁 Fe_3O_4 纳米粒子，可实现 MR 成像和定位磁靶向治疗，兼具高效的光热转换功能，实现光热治疗的目的。此外，利用 GO 吸收脉冲激光能量的结构优势，产生超声波，对肿瘤区域形成 US 影像。在成像技术引导下，结合光热、光动力学等疗法，可有效杀死肿瘤细胞，对正常细胞无副作用，是对肿瘤实现早发现、早预防和实时精准诊疗效果的一种非常具有临床应用潜力的新型药物[103]。

　　为了实现多模态引导的多种方式联合诊治肿瘤，需将多种功能材料有机结合起来，同时确保其生物安全性和稳定性。最近，Zhang 等人基于 rGO 研究设计了一种多模式成像-治疗纳米反应器——HMONs-rNGO@Fe$_3$O$_4$/MnO$_x$@FA/DOX/TPP 纳米颗粒[104]。其中，GO 接枝中空介孔有机硅作为功能载体平台，负载药物阿霉素（DOX）和光敏剂四苯基卟啉（TPP），形成纳米颗粒核心，再由脂质体热敏材料包裹，如图 6.6 所示。此外，GO 表面的金属氧化物纳米颗粒具有多功能作用，即增强光热转换效率、磁共振成像造影剂、增强 PA 成像敏感性和特异性，以及催化过氧化氢产生活性氧自由基；脂肪酸（FA）作为有机相转变材料，包裹负载了药物和光敏剂的 HMONs-rNGO@Fe$_3$O$_4$/MnO$_x$。体内研究结果表明，纳米体系可有效富集于大鼠 HeLa 细胞肿瘤区域，在近红外光照射下，通过 FL、PA 和磁共振同时对肿瘤成像；在光热环境下，DOX 和 TPP 经 FA 融化后在肿瘤部位缓慢释放，实现光热/光动力/化学疗法联合治疗，成功抑制了肿瘤的生长，且没有产生明显的副作用，为多模式成像引导多方式联动治疗恶性肿瘤提供了一个独特方法。

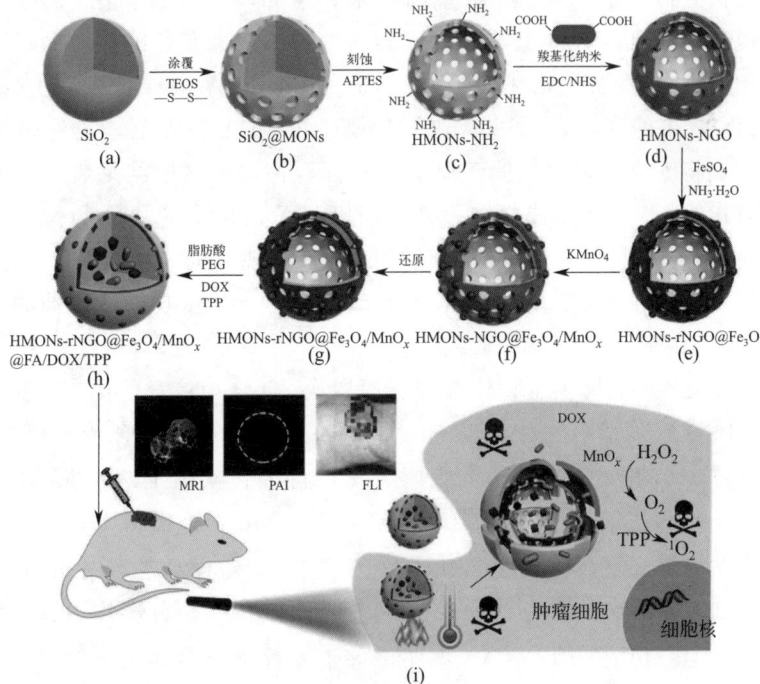

图 6.6 中空介孔有机硅纳米粒子的设计与制备示意图

(a) SiO$_2$ 纳米颗粒（NPs）；(b) 介孔有机硅纳米颗粒的合成（SiO$_2$@MONs）；
(c) 氨基修饰的中空 MONs（HMONs-NH$_2$）的合成；(d) 通过自组装和缩合反应合成 HMONs 和 GO 纳米颗粒（NGO）；(e) 原位生成结合在 HMONs-NGO 表面上的超顺磁 Fe$_3$O$_4$ 纳米颗粒（Fe$_3$O$_4$ NP）；
(f) 高锰酸钾原位还原产生 MnO$_x$ 纳米颗粒（MnO$_x$ NPs）；(g) NGO 的进一步还原；
(h) 通过相转移和卵磷脂囊泡将 DOX/TPP 负载到 HMONs-rNGO@Fe$_3$O$_4$/MnO$_x$ 纳米颗粒表面；
(i) 近红外触发的多模成像引导的化学-供热-光动力联合治疗示意图[104]

6.3.3 CT 造影剂

贵金属 Au 和 Ag 等纳米粒子具有显著的 X 射线衰减效应,被认为是潜在的 CT 造影剂,造影增强成像效果与纳米粒子用量呈正相关。但是,纳米粒子在生物体内易团聚,而且过多用量会产生安全性问题[105]。为此,Shi 等人率先开展了 GO 分散和高效负载 Ag 纳米粒子制备兼具化-光热疗和 CT 成像的多功能平台[106],开启了基于 GO 和 rGO 纳米材料构筑包括 CT 成像方式在内的双模式和多模式成像造影剂的研究,如 CT/US[107]、CT/MR[108-112]、CT/PA[113]、CT/PL 和 CT/PET[113-116] 等多种造影剂。

为了协同发挥 US 高灵敏度和 CT 高分辨成像的优势,克服 CT 成像技术对软组织不敏感的问题,Jin 等人基于 GO 纳米材料设计了集 US 和 CT 成像造影增强于一体的新型造影剂[107]。与贵金属纳米粒子和碳纳米管相比,GO 不仅规模化制备成本低,而且在性能上,具有优异的生物相容性和长的血液循环时间,在近红外区光吸收能力强,光热转换效率高。采用 PLA 微球负载 Au 纳米颗粒,提升 US 成像效果的同时,通过 Au 纳米粒子作为 CT 造影剂,再通过静电层层自组装技术,将 GO 纳米片吸附于微胶囊表面。体内外试验结果表明,复合微胶囊不仅同时作为 US 和 CT 成像造影剂,清晰显示出肿瘤的尺寸和位置,而且在 US 实时成像引导和监测下,近红外激光诱导可实现靶向定点实施光热治疗,有效避免损伤周围正常组织。复合微胶囊的研究为下一代多功能造影剂的开发提供了新机遇。

为了充分发挥 CT 提供生物体精准、深层次 3D 结构信息的优势,弥补 CT 成像的不足,Bi 等人基于 GO-PEG 设计了一种高水溶解度的复合造影剂兼治疗剂,即采用热分解、水热反应结合静电吸附方法,将上转换稀土纳米粒子(UCNPs,Gd+Yb+Tm)和超细 $ZnFe_2O_4$ 纳米粒子(3~5 nm,如图 6.7A-f)锚定于 GO 纳米片表面,构筑成复合纳米材料 GZUC-PEG[113]。对样品进行结构和形貌表征,结果表明,GO 纳米片厚度为 1~2 nm,UCNPs 纳米颗粒分布均匀、颗粒分散度高,尺寸小于 10 nm,如图 6.7A-e 所示。为了弥补单一 GO 光热疗和光动力治疗肿瘤能力不足的问题,采用 $ZnFe_2O_4$ 纳米颗粒,在紫外光区超强吸收产生活性氧自由基(与肿瘤细胞中 H_2O_2 反应生成羟基自由·OH),破坏生物分子,促使细胞凋亡,而且在紫外光激发下,纳米颗粒发生芬顿反应,通过 Fe^{2+}/Fe^{3+} 循环反应,不断产生更多的·OH;而磁性纳米粒子又具有 MR 成像功能。考虑到紫外光穿透性差,采用 UCNPs,同时具有优异的 X 射线衰减能力,产生 CT 成像。经红外光照射,肿瘤区域因光热升温使周围组织膨胀和振动,形成 PA 影像。因此,在 CT/MR/PA 多模式成像引导下,结合复合纳米粒子产生光热和光动力疗法,

GZUC-PEG 显示优异的杀死恶性肿瘤细胞的能力，对周围正常细胞低毒，如图 6.7(B-b) 所示。

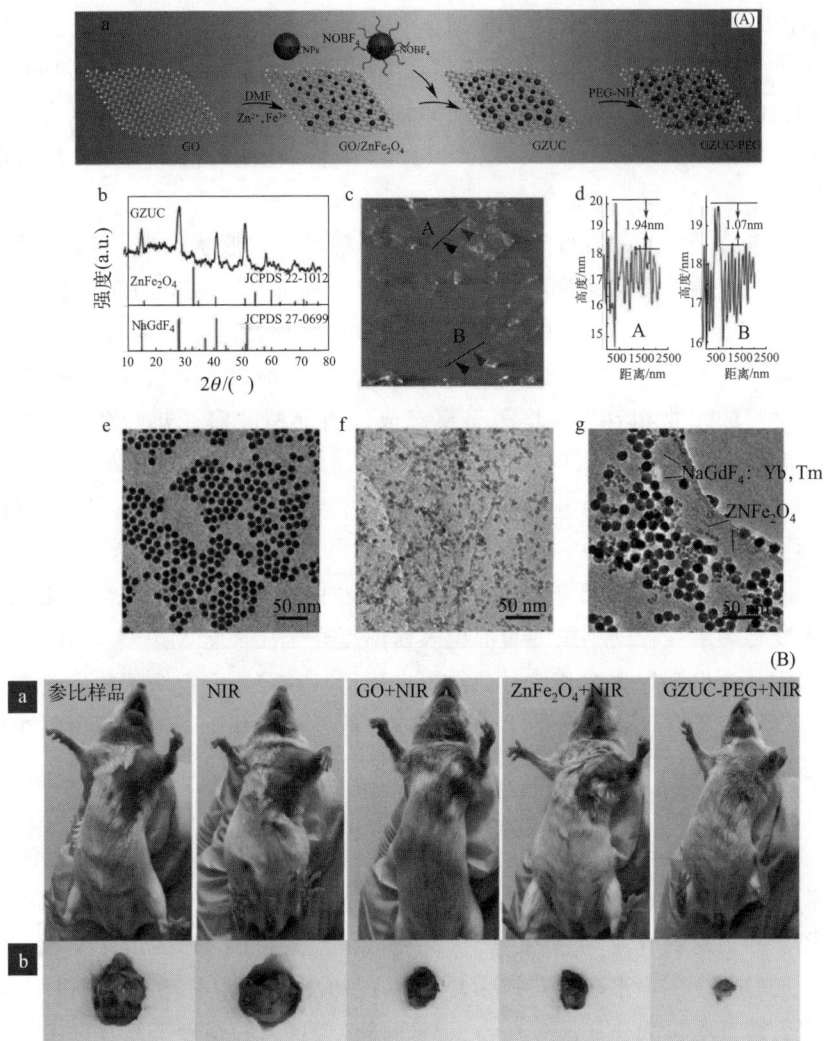

图 6.7　GZUC-PEG 合成及小鼠治疗效果

(A) GZUC-PEG 合成示意图；(B-a) 五组荷瘤小鼠接受不同治疗方法后，肿瘤部位的数字图像；

(B-b) 荷瘤小鼠治疗 14 天后，不同组采用不同方法治疗肿瘤部位图片[113]

6.3.4　MR 造影剂

MR 成像技术具有优异的时空分辨率、组织穿透深度和无电离辐射等优点，广泛应用于临床疾病诊断。但是当病理和非病理组织之间的质子密度和弛豫时间相近时，MR 成像反应出的信号变化很小，导致图像对比度很低，无法进行特异性诊断[117]。为此，需采用 MRI 造影剂增强信号。金属钆、锰或超顺磁氧化铁纳米粒子（IONPs）是临床 MR 成像常用的造影剂，其中 IONPs 具有价格低、物理化学性质稳定、生物相容性和环境安全性好等优点。此外，磁性纳米粒子还拥有磁场引导下药物靶向递送能力、磁热疗和热消融等功能。然而，这些造影剂也会与血浆发生相互作用导致电晕效应，在 T_2 磁共振造影中弛豫性能较低，实际使用时面临严重的局限性。

磁性纳米粒子优异的磁性行为强烈依赖颗粒尺寸和形状。当 IONPs 的尺寸小于 15 nm 时，室温下呈现超顺磁性，然而易于发生聚集，使磁性能下降。通过复合其他材料如 Au、Ag 和 Co_3O_4 等涂层，可以改善磁性纳米颗粒的分散性。Yang 等人率先设计了基于 rGO 分散和高效负载 IONPs 复合体系，并采用 PEG 进一步提升复合材料的生物相容性，作为多模态成像引导型肿瘤光热疗药物[118]。利用 rGO-IONPs-PEG 优异的近红外光吸收性能和强的磁性能及增强渗透和保留效应（enhanced permeability and retention，EPR），使纳米造影剂易于富集在肿瘤部位，在 4T1 乳腺荷瘤小鼠体内同时产生 FL、PA 和 MR 影像，激光（808 nm，0.5 W/cm^2，功率密度远低于施加于金纳米颗粒的 $1\sim4$ W/cm^2）定位照射 5 min 后，注入复合纳米颗粒的小鼠肿瘤部位表面温度升至 48℃。经观察，肿瘤经 48 天未出现再生长，也未发生像其他对照组死亡病例。各脏器官组织切片染色结果未见明显器官损伤或异常现象。高的生物学性能和低毒性为基于石墨烯基材料构建肿瘤诊治多功能平台指明了新方向。

为了增强光热疗吸收剂对近红外光的吸收能力，同时构建多功能造影剂以实现影像引导下高效诊治肿瘤的目的，Shi 等人采用 IONPs 和 Au 纳米颗粒同时修饰 GO 纳米片构建复合纳米材料，首次探讨了复合材料的 MR/CT 双模成像和光热量效果，图 6.8 为材料合成示意图[108]。首先，采用改进的 Hummers 方法制备 GO 胶体，再通过原位一步水热法获得 IONP 和 rGO 纳米片混合溶液，Zeta 电位测试表明，混合溶液电位为 -35 mV。为了与同样带负电荷的金种子复合，采用中间体 PEI 修饰 GO-IONP，使其表面电荷为正，Zeta 电位数值变为 36 mV。最后，通过硫辛酸修饰的 PEG（LA-OEG）改性上述复合体系，使其具备高度水溶性和生理环境下高度稳定特性。纳米复合材料显示超顺磁性质，饱和磁化强度约为 20 emu/g，满足 T_2 型造影剂功能要求[119]。体外试验结果表明，GO-IONP-Au-PEG 几乎无毒，在分子靶向或磁靶向引导下，定点产生光热转换功能，杀死肿瘤细胞；荷瘤小鼠体内评估显示，双模成像下引导的光热疗可有效破坏肿瘤，GO-IONP-Au-PEG 作为 PTT 药物，具有优异的肿瘤消融治疗效果。本项研究为基于石墨烯功能纳米复合材料构建肿瘤诊疗剂提供了新途径。

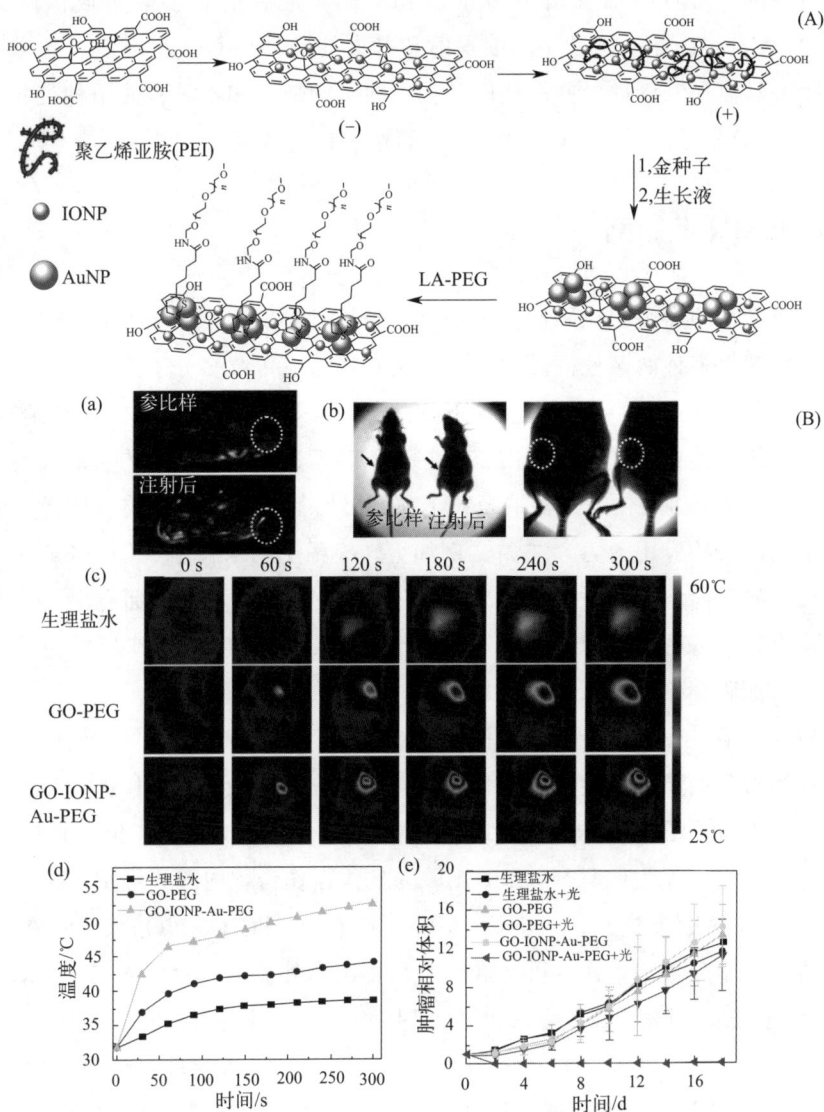

图 6.8 GO-IONP-Au 合成及成像治疗效果

（A）GO-IONP-Au 纳米复合物合成示意图；（B）小鼠体内 MR/CT 双模态成像和光热疗结果：
（a）4T1 荷瘤小鼠在瘤内注射 GO-IONP-Au-PEG 之前（上图）和之后（下图）的 T_2 加权 MR 图像，
（b）荷瘤小鼠在瘤内注射 GO-IONP-Au-PEG 之前（左图）和之后（右图）的 CT 图像，图像中的肿瘤以
白色圆圈或黑色箭头突出显示出来，（c）激光照射（808 nm，0.75 W/cm²）下注射生理盐水、GO-PEG 或
GO-IONP-Au-PEG 的荷瘤小鼠的红外图像，（d）不同处理方式下，小鼠肿瘤部位温度的变化，
（e）经不同方式处理肿瘤组小鼠的肿瘤生长曲线，肿瘤体积已恢复至其初始大小，
误差棒为每组 7 个肿瘤的标准差[108]

目前探讨单质石墨烯及衍生物作为 MR 成像造影剂和多模态成像研究还较少[120-123]。Enayati 等人通过 γ-射线辐射和退火处理，在 GO 晶格中引入磁矩，探讨了超顺磁磁性和铁磁性，并围绕碳结构中的结构缺陷和含氧官能团种类和密度研究了磁有序机理，评估了 rGO 作为 MRI 造影剂的性能优势。

6.3.5　NMR 造影剂

分子成像在肿瘤组织识别和界定中具有特异性强、灵敏度高的优势。NMR 成像增强造影剂由多种两亲性嵌段共聚物自组装，形成传统多分子聚合物胶束，体内稳定性往往不佳，这是由于体内环境下，两亲聚合物的浓度因素、聚合物胶束与血清蛋白之间的各种相互作用、体内流动应力、温度、离子强度等均会对其稳定性造成影响[124]。基于功能化的无机纳米粒子和石墨烯基纳米材料，构筑成像增强造影剂，显示出巨大的应用潜力[125,126]。例如上转换稀土纳米粒子（UCNPs），不仅光发射功能优异，而且与顺磁金属离子 Gd^{3+} 组成复合探针，同时拥有上转换发光和 MR 成像功能，实现肿瘤的可视化[113]；此外，UCNPs 还可为其他成像技术提供组装平台，如联合 PA、NMR 成像等。

有研究者最早开展纳米石墨烯作为 PET 成像探针研究[127,128]。他们采用放射性标记纳米石墨烯及经抗体偶联，实现石墨烯基造影剂小鼠体内靶向和肿瘤血管 PET 成像，结果如图 6.9 所示。PET 成像采用 ^{66}Ga 为放射性标记物，PEG 修饰 GO 纳米片，NOTA 为偶联剂，TRC105 为抗体，作为靶向配体绑定 CD105（肿瘤血管生成的血管标志物）。^{66}Ga-NOTA-GO-TRC105 和 ^{66}Ga-NOTA-GO 在 4T1 荷瘤小鼠血清中十分稳定，体内可经肝胆路径排出体外。^{66}Ga-NOTA-GO-TRC105 在肿瘤中迅速积累，肿瘤摄取量随时间保持稳定，从最初的 0.5 h 内的（3.8±0.4）% ID/g 到 24 h 后的（4.5±0.4）% ID/g，在 7 h 达到最大峰值，为（5.8±0.3）% ID/g。通过对比非偶联 TRC105 的阻断研究，并经生物体内分布状况和组织学研究，证实 ^{66}Ga-NOTA-GO-TRC105 具有 CD105 特异性。此外，组织学检查显示，NOTA-GO-TRC105 靶向具备肿瘤血管 CD105 特异性，几乎没有出现外渗现象。此项研究证明，基于 GO 构建具有 PET/CT 双模式成像功能的造影剂，不仅辅助研究 ^{66}Ga-NOTA-GO-TRC105 的药代动力学，而且同时实现 CD105 在荷瘤小鼠体内特异性地靶向肿瘤新生血管系统。

光动力疗法（PDT）是一种经美国食品和药品监督管理局批准的局部治疗多种肿瘤、心血管、皮肤病和眼科疾病的方法[129]。PDT 通过在细胞周围或内部产生活性氧自由基（ROS）破坏细胞氧化-抗氧化平衡，打破其正常新陈代谢，造

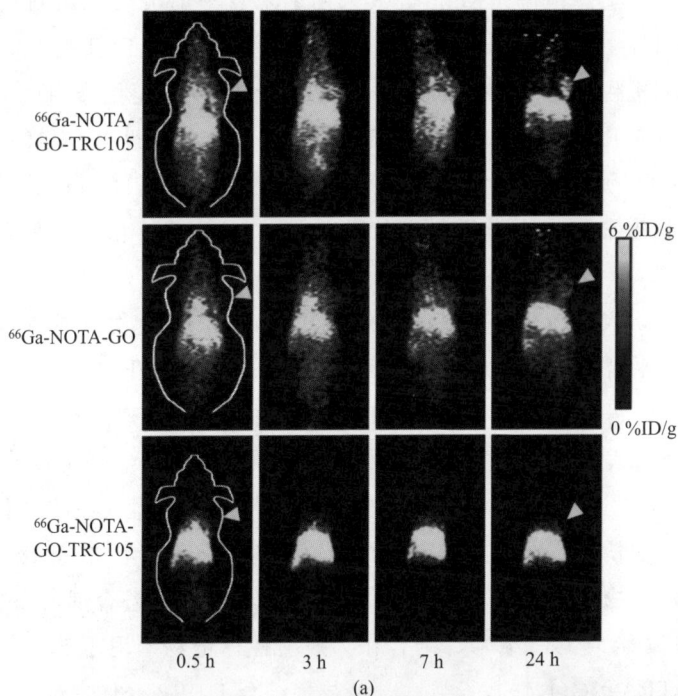

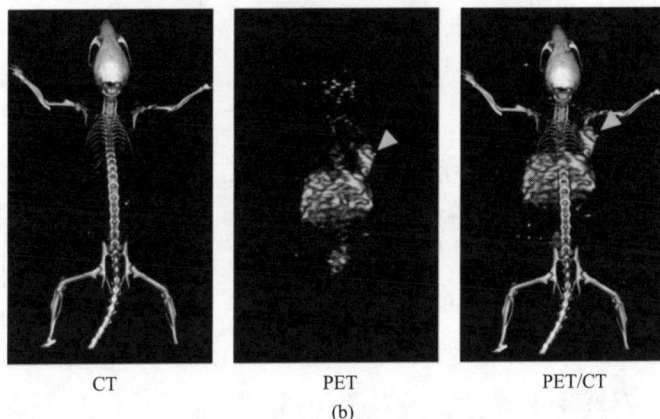

图 6.9　4T1 荷瘤小鼠体内[66]Ga 标记 GO 偶连体的 PET/CT 成像图

（a）在 TRC105 阻断剂后 2 h 注射[66]Ga-NOTA-GO-TRC105、[66]Ga-NNOTA-GO 或[66]Ga-NODA-GO-TLC105 后，
不同时间点采集的 4T1 荷瘤小鼠的连续冠状 PET 图像；（b）注射后 3 h，4T1 荷瘤小鼠体内
[66]Ga-NOTA-GO-TRC105 典型 PET/CT 图像，所有图像中的肿瘤皆用箭头表述[127]

成细胞毒性。与药物化学疗法和放射性疗法相比，PDT 显示出更小的副作用和
特异性杀死肿瘤细胞的特性。通过对光敏剂进行光照处理是产生 ROS 的方法之
一，而将光敏剂定点、高效递送至肿瘤区域是实现肿瘤快速准确反应的关键。
HPPH 是第二代光敏剂，可用于 PDT，排出速度更快，更安全，而且性能优异，具有更宽泛的肿瘤适用范围。Rong 等人采用纳米石墨烯负载 HPPH 光敏剂，实现多模态成像引导下的 PDT，为石墨烯作为药物载体提高 PDT 疗效、延长患者治疗后的生存期提供理论和实验依据[130]。GO 经 PEG 功能化修饰后，通过大分子 π-π 堆垛，与 HPPH 形成 GO-PEG-HPPH 复合物，借助金属^{64}Cu 标记 HP-PH，在 FL/PET/PA 成像下，以 GO 为载体，显示出 HPPH 高负载率、肿瘤区域定点递送和肿瘤细胞内吞量增加等特性，与单一 HPPH 相比，复合物杀死肿瘤细胞效率更高。

Cornelissen 等人是较早研究基于纳米 GO（NGO）构建分子成像探针并成为肿瘤诊治多功能平台的研究者之一[131,132]。他们采用 NGO 和曲妥珠单抗（Tz）构筑了放射免疫剂，可同时实现小鼠体内 HER2 阳性肿瘤靶向递送和 SPECT 成像功能。HER2 受体过表达是一大类乳腺癌中常见现象，相关肿瘤侵袭性和转移倾向，研究 HER2 受体的分子成像对于肿瘤早期预防与精准诊治意义重大。传统成像分子探针体内半衰期长，使肿瘤与背底组织对比度低。研究者首先将 Tz 与 NGO 偶联，形成免疫轭合物，再采用 π-π 堆垛策略，通过金属离子螯合剂（BnDTPA）将金属铟-111（^{111}In）与 GO 纳米片结合作为放射性标记物，用于 SPECT-CT 双成像（^{111}In-BnDTPA-NGO-Tz），通过 Tz 特异性结合 HER2 受体，提供有利的药代动力学。与单一的 Tz 肿瘤靶向相比，通过 NGO 与 Tz 免疫耦合协同作用，对 HER2-阳性肿瘤的摄取能力明显高于体外吸收（体外结合减少 33%，体内结合减少近 90%）。

最近，Jasim 等人利用放射性金属螯合剂对 GO 功能化处理，通过 SPECT/CT 成像，对 GO 在生物体内的分布与清除做了一项非常有趣的研究[133]。研究者首先设计了三组不同横向尺寸的 GO 纳米片，分别为大尺寸（1~35μm）、小尺寸（30 nm~1.9 μm）、超小尺寸（10~550 nm），如图 6.10(a) 所示。Zeta 电位分析，三种尺寸的 GO 纳米片均具有良好的分散性[图 6.10(b)]，包括负载 DOTA 分子探针的纳米片。双模态成像结果显示，经 GO 改进的分子探针注入体内后，在组织中迅速分布至全身，分布的具体脏器部位与 GO 纳米片尺寸相关。大尺寸的 GO-DOTA 倾向于在肺内聚集，随注入时间的延长，含量逐渐降低，24 h 后肺内信号迅速减弱，清除机理归因于肺巨噬细胞吞噬作用[134]；部分小尺寸和超小尺寸 GO 纳米片分布于肝脏和脾脏。所有尺寸的 GO 纳米片都经尿液排泄出体外，说明肾脏排泄对横向尺寸并无选择性，但是大尺寸的 GO 排出的速度较慢。此项研究一方面证实 GO 可以同时负载 SPECT 和 CT 成像探针，在生物体全身呈现优质的成像效果，另一方面对 GO 在生物医学领域的安全、多种靶向器官的应用提供了设计思路和指导意义。

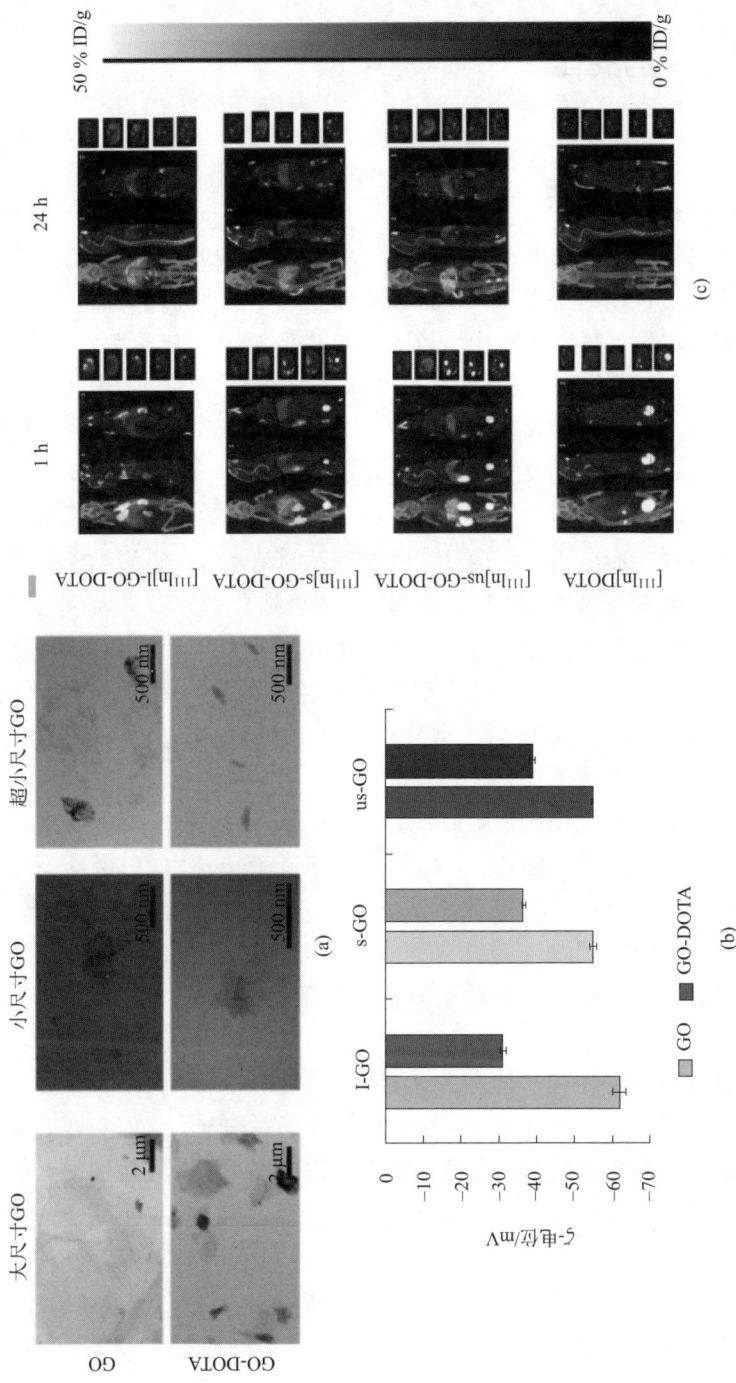

图 6.10　三种不同尺寸 GO 和 GO–DOTA 纳米片的 TEM 图像（a），Zeta–电位（b），SPECT/CT 图像（c）
［每克组织注射剂量的百分比，从左到右（全身最大强度投影）依次为矢状面、冠状面和横断面图］[133]

6.4 结论与展望

石墨烯及功能化石墨烯，包括氧化石墨烯和还原氧化石墨烯，以其优异的生物相容性、细胞摄取特性、生物分子共轭作用、对特定波长电磁波的高效吸收和其他灵活的化学修饰能力，作为造影剂，在各种成像方式中受到持续关注，如光致发光成像、光声或超声成像、磁共振成像、核磁共振成像等。尤其石墨烯基全碳材料，构筑磁有序 MRI 造影剂的研究更是方兴未艾，有力推动了石墨烯基材料未来在生物医学领域的应用。深入了解和掌握石墨烯基材料成像机理，相关的材料成分和结构因素及调控方法，是实现其成功应用的重要前提。

通过光致发光可产生包括化学和生物分析、及时诊断，以及细胞、组织和生物体内成像与治疗等多方面应用，大量具有荧光特性的纳米粒子被科学工作者所关注和开发研究，其中包括石墨烯衍生物。作为 PL 成像造影剂，石墨烯衍生物的优势在于在紫外光区超强的光吸收能力，而且会迅速减弱至可见光谱区域，这与其电子结构中发生 π-π * 、σ-π * 和 n-π * 转换密切相关。氧化石墨烯和还原氧化石墨烯 PL 成像的一个共同特征是 PL 发射光谱分布取决于激发波长，即随着激发波长漂移至长波段，发射波长也移至长波区。但是石墨烯量子点制剂具有与激发波长几乎无关的 PL 发射特性，更适用于作为荧光探针类材料。GO 或 rGO 及 GQD 对光的吸收系数是决定性能的关键指标之一，密切关联于碳骨架结构中 sp^3 基体中的 sp^2 畴区量子限域尺寸——设计制备每个量子点，使其小到仅有单个光致发光 sp^2 畴，且尽可能均一尺寸分布。此外，结构缺陷也是影响 GO 或 rGO 荧光性质的因素。如果排除样品制备中可能引入的其他金属杂质和氧化物碎片等异类原子，rGO 具有比 GO 更高的 PL 发射效率。

光声成像是近年来发展起来的一种新型影像学技术，无侵入损伤也无电离危害，可利用相同的对比度在所有层次成像，包括分子、细胞、组织和器官等，对于肿瘤的早期诊断和研究血管生成具有重要价值。作为光声成像外源性增强剂，要求造影材料具有高的光热转换效率，尤其对近红外光吸收能力强，光声成像部位广，良好的代谢能力，无毒副作用，以及监测光热疗效等。GO 在近红外区吸收能力强，光热性能优异，因此是光热治疗首选制剂。但是，受限于其内禀结构调控极限，获得高的光热治疗效果兼具 PA 成像功能，尤其对肿瘤的准确诊断和优异的治疗效果，目前尚需与其他纳米材料联合使用。

CT 成像造影剂存在主要问题是成本高、用量大，而且临床尚无多功能 CT 造影剂。良好的 CT 成像效果与造影剂在肿瘤组织部位富集量密切相关，但是仅基于肿瘤组织的高通透性和滞留效应产生的富集量十分有限，而大剂量使用无疑会给生物体带来一定的毒副作用，将 CT 成像技术与其他成像模式联合使用可能是解决上述问题的方法之一。此外，GO 或 rGO 纳米材料具有高的比表面积和表面结构优势，易于实施化学修饰，是一种非常有潜力成为多功能成像造影剂和治疗试剂平台的材料。

基于 GO 和 rGO 优异的生物学性质和多种生物医用功能，探索构筑其室温磁有序结构是其用于 MR 成像技术最有价值的研究之一。与磁性金属及合金造影剂相比，全碳磁性材料拥有诸多优点，如轻质、高化学稳定性、来源丰富，易于制备、成本低等，但是本征石墨烯和 GO 一度被认为不能用于 MRI 造影剂，因为它们是抗磁性材料。目前，越来越多的研究发现，缺陷石墨烯、GO 和 rGO 中存在基于碳材料的磁有序结构。晶格空位、置换原子、吸附原子、zig-zag 边缘结构乃至晶格扭曲等都成为费米面处诱导产生类局域态的因素。在临界缺陷密度状态下，缺陷和 π 键之间电子相互交换变得不稳定，使石墨烯结构中诱导产生磁性成为可能，即石墨烯中磁有序依赖于缺陷浓度及这些在亚晶格中的缺陷之间的耦合作用。虽然不断有报道通过各种策略在石墨烯及衍生物中产生超顺磁性和铁磁性的研究，但是，实验中获得的碳材料的磁化强度仍然比较低，而且尚未见相关 MR 成像研究的报道。

多模态成像应用潜力巨大。如将 CT 与 PA 或 US 结合，充分发挥 CT 易于形成 3D 视觉图像和易于定位的优势，发挥 PA 或 US 穿透深度高，对软组织成像对比度良好和出色的高灵敏度优势，用于可视化组织功能和疾病，如脑功能成像和肿瘤血管生成监测等。将 MR 与 CT、PL 或 PET 联合互补成像，设计多种成像造影剂于一个载体平台，或者同一材料具有多种成像功能，是充分发挥成像信号增强、精准诊断与高效治疗的又一设计方案，例如 CT/MR 双模成像并引导光热治疗，在肿瘤的早期诊断和治疗方面具有应用价值。

实现石墨烯基材料作为生物成像造影剂和治疗剂还任重道远，尚需准确评估材料在生物体内的长期安全性。此外，如下几个方面也是在设计和策划石墨烯基造影剂时需考虑的前提条件：①石墨烯材料的纯化，通常需通过透析、动态过滤或离心过滤，并通过超离心方法（例如 GO 量子点）进行粒度选择；②在构筑多功能石墨烯基诊疗平台时，共价或非共价修饰作用会消耗碳骨架中的 sp^2 畴，改变畴区尺寸与分布，由此可能会造成诸如 PL、光热和磁性等属性变化；③设计 GO 或 rGO 生物体内多模态成像造影剂时，应充分考虑到石墨烯基材料在待成像的组织器官的择优分布情况，例如 GQD 参与 PL 成像的适用组织等问题。

参考文献

［1］ Berry D B, Englund E K, Chen S C, et al. Medical imaging of tissue engineering and regenerative medicine constructs ［J］. Biomater Sci, 2021, 9: 301-314.

［2］ Paefgen V, Doleschel D, Kiessling F. Evolution of contrast agents for Ultrasound imaging and Ultrasound-mediated Drug Delivery ［J］. Front Pharmacol, 2015, 6: 1-16.

［3］ Chen Q, Liang C, Wang X. An albumin-based theranostic nano-agent for dual-modal imaging guided photothermal therapy to inhibit lymphatic metastasis of cancer post-surgery ［J］. Biomaterials, 2014, 35: 9355-9362.

［4］ Sun X L, Cai W B, Chen X Y. Positron emission tomography imaging using radio labeled inorganic nanomaterials ［J］. Accounts Chem Res, 2015, 48: 286-294.

［5］ Gu Z J, Zhu S, Yang L, et al. Graphene-based smart platforms for combined cancer therapy ［J］. Adv Mater, 2019, 31: 1800662.

［6］ Calliada F, Campani R, Bottinelli O, et al. Ultrasound contrast agents - Basic principles ［J］. Eur J Radiol, 1998, 27: 157-160.

［7］ Xu Y, Wang X C, Cheng L, et al. High-yield synthesis of gold bipyramids for in Vivo CT imaging and photothermal cancer therapy with enhanced thermal stability ［J］. Chem Eng J, 2019, 378: 122025.

［8］ Singhi A D, Koay E J, Chari S T, et al. Early detection of pancreatic cancer: Opportunities and challenges ［J］. Gastroenterology, 2019, 156: 2024-2040.

［9］ Guo Z, Zhu S, Yong Y, et al. Synthesis of BSA-coated $BiOI@Bi_2S_3$ semiconductor heterojunction nanoparticles and their applications for radio/photodynamic/photothermal synergistic therapy of tumor ［J］. Adv Mater, 2017, 44: 1704136.

［10］ Iyad N, S. Ahmad M, Alkhatib S G, et al. Gadolinium contrast agents-challenges and opportunities of a multidisciplinary approach: Literature review ［J］. Eur J Radiol Open, 2023, 11: 100503.

［11］ Shen Y, Goerner F L, Snyder C, et al. T_1 relaxivities of gadolinium-based magnetic resonance contrast agents in human whole blood at 1.5, 3, and 7 T ［J］. Invest Radiol, 2015, 50 (5): 330-338.

［12］ Wang F, Peng E, Zheng B, et al. Synthesis of water-dispersible Gd_2O_3/GO nanocomposites with enhanced MRI T1 relaxivity ［J］. J Phys Chem C, 2015, 119 (41): 23735-23742.

［13］ Seo W S, Lee J H, Sun X, et al. FeCo/graphitic-shell nanocrystals as advanced magneticresonance-imaging and near-infrared agents ［J］. Nat Mater, 2006, 5: 971-976.

［14］ Zhou Z, Bai R, Munasinghe J, et al. T_1 - T_2 dual-modal magnetic resonance imaging: From molecular basis to contrast agents ［J］. ACS Nano, 2017, 11: 5227-5232.

［15］ Chen B, Liu L, Yue R, et al. Stimuli-responsive switchable MRI nanoprobe for tumor theranostics ［J］. Nano Today, 2023, 51: 10193.

［16］ Zhang G, Li N, Qi Y, et al. Synergistic ferroptosis-gemcitabine chemotherapy of the gemcitabine loaded carbonaceous nanozymes to enhance the treatment and magnetic resonance imaging monitoring of pancreatic cancer ［J］. Acta Biomater, 2022, 142: 284-297.

［17］ Wang X, Qi Y, Hu Z, et al. $Fe_3O_4@PVP@DOX$ magnetic vortex hybrid nanostructures with magnetic-responsive heating and controlled drug delivery functions for precise medicine of cancers ［J］. Adv Compos Hybrid Ma, 2022, 5: 1786-1798.

[18] Sheng Z, Hu D, Zheng M, et al. Smart human serum albumin-indocyanine green nanoparticles generated by programmed assembly for dual-modal imaging-guided cancer synergistic phototherapy [J]. ACS Nano, 2014, 8: 12310-12322.

[19] Kenry, Duan Y, Liu B. Recent advances of optical imaging in the scond near-infrared window [J]. Adv Mater, 2018, 30 (47): 1802394.

[20] Wu Y, Ali M R K, Chen K C, et al. Gold nanoparticles in biological optical imaging [J]. Nano Today, 2019, 24: 120-140.

[21] Sheng D L, Liu T Z, Deng L M, et al. Perfluorooctyl bromide & indocyanine green co-loaded nanoliposomes for enhanced multimodal imaging-guided phototherapy [J]. Biomaterials, 2018, 165: 1-13.

[22] 李金玲, 卢新良, 符雅薇, 等. 新型类石墨烯二维纳米材料应用于肿瘤光声成像的研究进展 [J]. 生命科学, 2021, 33 (4): 479-489.

[23] Bao C, Conde J, Pan F, et al. Gold nanoprisms as a hybrid in vivo, cancer theranostic platform for in situ, photoacoustic imaging, angiography, and localized hyperthermia [J]. Nano Res, 2016, 9: 1043-1056.

[24] Zha Z B, Zhang S H, Deng Z J, et al. Enzyme-responsive copper sulphide nanoparticles for combined photoacoustic imaging, tumor-selective chemotherapy and photothermal therapy [J]. Chem Commun (Camb), 2013, 49 (33): 3455-7.

[25] Ma Y, Tong S, Bao G, et al. Indocyanine green loaded SPIO nanoparticles with phospholipid-PEG coating for dual-modal imaging and photothermal therapy [J]. Biomaterials, 2013, 34 (31): 7706-7714.

[26] Jing L J, Liang X L, Deng Z J, et al. Prussian blue coated gold nanoparticles for simultaneous photoacoustic/CT bimodal imaging and photothermal ablation of cancer [J]. Nanoscale, 2013, 5 (10): 4462-4467.

[27] Lin J, Chen X Y, Huang P. Graphene-based nanomaterials for bioimaging [J]. Adv Drug Deliver Rev, 2016, 105: 242-254.

[28] Ovchinnikov A A, Spector V N. Organic ferromagnets. New results [J]. Synthetic Met, 1988, 27: B615-B624.

[29] Ovchinnikov A A, Shamovsky I L. The structure of the ferromagnetic phase of carbon [J]. J Mol Struct (Theochem), 1991, 251: 133-140.

[30] Makarova T L, Sundqvist B, Höhne R, et al. Magnetic carbon [J]. Nature, 2001, 413: 716-718.

[31] Joshi N N, Narayan J, Narayan R. Multifunctional carbon-based nanostructures (CBNs) for advanced biomedical applications-a perspective and review [J]. Mater Adv, 2024, 5 (23): 9160-9174.

[32] Zhang J, Deng Y, Hu X, et al. Molecular magnets based on graphenes and carbon nanotubes [J]. Adv Mater, 2019, 31: 1804917.

[33] Zhang G J, Wu H, Yang L, et al. Graphene-based spintronics [J]. Appl Phys Rev, 2024, 11 (2): 021308.

[34] 曲良体, 张志攀. 石墨烯化学与组装技术 [M]. 上海: 华东理工大学出版社, 2020.

[35] Singh V, Joung D, Zhai L, et al. Graphene based materials: Past, present and future [J]. Prog Mater Sci, 2011, 56 (8): 1178-1271.

[36] Novoselov K S, Geim A K, Morozov S V, et al. Electric field effect in atomically thin carbon films [J]. Science, 2004, 306 (5696): 666-669.

[37] Rao C N R, Sood A K, Subrahmanyam K S, et al. Graphene: the new two-dimensional nanomaterial

［J］．Angew Chem Int Edit，2009，48：7752-7777.

［38］ 郑玉强，王世勇．低维石墨烯体系中的离域磁性［J］．物理学报．2022，71（18）：330-347.

［39］ Li Z，Li S，Xu Y，et al. Recent advances in magnetism of graphene from 0D to 2D［J］．Chem Commun（Cambridge，England）．2023，59（42）：6263-6286.

［40］ Tuček J，Błoński P，Ugolotti J，et al. Emerging chemical strategies for imprinting magnetism in graphene and related 2D materials for spintronic and biomedical applications［J］．Chem Soc Rev，2018，47（11）：3899-3990.

［41］ Wang W，Impundu J，Jin J，et al. Ferromagnetism in sp^2 carbon［J］．Nano Res，2023，16（12）：12883-12900.

［42］ Georgakilas V，Perman J A，Tucek J，et al. Broad family of carbon nanoallotropes：Classification，chemistry，and applications of fullerenes，carbon Dots，nanotubes，graphene，nanodiamonds，and combined superstructures［J］．Chem Rev，2015，115（11）：4744-4822.

［43］ Rao C N R，Matte H S S R，Subrahmanyam K S. Synthesis and selected properties of graphene and graphene mimics［J］．Accounts Chem Res，2013，46（1）：149-159.

［44］ Li R，Zhang M J，Fu X L，et al. Research of low-dimensional carbon-based magnetic materials［J］．ACS Appl Electron Mater，2022，4：3263-3277.

［45］ Nair R R，Tsai I L，Sepioni M，et al. Dual origin of defect magnetism in graphene and its reversible switching by molecular doping［J］．Nat Commun，2013，4：1-6.

［46］ Diamantopoulou A，Glenis S，Zolnierkiwicz G，et al. Magnetism in pristine and chemically reduced graphene oxide［J］．J Appl Phys，2017，121：043906.

［47］ Tuček J，HoláK，Bourlinos A B，et al. Room temperature organic magnets derived from sp^3 functionalized graphene［J］．Nat Commun，2017，8：14525.

［48］ Tuček J，HoláK，Zoppellaro G，et al. Zigzag sp^2 carbon chains passing through an sp^3 framework：A driving force toward room-temperature ferromagnetic graphene［J］．ACS Nano，2018，12：12847-12859.

［49］ Boukhvalov D W. Modeling of hydrogen and hydroxyl group migration on graphene［J］．Phys Chem Chem Phys，2010，12：15367-15371.

［50］ Miao Q H，Wang L D，Liu Z Y，et al. Magnetic properties of N-doped graphene with high Curie temperature［J］．Sci Reports，2016，6：21832.

［51］ Błoński P，Tuček J，Sofer Z，et al. Doping with graphitic nitrogen triggers ferromagnetism in graphene［J］．J Am Chem Soc，2017，139：3171-3180.

［52］ Romero-Muñiz C，Pou P，Pérez R. Induced magnetism in oxygen-decorated N-doped graphene［J］．Carbon，2020，159：102-109.

［53］ Di M Y，Fu L，Zhou Y，et al. Comprehensive mechanism of ferromagnetism enhancement in nitrogen-doped graphene［J］．New J Phys，2021，23：103003.

［54］ Wu Y P，Yu D Y，Feng Y，et al. Facilely synthesized N-doped graphene sheets and its ferromagnetic origin［J］．Chin Chem Lett，2021，32：3841-3846.

［55］ Tuček J，Błoński P，Sofer Z，et al. Sulfur doping induces strong ferromagnetic ordering in graphene：Effect of concentration and substitution mechanism［J］．Adv Mater，2016，28：5045-5053.

［56］ Xu J，Zhang W F，Geng D C，et al. Magnetic properties of a bottom-up synthesis analogous graphene with N-doped zigzag edges［J］．Adv Electron Mater，2015，1：1500084.

[57] Gawlik G, Ciepielewski P, Baranowski J M, et al. Ion beam induced defects in CVD graphene on glass [J]. Surf Coat Techonl, 2016, 306: 119-122.

[58] Miao Q H, Wang L D, Liu Z Y, et al. Effect of defects controlled by preparation condition and heat treatment on the ferromagnetic properties of few-layer graphene [J]. Sci Reports, 2017, 7: 5877.

[59] Tuček J, Błoński P, Malina O, et al. Morphology-dependent magnetism in nanographene: Beyond nanoribbons [J]. Adv Funct Mater, 2018, 28: 1800592.

[60] Mishra S, Yao X L, Chen Q, et al. Large magnetic exchange coupling in rhombus-shaped nanographenes with zigzag periphery [J]. Nat Chem, 2021, 13: 581-588.

[61] Ge Y, Chen L X, Jiang C X, et al. Edge magnetism of triangular graphene nanoflakes embedded in hexagonal boron nitride [J]. Carbon, 2023, 203: 59-67.

[62] Zhou Y L, Wang N, Muhammad J, et al. Graphene nanoflakes with optimized nitrogen doping fabricated by arc discharge as highly efficient absorbers toward microwave absorption [J]. Carbon, 2019, 148: 204-213.

[63] Garcia-Lekue A, Sánchez-Portal D. Magnetism found in zigzag graphene nanoribbons [J]. Nature, 2021, 600: 613-614.

[64] Pizzochero M, Kaxiras E. Imprinting tunable π-Magnetism in graphene nanoribbons via edge extensions [J]. J Phys Chem Lett, 2021, 12: 1214-1219.

[65] Pu H H, Rhim S H, Gajdardziksa-Josifovska M, et al. Engineering the magnetic properties of zigzag graphene nanoribbon by epoxy chains [J]. Mater Res Express, 2017, 4: 085008.

[66] Cai L, Yu G. Fabrication strategies of twisted bilayer graphenes and their unique properties [J]. Adv Mater, 2021, 33: 2004974.

[67] Bellier N, Baipaywad P, Ryu N, et al. Recent biomedical advancements in graphene oxide- and reduced graphene oxide-based nanocomposite nanocarriers [J]. Biomater Res, 2022, 26 (1): 65.

[68] Wang P, Wang X, Tang Q, et al. Functionalized graphene oxide against U251 glioma cells and its molecular mechanism [J]. Mater Sci Eng: C, 2020, 116: 111187.

[69] Choudhary P, Das S K. Bio-reduced graphene oxide as a nanoscale antimicrobial coating for medical devices [J]. ACS Omega. 2019, 4 (1): 387-397.

[70] Wang Y, Zhou Y, Wang X, et al. Cytocompatibility and in vivo biodegradation of graphene-modified chitosan 3D porous scaffold [J]. Mater Lett, 2018, 220: 1-4.

[71] Boukhvalov D W, Katsnelson M I. sp-Electron magnetic clusters with a large spin in graphene [J]. ACS Nano, 2011, 5 (4): 2440-2446.

[72] Chen J, Zhang W, Sun Y, et al. Creation of localized spins in graphene by ring-opening of epoxy derived hydroxyl [J]. Sci Reports, 2016, 6: 26862.

[73] Bagani K, Ray M K, Satpati B, et al. Contrasting magnetic properties of thermally and chemically reduced graphene oxide [J]. J Phys Chem C, 2014, 118 (24): 13254-13259.

[74] Wang M, Huang W, Chan-Park M B, et al. Magnetism in oxidized graphenes with hydroxyl groups [J]. Nanotechnology. 2011, 22 (10): 105702.

[75] Prías-Barragán J J, González-Hernández R, Hoyos-Ariza F A, et al. Magnetism in graphene oxide nanoplatelets: The role of hydroxyl and epoxy bridges [J]. J Magn Magn Mater, 2022, 541: 168506.

[76] Fu L, Wang Y, Zhang K Y, et al. Realization of ambient-stable room-temperature ferromagnetism by low-temperature annealing of graphene oxide nanoribbons [J]. ACS Nano, 2019, 13: 6341-6347.

［77］ Zhang X D, Li G Q, Li Q, et al. The pure paramagnetism in graphene oxide ［J］. Results Phys, 2021, 26: 104407.

［78］ Singh S, Kumar K S, Bitla Y, et al. Large low-magnetic-field magnetocapacitance effect and spin accumulation in graphene oxide ［J］. IEEE T Magn, 2022, 58 (2): 1-5.

［79］ Sinha A, Ranjan P, Ali A, et al. Graphene oxide and its derivatives as potential Ovchinnikov ferromagnets ［J］. J Phys-condens Mat, 2021, 33: 37.

［80］ Ionov A N, Volkov M P, Nikolaeva M N, et al. Magnetization of Ultraviolet-reduced graphene oxide flakes in composites based on polystyrene ［J］. Materials. 2021, 14 (10): 2519.

［81］ Qin S, Xu Q Y. Room temperature ferromagnetism in N_2 plasma treated graphene oxide ［J］. J Alloys Compd, 2017, 692: 332-338.

［82］ Gupta S, Narayan J. Non-equilibrium processing of ferromagnetic heavily reduced graphene oxide ［J］. Carbon, 2019, 153: 663-673.

［83］ Quan L, Qin F X, Lu H T, et al. Sequencing dual dopants for an electromagnetic tunable graphene ［J］. Chem Eng J, 2021, 413: 127421.

［84］ Chettri P, Tripathi A, Tiwari A. Effect of silver nanoparticles on electrical and magnetic properties of reduced graphene oxide ［J］. Mater Res Bulletin, 2022, 150: 111752.

［85］ Dai Z Z, Yu X L, Wang Y, et al. Magnetic carbon fiber/reduced graphene oxide film for electromagnetic microwave absorption ［J］. Ceram Int, 2023, 49: 37051-37058.

［86］ Algar W R, Massey M, Rees K, et al. Photoluminescent nanoparticles for chemical and biological analysis and imaging ［J］. Chem Rev, 2021, 121: 9243-9358.

［87］ Selvam R, Gandhi A, Hung S-C, et al. Multifunctional ferromagnetic nanodiamond for dual-mode fluorescence imaging and magnetic drug targeting ［J］. Diamond &. Related Mater, 2023, 139: 110398.

［88］ Eda G, Lin Y-Y, Mattevi C, et al. Blue photoluminescence from chemically derived graphene oxide ［J］. Adv Mater, 2010, 22: 505-509.

［89］ Gokus T, Nair R R, Bonetti A, et al. Making graphene luminescent by oxygen plasma treatment ［J］. ACS Nano, 2009, 3 (12): 3963-3968.

［90］ Pan D Y, Zhang J C, Li Z, et al. Hydrothermal route for cutting graphene sheets into blue-luminescent graphene quantum dots ［J］. Adv Mater, 2010, 22: 734-738.

［91］ Yang K, Zhang S, Zhang G, et al. Graphene in mice: ultrahigh in vivo tumor uptake and efficient photothermal therapy ［J］. Nano Lett, 2010, 10: 3318-3323.

［92］ Liu Z, Robinson J T, Sun X M, et al. PEGylated nanographene oxide for delivery of water-insoluble cancer drugs ［J］. J Am Chem Soc, 2008, 130: 10876.

［93］ Luo Z T, Vora P M, Mele E J, et al. Photoluminescence and band gap modulation in graphene oxide ［J］. Appl Phys Lett, 2009, 94: 111909.

［94］ Krasley A T, Li E, Galeana J M, et al. Carbon nanomaterial fluorescent probes and their biological applications ［J］. Chem Rev, 2024, 124: 3085-3185.

［95］ Han Y, Xu Q F, Liu H, et al. Advance in intracellular telomerase imaging for cancer diagnosis and therapy ［J］. Coordin Chem Rev, 2024, 509: 215801.

［96］ Gao F, Yao Y, Wu J, et al. A robust fluorescent probe for detection of telomerase activity in vitro and imaging in living cells via telomerase-triggering primer extension to desorb DNA from graphene oxide ［J］. Analyst, 2018, 143: 3651-3660.

［97］　Song Y C，Mao C Q，Zhang W J，et al. Catalytic hairpin assembly-based AIEgen/graphene oxide nano-composite for fluorescence-enhanced and high-precision spatiotemporal imaging of microRNA in living cells ［J］. Biosens Bioelectron，2024，259：116416.

［98］　Fu Q R，Zhu R，Song J B，et al. Photoacoustic imaging：Contrast agents and their biomedical applications ［J］. Adv Mater，2019，31：1805875.

［99］　Alrushaid N，Khan F A，Al-Suhaimi E A，et al. Nanotechnology in cancer diagnosis and treatment ［J］. Pharmaceutics，2023，15：1025.

［100］　Robinson J T，Tabakman S M，Liang Y，et al. Ultrasmall reduced graphene oxide with high near-infra-red absorbance for photothermal therapy ［J］. J Am Chem Soc，2011，133：6825-6831.

［101］　Sheng Z H，Song L，Zheng J X，et al. Protein-assisted fabrication of nano-reduced graphene oxide for combined in vivo photoacoustic imaging and photothermal therapy ［J］. Biomaterials，2013，34：5236-5243.

［102］　Moon H，Kumar D，Kim H，et al. Amplified photoacoustic performance and enhanced photothermal stability of reduced graphene oxide coated gold nanorods for sensitive photo acoustic imaging ［J］. ACS Nano，2015，9（3）：2711-2719.

［103］　Li X D，Liang X L，Yue X L，et al. Imaging guided photothermal therapy using iron oxide loaded poly（lactic acid）microcapsules coated with graphene oxide ［J］. J Mater Chem B，2014，2：217-223.

［104］　Zhang C G，Cai Y T，Pengrui D，et al. Hollow mesoporous organosilica nanoparticles reduced graphene oxide based nanosystem for multimodal image-guided photothermal/photodynamic/chemo combinational therapy triggered by near-infrared ［J］. Cell Prolif，2023，56：e13443.

［105］　Sun B M，Wu J R，Cui S B，et al. In situ synthesis of graphene oxide/gold nanorods theranostic hybrids for efficient tumor computed tomography imaging and photothermal therapy ［J］. Nano Res，2017，10（1）：37-48.

［106］　Shi J J，Wang L，Zhang J，et al. A tumor-targeting near-infrared laser-triggered drug delivery system based on GO@Ag nanoparticles for chemo-photothermal therapy and X-ray imaging ［J］. Biomaterials，2014，35：5874-5861.

［107］　Jin Y S，Wang J R，Ke H T，et al. Graphene oxide modified PLA microcapsules containing gold nanoparticles for ultrasonic/CT bimodal imaging guided photothermal tumor therapy ［J］. Biomaterials，2013，34：4794-4802.

［108］　Shi X Z，Gong H，Li Y J，et al. Graphene-based magnetic plasmonic nanocomposite for dual bioimaging and photothermal therapy ［J］. Biomaterials，2013，34：4786-4793.

［109］　Lalwani G，Sundararaj J L，Schaefer K，et al. Synthesis, characterization, in vitro phantom imaging, and cytotoxicity of a novel graphene-based multimodal magnetic resonance imaging-X-ray computed tomography contrast agent ［J］. J Mater Chem B，2014，2：3519-3530.

［110］　Zhang H，Wu H X，Wang J，et al. Graphene oxide-BaGdF5 nanocomposites for multi-modal imaging and photothermal therapy ［J］. Biomaterials，2015，42：66-77.

［111］　Chang X，Zhang M Q，Wang C，et al. Graphene oxide/BaHoF5/PEG nanocomposite for dual-modal imaging and heat shock protein inhibitor-sensitized tumor photothermal therapy ［J］. Carbon，2020，372-385.

［112］　Li W M，Wei D M，Wushouer A，et al. Discovery and validation of a CT-based radiomic signature for preoperative prediction of early recurrence in hypopharyngeal carcinoma ［J］. BioMed Res Int，

2020, 4340512.

[113] Bi H T, He F, Dai Y L, et al. Quad-model imaging-duided high-efficiency phototherapy based on up-conversion nanoparticles and $ZnFe_2O_4$ integrated graphene oxide [J]. Inorg Chem, 2018, 57: 9988-9998.

[114] Park S, Jung U, Lee S, et al. Contrast-enhanced dual mode imaging: photoacoustic imaging plus more [J]. Biomed Eng Lett, 2017, 7: 121-133.

[115] Gollavelli G, Ghule A V, Ling Y-C. Multimodal imaging and phototherapy of cancer and bacterial infection by graphene and related nanocomposites [J]. Molecules, 2022, 27: 5588.

[116] Kashyap B K, Singh V V, Solanki M K, et al. Smart nanomaterials in cancer theranostics: Challenges and opportunities [J]. ACS Omega, 2023, 8: 14290-14320.

[117] Bellin M F. MR contrast agents, the old and the new [J]. Eur J Radiol, 2006, 60: 314-323.

[118] Yang K, Hu L L, Ma X X, et al. Multimodal imaging guided photothermal therapy using functionalized graphene nanosheets anchored with magnetic nanoparticles [J]. Adv Mater, 2012, 24: 1868-1872.

[119] Ma X, Tao H, Yang K, et al. A functionalized graphene oxide-iron oxide nanocomposite for magnetically targeted drug delivery, photothermal therapy, and magnetic resonance imaging [J]. Nano Res, 2012, 5: 199-212.

[120] Enayati M, Nemati A, Zarrabi A, et al. Reduced graphene oxide: An alternative for magnetic resonance imaging contrast agent [J]. Mater Lett, 2018, 233: 363-366.

[121] Enayati M, Nemati A, Zarrabi A, et al. The role of oxygen defects in magnetic properties of gamma-irradiated reduced graphene oxide [J]. J Alloys Compd, 2019, 784: 134-148.

[122] Augustyniak-Jablokow M, Strzelczyk R, Fedaruk R. Localization of conduction electrons in hydrothermally reduced graphene oxide: electron paramagnetic resonance studies [J]. Carbon, 2020, 168: 665-672.

[123] Ganya E, Soin N, Moloi S J, et al. Polyacrylate grafted graphene oxide nanocomposites for biomedical applications [J]. J Appl Phys, 2020, 127 (5): 054302.

[124] Xiao Y L, Hong H, Javadi A, et al. Multifunctional unimolecular micelles for cancer-targeted drug delivery and positron emission tomography imaging [J]. Biomaterials, 2012, 33: 3071-3082.

[125] Shi S X, Xu C, Yang K, et al. Chelator-free radiolabeling of nanographene: Breaking the stereotype of chelation [J]. Angew Chem Int Ed, 2017, 56: 2889-2892.

[126] Fang H Y, Li M T, Liu Q Y, et al. Ultra-sensitive nanoprobe modified with tumor cell membrane for UCL/MRI/PET multimodality precise imaging of triple-negative breast cancer [J]. Nano-Micro Lett, 2020, 12: 62.

[127] Hong H, Yang K, Zhang Y, et al. In Vivo targeting and imaging of tumor vasculature with radiolabeled, antibody-conjugated nanographene [J]. ACS Nano, 2012, 6 (3): 2361-2370.

[128] Hong H, Zhang Y, Engle J W, et al. In vivo targeting and positron emission tomography imaging of tumor vasculature with [66]Ga-labeled nano-graphene [J]. Biomaterials, 2012, 33: 4147-4156.

[129] Josefsen L B, Boyle R W. Unique diagnostic and therapeutic roles of porphyrins and phthalocyanines in photodynamic therapy, imaging and theranostics [J]. Theranostics, 2012, 2: 916-966.

[130] Rong P F, Yang K, Srivastan A, et al. Photosensitizer loaded nano-graphene for multimodality imaging guided tumor photodynamic therapy [J]. Theranostics, 2014, 4 (3): 229-239.

[131] Cornelissen B, Able S, Kersemans V, et al. Nanographene oxide-based radioimmunoconstructs for in

vivo targeting and SPECT imaging of HER2-positive tumors [J] . Biomaterials, 2013, 34: 1146-1154.

[132] Fazaeli Y, Akhavan O, Rahighi R, et al. In vivo SPECT imaging of tumors by [198,199] Au-labeled gra-phene oxide nanostructures [J] . Mat Sci Eng C, 2014, 45: 196-204.

[133] Jasim D A, Newman L, Rodrigues A F, et al. The impact of graphene oxide sheet lateral dimensions on their pharmacokinetic and tissue distribution profiles in mice [J] . J Control Release, 2021, 338: 330-340.

[134] Geiser M. Update on macrophage clearance of inhaled micro- and nanoparticles [J] . J Aerosol Med Pulm Drug Deliv, 201, 23: 207-217.